Anderson's Atlas of Hematology
Second Edition

アンダーソン血液学アトラス

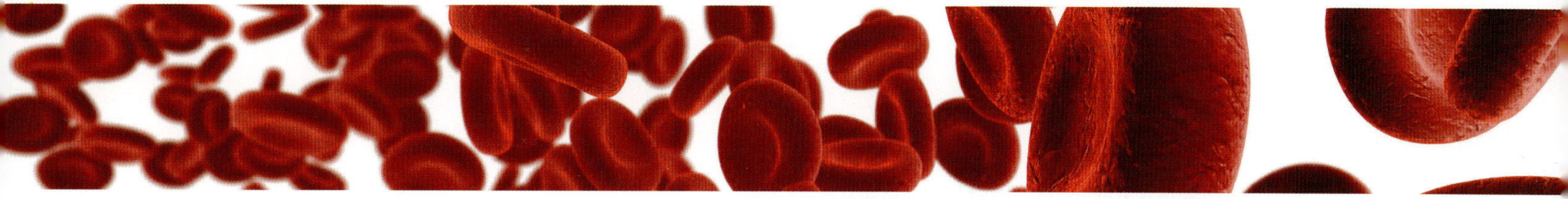

訳 小山 高敏
東京医科歯科大学大学院保健衛生学研究科
先端血液検査学分野 准教授

Shauna C. Anderson Young, PhD
Professor, Department of Microbiology
and Molecular Biology Brigham Young University
Provo, Utah

Keila B. Poulsen, BS, MLS(ASCP)^{CM}H, SH
Hematology Supervisor
Eastern Idaho Regional Medical Center
Idaho Falls, Idaho

メディカル・サイエンス・インターナショナル

Authorized translation of the original English edition,
"Anderson's Atlas of Hematology", Second Edition
by Shauna C. Anderson Young and Keila B. Poulsen

This translation is published by arrangement with Lippincott Williams & Wilkins, Inc., Two Commerce Square, 2001 Market Street, Philadelphia, PA 19103 U.S.A.

Lippincott Williams & Wilkins/Wolters Kluwer Health did not participate in the translation of this title.

Printed and Bound in Japan

訳者序文

本書は，米国の血液学者である Shauna Anderson Young と Keila Poulsen が完成させた血液学アトラスである。美しい写真に簡潔な記述がなされ，理想的なアトラスに仕上がっている。血液疾患については本書では FAB 分類も補助的に表記しつつ，WHO 分類を中心に記述している。

血液学の原点は，血球の形態学である。正確な血球形態学による診断を基礎とし，細胞免疫学的検査，染色体検査，遺伝子検査などを適用して血液病学の診断，治療が行われている。

血球形態学を習得するには，臨床検査技師および医師になる医学生の血液検査学講義および実習や病院での臨地実習，また，国家免許取得後に実地臨床に携わる医療者が日々末梢血液像や骨髄像の顕微鏡で観察を積み重ねることが必要である。実際の塗抹標本で全体の血球を観察し，診断できるようにするためには，講義スライドのような限局した恣意的な画像でなく，これまでの学術的知見をまとめた手本となるべき血液学アトラスが必須であり，最近の WHO 分類に即したコンパクトなアトラスが切望されていた。本書はまさにその要望に応えるべく登場した，毎日の診療に際して，また，血液学のあらゆるレベルを教える場合にも使用できるアトラスである。

本書では，日本ではまれなヘモグロビン異常症や寄生虫疾患症例の標本像も数多く取り入れられていて，大変興味深い。日本では経験することがまれな degmacyte (bite cell)（赤血球膜が噛みちぎられたような欠損を示し，本書では「咬傷赤血球」と表記した）の像を初めて見る方も多いだろう。2020 年の東京オリンピック開催も控えグローバル化が進む時代に，血液学を学習する臨床検査技師学生，医学生，研修医諸君は，是非本書をカバンに入れて持ち歩き，顕微鏡で血液標本を見ながら本書を参考にして血球形態学を習得していただきたい。また，臨床検査技師，血液内科医，一般内科医，小児科医の方々には日常の血液臨床業務や教育で本書を参考にしていただきたい。

2014 年 9 月

小山 高敏

原著序文

長年にわたる学生との交流を通じて，われわれ Shauna Anderson Young と Keila Poulsen は，本アトラス，および『Anderson's Electronic Atlas of Hematology』,『Anderson's Electronic Atlas of Hematologic Disorders』を完成させることができた。高画質の写真が丁寧な記述とともに紹介されており，学生と臨床家に向けた，研究室でも使用できる理想的な教材に仕上がっている。

構成

本書は細胞の概要（正常の血液細胞）と血液疾患の 2 Unit から構成されている。Unit 1 はさらに以下の 3 Section に分かれている。

- 造血細胞。混同しやすい細胞を比較しつつ紹介している。
- 骨髄細胞，単核食細胞系細胞，非造血細胞。
- 細胞化学染色。

血球形態学を記述する際には，細胞の大きさ，核と細胞質，および関連する臨床病態を示している。細胞の成熟度を描画し，かつ各段階に応じた高画質の写真も紹介している。

Unit 2 では，血液疾患について述べている。各記述では，臨床的特徴，病理，検査所見の特徴，診断概要に関する要点がまとめられている。診断概要では，各疾患を特徴づける検査所見の要約を紹介している。Unit 2 はさらに以下の 3 Section に分かれている。

- 赤血球疾患。
- 白血球疾患。
- その他の疾患。

造血細胞およびリンパ系組織については，本書では WHO 分類を適用している。

本書はあなたの役に立つか？

もちろん！　本書は血液学のあらゆるレベルを教えるうえで活用できる。細胞を同定したり，疾患を診断する場合にも，また，医学の実地プログラムや医科学研究プログラムにおける学生にとっても有益な教材となるだろう。また，医学生やレジデント同様，看護師やナースプラクティショナー育成プログラムの学生にとっても最高の参考書となるだろう。さらに，この螺旋綴じのアトラスは，顕微鏡を使用するのに理想的で，使い勝手のよい，便利な手引きとなり，復習用教材や研究室での参考書となることだろう。

付録教材

『Anderson's Atlas of Hematology, Second Edition』は指導者および学生向けに，本体とは別にウェブサイト http://thePoint.lww.com/Andersonatlas2e がついている。

指導者向け教材

指導者は許可を得たうえで，以下にアクセスすることができる。

- イメージバンク

学生向け教材

『Anderson's Atlas of Hematology, Second Edition』を購入した学生は，さらに以下にアクセスすることができる。

血液学関連アトラス

- 900 以上の高画質写真
- 見開きで比較した細胞図
- 表示切り替え機能
- 形態学的評価に関連した 100 以上の質問とそれに対する回答および解説
- 『Stedman's Medical Dictionary』とリンクした重要語

血液疾患関連アトラス

- 500 以上の高画質写真
- 疾患の概念
- 写真に沿った各症例の紹介
- 選択式の質問と回答および解説
- 『Stedman's Medical Dictionary』とリンクした重要語

また，http://thePoint.lww.com/Andersonatlas2e にアクセスすれば，本書の購入者は全テキストの内容が入手かつ検索できる。サイト閲覧に必要なアクセスコードや，その他の詳細については，本書の表紙の内側をご覧いただきたい。

謝辞

膨大な時間を費やした本書制作にあたり支えてくれた家族に感謝する。学生は絶えずわれわれを刺激し，喜びを与えてくれた。学生からの助言かつ同僚による支援に対して，ここに感謝の意を表したい。

Shauna C. Anderson Young
Keila B. Poulsen

校閲者

Mary Lavin-Alcaro, BS
Clinical Coordinator
MLT Department
Apollo College
Tucson, Arizona

Hassan Aziz, PhD
Department Head & Associate Professor
Medical Technology Department
Armstrong Atlantic State University
Savannah, Georgia

Carol Becker, MEd
Program Director
School of CLS/School of HT
OSF Saint Francis Medical Center
Peoria, Illinois

Jimmy Boyd, BS, MS, MHS, CLS(NCA)
Assistant Professor of Medical Laboratory Technology
Arkansas State University
Beebe, Arkansas

Norma Bryant, BA
MLT Professor
Sandhills Community College
Pinehurst, North Carolina

Wanda Burrell, MSPH
Assistant Professor
Health Administration and Science
Tennessee State University
Nashville, Tennessee

Michelle Butina, MS
Assistant Professor
Medical Technology Department
Armstrong Atlantic State University
Savannah, Georgia

Karen Escolas, BS, MS, EdD
Chairperson MLT Department
Farmingdale State College
Farmingdale, New York

Debbie Fox, PhD
Assistant Professor
School of Arts, Sciences, and Health Professions
Our Lady of the Lake College
Baton Rouge, Louisiana

Candice Grayson, MA, MT(ASCP)
Program Director
Medical Laboratory Technology
Community College of Baltimore County
Baltimore, Maryland

Candy Hill, MEd
CLT Program Coordinator
Clinical Laboratory Technology
Jefferson State Community College
Birmingham, Alabama

Lisa Countryman-Jones, MLS(ASCP), CLS(Ca), CPT
Instructor
Medical Laboratory Technology Program
Portland Community College
Portland, Oregon

Amy Kapanka, MS, MT(ASCP)SC
MLT Program Director
Hawkeye Community College
Cedar Falls, Iowa

D. Gayle Melberg, MS, MT(ASCP)
Instructor
Medical Laboratory Technician Program
J Sargeant Reynolds Community College
Richmond, Virginia

Thuy Pinheiro, MHA
Hematology Supervisor
De Anza College
Kaiser Permanente San Jose Medical Cente
San Jose, California

Bentley Reid, MBA, BS, MT(ASCP)
Instructor & Clinical Coordinator
Department of Clinical Lab Science
Howard University
Washington, District of Columbia

Catherine Shaffner, MS
Education Coordinator
Medical Technology Department
Bowling Green State University
Bowling Green, Ohio

Becky Socha, MS, MLS(ASCP)CM
Clinical Laboratory Sciences
University of Massachusetts
Lowell, Massachusetts

Joyce Stone, BS
Assistant Program Director
Medical Laboratory Science Program
University of New Hampshire
Durham, New Hampshire

Dick Y. Teshima, MPH, MT(ASCP)
Associate Professor
University of Hawaii at Manoa
John A. Burns School of Medicine
Division of Medical Technology
Honolulu, Hawaii

目次

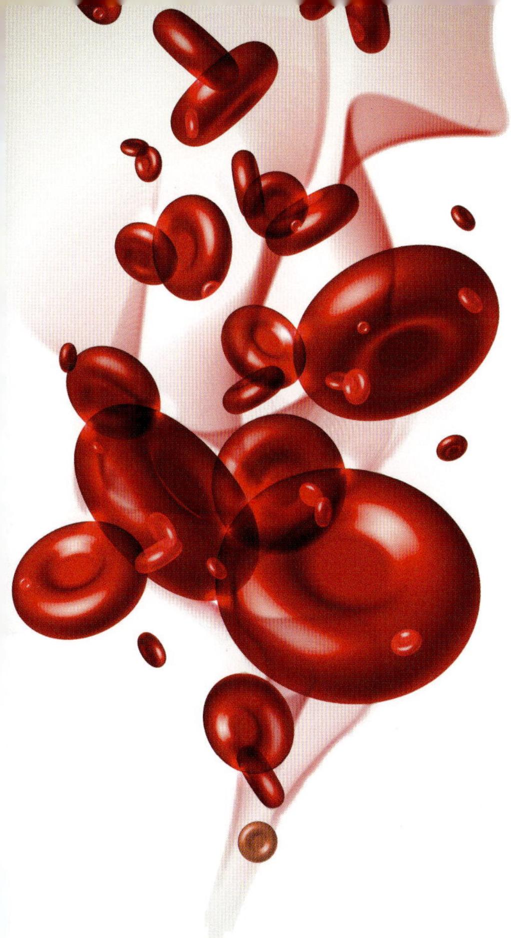

Unit Ⅰ 細胞の概要

正常の成熟過程

● 赤血球系

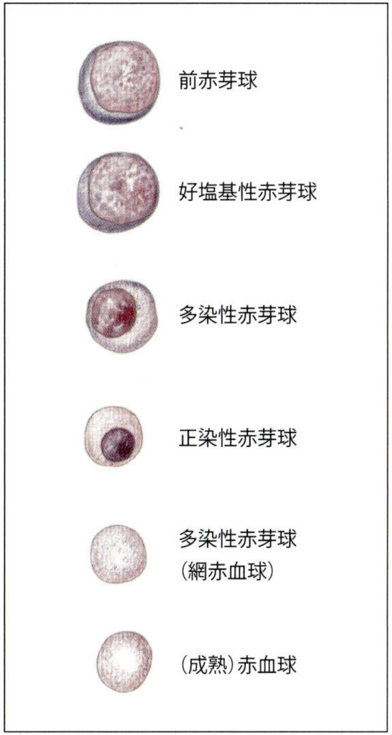
前赤芽球
好塩基性赤芽球
多染性赤芽球
正染性赤芽球
多染性赤芽球
（網赤血球）
（成熟）赤血球

図 I A 1-1

● 前赤芽球

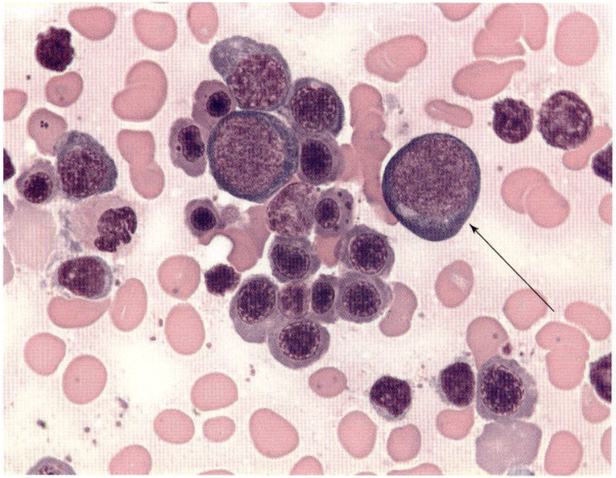

図 I A 1-2

大きさ：14～22 μm

核

形状：円形からやや卵形

核/細胞質比：5：1～8：1

色：赤紫色

クロマチン（染色質）：細かい顆粒状。パラクロマチン（染色質周囲）は希薄

核小体：1～2 個。周囲より青みを帯びて濃く染めだされ，めだつ

細胞質

色：濃い青色

内容物：「核周明庭」と呼ばれる核周囲の明るい部分を形成するゴルジ体，ミトコンドリア

臨床病態

- 急性赤白血病：赤白血病型（FAB 分類 M6a）
- 急性赤白血病：赤血病型（FAB 分類 M6b）
- 急性赤白血病（WHO 分類）
- 新生児溶血性疾患

好塩基性赤芽球

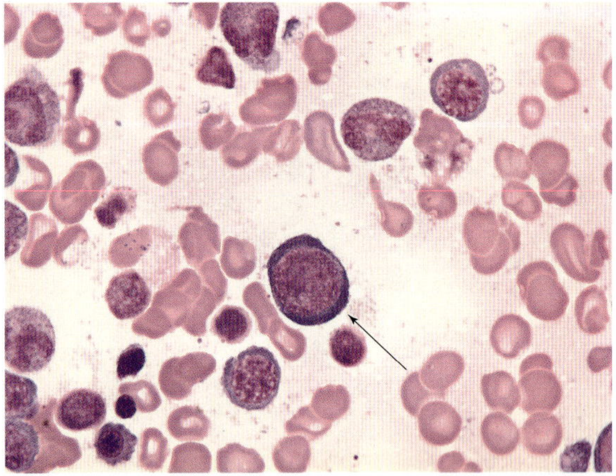

図 I A 1-3

大きさ：12～17 μm

核

形状：円形で中央に位置する

核/細胞質比：4：1～6：1

色：紫色で明るい部分が散在する

クロマチン（染色質）：粗大でやや凝縮

核小体：通常はみられない

細胞質

色：濃い青色

内容物：ゴルジ体が核周明庭を形成することがある。多くのミトコンドリアが認められる

臨床病態

- 急性赤白血病：赤白血病型（FAB 分類 M6a）
- 急性赤白血病：赤血病型（FAB 分類 M6b）
- 新生児溶血性疾患
- 急性赤白血病（WHO 分類）

多染性赤芽球

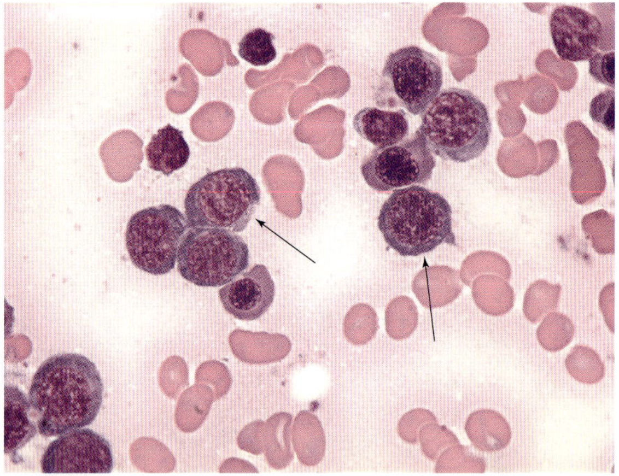

図 I A 1-4

大きさ：11～14 μm

核

形状：円形。中央ないし偏在する

核/細胞質比：1：1～4：1

色：赤紫色

クロマチン（染色質）：粗大で凝縮。パラクロマチンをはっきりと区別でき，「チェス盤」のようにみえる

核小体：なし

細胞質

色：青みを帯びた桃色から灰色を帯びた青色

内容物：核周明庭を認める。ヘモグロビンが増加して桃色や灰色を帯びている。RNA が減少して青色が淡くなっている

臨床病態

- 急性赤白血病：赤白血病型（FAB 分類 M6a）
- 急性赤白血病：赤血病型（FAB 分類 M6b）
- 新生児溶血性疾患
- 原発性骨髄線維症
- 慢性骨髄性白血病
- 溶血性貧血
- 重症サラセミア
- 鎌状赤血球症
- 急性赤白血病（WHO 分類）

● 正染性赤芽球

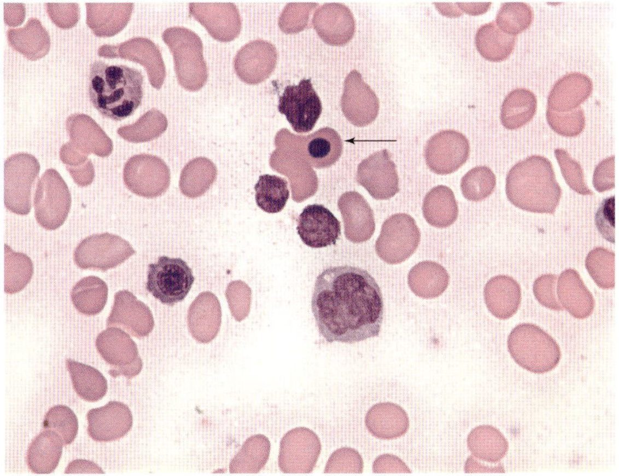

図ⅠA 1-5

大きさ：8〜12 μm

核

形状：円形で，中央ないし偏在。ときに断片化ないし突出する

核/細胞質比：1：4〜1：2

色：青紫色

クロマチン（染色質）：凝縮し均質（核濃縮）

核小体：なし

細胞質

色：わずかに青みを伴った，桃色からオレンジ色を帯びた桃色

内容物：ヘモグロビン産生が増加

臨床病態

- 急性赤白血病：赤白血病型（FAB 分類 M6a）
- 急性赤白血病：赤血病型（FAB 分類 M6b）
- 急性赤白血病（WHO 分類）
- 新生児溶血性疾患
- 骨髄増殖性疾患（原発性骨髄線維症，慢性骨髄性白血病）
- 骨髄異形成症候群
- 重症サラセミア
- 鎌状赤血球症

● 多染性赤血球（網赤血球）

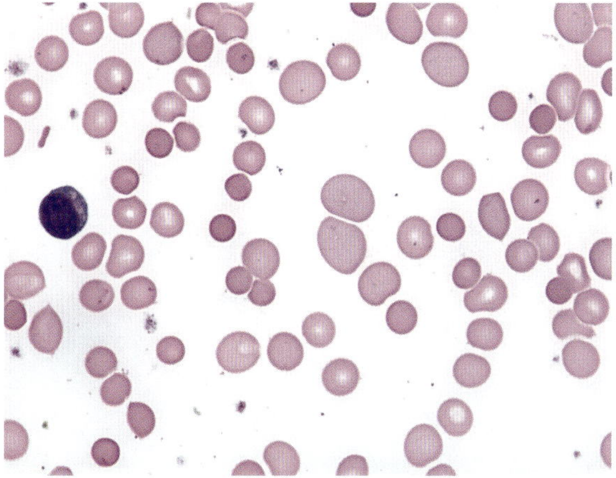

図ⅠA 1-6

大きさ：8〜11 μm

核

なし

細胞質

色：わずかに青みを帯びた桃色

内容物：ゴルジ体やミトコンドリアの残存。RNA の残存（網状物質）

臨床病態

- 赤血球産生の増加
- 溶血性貧血
- 赤血球膜異常症
- 新生児溶血性疾患

● 成熟赤血球

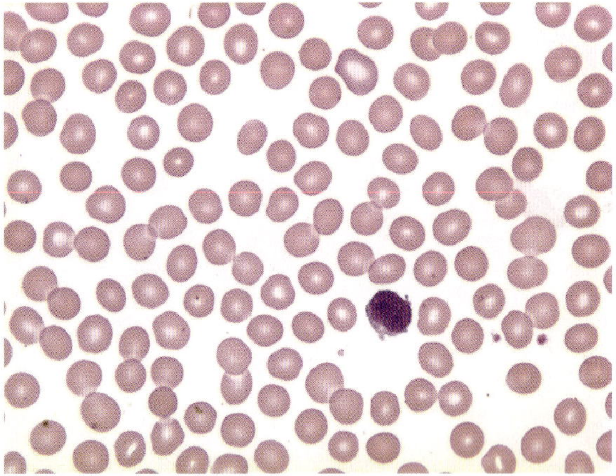

図 I A 1-7

大きさ：7〜7.5 μm

核

なし

細胞質

色：桃色。細胞の 1/3 程度の中央は白っぽくみえる

内容物：ミトコンドリアはなし

巨赤芽球性成熟過程

● 巨赤芽球系

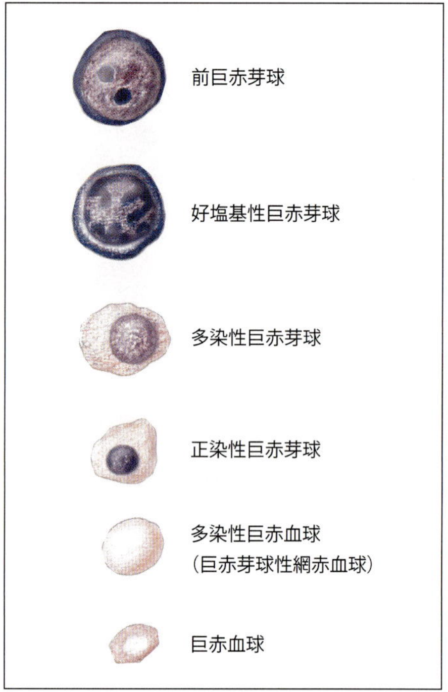
前巨赤芽球
好塩基性巨赤芽球
多染性巨赤芽球
正染性巨赤芽球
多染性巨赤血球
（巨赤芽球性網赤血球）
巨赤血球

図 I A 1-8

● 前巨赤芽球

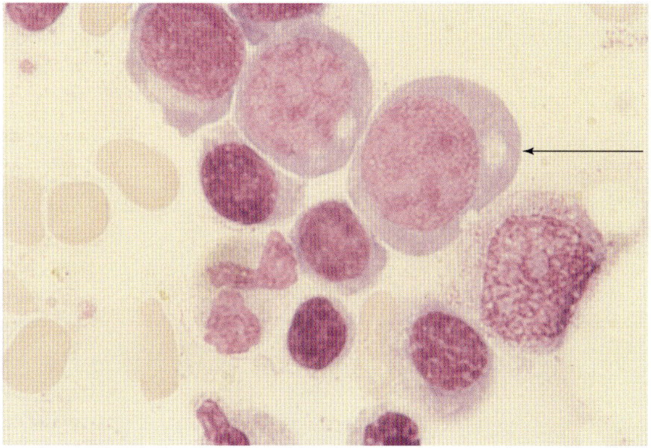

図 I A 1-9

大きさ：19〜27 μm

核

形状：円形ないし不整

核/細胞質比：5：1

色：紫色

クロマチン（染色質）：繊細で密な網目状

核小体：多数

細胞質

色：濃い青色

内容物：核周明庭を伴い，顆粒を認めない

臨床病態

- ビタミン B_{12} 欠乏
- 葉酸欠乏
- 先天性赤血球系異形成貧血
- 急性赤白血病：赤白血病型（FAB 分類 M6a）
- 急性赤白血病：赤血病型（FAB 分類 M6b）
- 急性赤白血病（WHO 分類）

● 好塩基性巨赤芽球

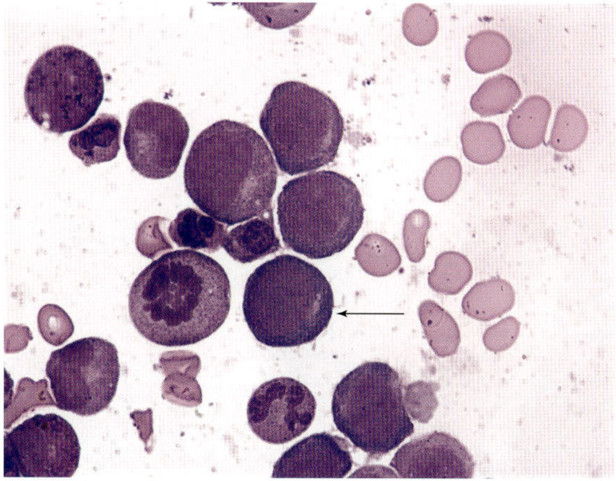

図 I A 1-10

大きさ：17〜24 μm

核

形状：円形

核/細胞質比：4：1

色：紫色

クロマチン（染色質）：前巨赤芽球よりは粗大だが，それでも細かい顆粒状

核小体：認めない

細胞質

色：濃い青色

内容物：わずかな核周明庭

臨床病態

- ビタミン B_{12} 欠乏
- 葉酸欠乏
- 先天性赤血球系異形成貧血
- 急性赤白血病：赤白血病型（FAB 分類 M6a）
- 急性赤白血病：赤血病型（FAB 分類 M6b）
- 急性赤白血病（WHO 分類）

● 多染性巨赤芽球

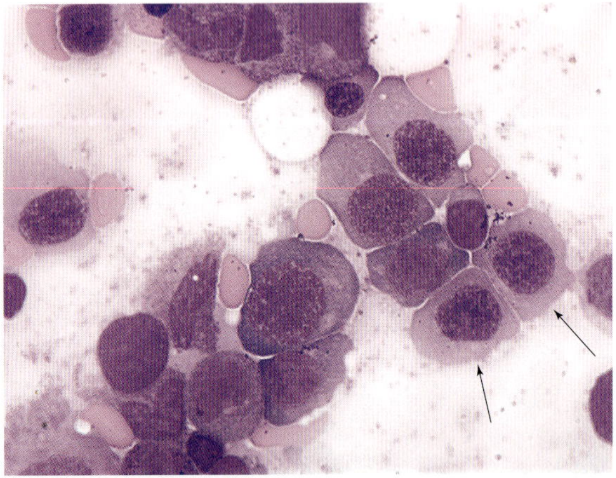

図 I A 1-11

大きさ：15〜20 μm

核

形状：円形で中央に位置する

核/細胞質比：2：1

色：紫色

クロマチン（染色質）：わずかに塊状。輪郭は不明瞭

核小体：認めない

細胞質

色：青みを帯びた灰色ないし桃色を帯びた灰色

内容物：正染性赤芽球より細胞質は豊か

臨床病態

- ビタミン B_{12} 欠乏
- 葉酸欠乏
- 先天性赤血球系異形成貧血
- 急性赤白血病：赤白血病型（FAB 分類 M6a）
- 急性赤白血病：赤血病型（FAB 分類 M6b）
- 急性赤白血病（WHO 分類）

● 正染性巨赤芽球

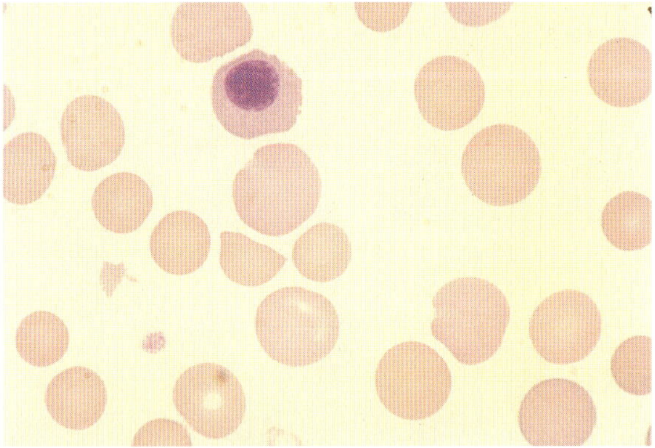

図 I A 1-12

大きさ：10〜15 μm

核

形状：円形ないしやや不整。中央ないしやや偏在する

核/細胞質比：1：1

色：濃い紫色だが，依然クロマチン構造を有する

クロマチン（染色質）：塊状だが，正染性赤芽球よりは乏しい

核小体：認めない

細胞質

色：わずかに青みを帯びた桃色

内容物：正染性赤芽球より細胞質は豊か

臨床病態

- ビタミン B_{12} 欠乏
- 葉酸欠乏
- 先天性赤血球系異形成貧血
- 急性赤白血病：赤白血病型（FAB 分類 M6a）
- 急性赤白血病：赤血病型（FAB 分類 M6b）
- 急性赤白血病（WHO 分類）

● 多染性巨赤血球（巨赤芽球性網赤血球）

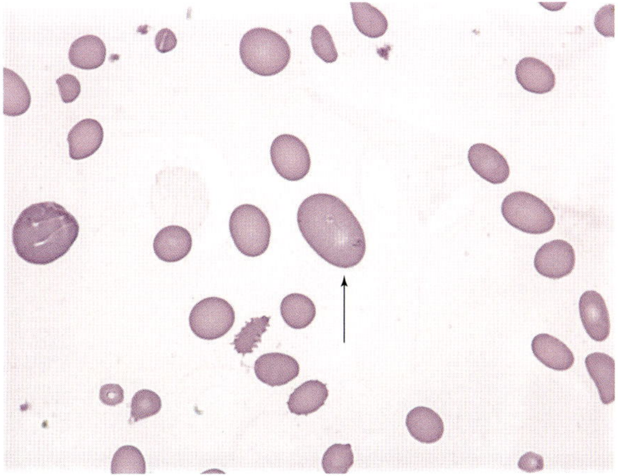

図ⅠA 1-13

大きさ：9〜15 μm

核

なし

細胞質

色：わずかに青みを帯びた桃色

臨床病態

- ビタミン B_{12} 欠乏
- 葉酸欠乏
- 先天性赤血球系異形成貧血
- 急性赤白血病：赤白血病型（FAB 分類 M6a）
- 急性赤白血病：赤血病型（FAB 分類 M6b）
- 急性赤白血病（WHO 分類）

● 巨赤血球

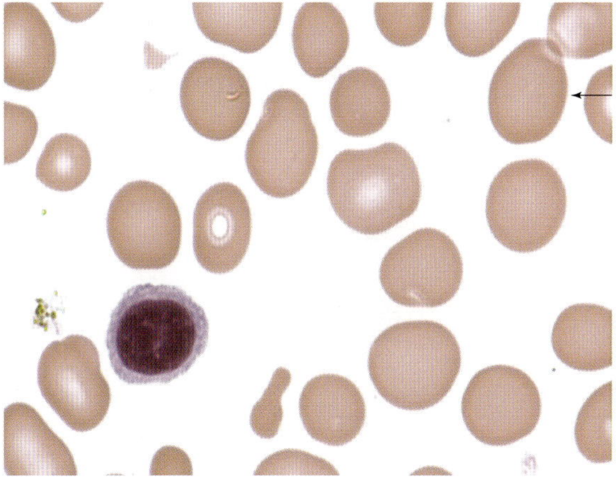

図ⅠA 1-14

大きさ：9〜12 μm

核

なし

細胞質

色：桃色。中央の白っぽさはめだたない

内容物：ヘモグロビン含有量増加

臨床病態

- ビタミン B_{12} 欠乏
- 葉酸欠乏
- 先天性赤血球系異形成貧血
- 骨髄異形成症候群
- 新生児
- 急性赤白血病：赤白血病型（FAB 分類 M6a）
- 急性赤白血病：赤血病型（FAB 分類 M6b）
- 急性赤白血病（WHO 分類）

鉄欠乏性成熟過程

● 鉄欠乏性赤血球系

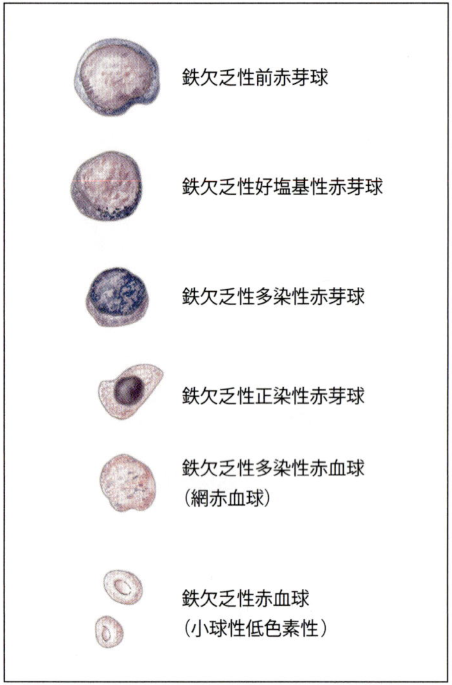

鉄欠乏性前赤芽球
鉄欠乏性好塩基性赤芽球
鉄欠乏性多染性赤芽球
鉄欠乏性正染性赤芽球
鉄欠乏性多染性赤血球
(網赤血球)
鉄欠乏性赤血球
(小球性低色素性)

図 I A 1-15

● 鉄欠乏性前赤芽球

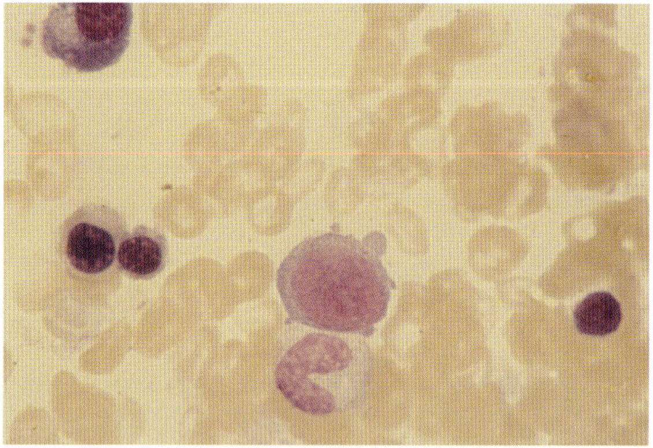

図 I A 1-16

大きさ：14～20 μm

核

形状：不整円形ないしやや卵形

核/細胞質比：5：1

色：赤紫色

クロマチン(染色質)：細かい顆粒状

核小体：存在するが不明瞭

細胞質

形状：不整

色：明るい青色

内容物：淡い青色の核周明庭を形成するゴルジ体，ミトコンドリア

臨床病態

- 鉄欠乏

● 鉄欠乏性好塩基性赤芽球

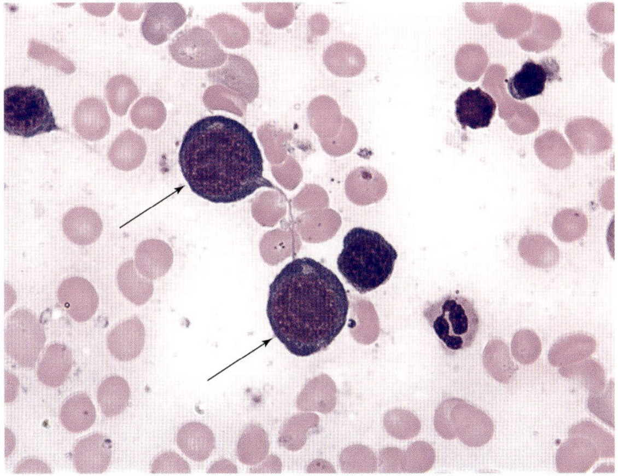

図 I A 1-17

大きさ：10〜15 μm

核

形状：円形で中央に位置する

核/細胞質比：5：1

色：紫色。明るい部分が散在

クロマチン(染色質)：顆粒状ないしやや塊状

核小体：通常はみられない

細胞質

形状：不整

色：濃い青色

内容物：ゴルジ体が核周明庭を形成。多数のミトコンドリア

臨床病態

- 鉄欠乏

● 鉄欠乏性多染性赤芽球

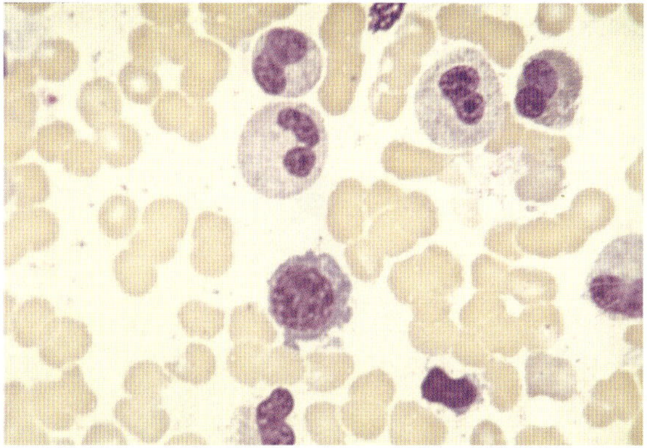

図 I A 1-18

大きさ：9〜12 μm

核

形状：円形

核/細胞質比：2：1

色：赤紫色

クロマチン(染色質)：塊状。明るいパラクロマチンを伴う

核小体：なし

細胞質

色：正常の多染性赤芽球より青い

内容物：細胞質はけば立ち，丸みを帯びて伸展しており，内容物に乏しい

臨床病態

- 鉄欠乏

● 鉄欠乏性正染性赤芽球

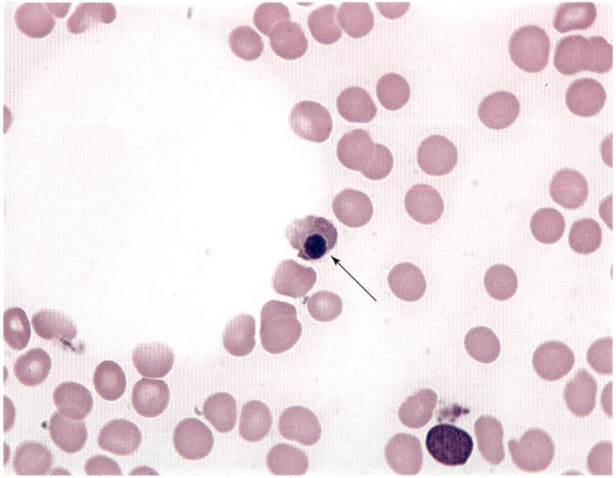

図 I A 1-19

大きさ：7〜11 μm

核

形状：円形

核/細胞質比：1：2

色：青紫色

クロマチン(染色質)：凝縮し均質

核小体：なし

細胞質

形状：不整

色：桃色で RNA の青みを残す

臨床病態

● 鉄欠乏

● 鉄欠乏性多染性赤血球(網赤血球)

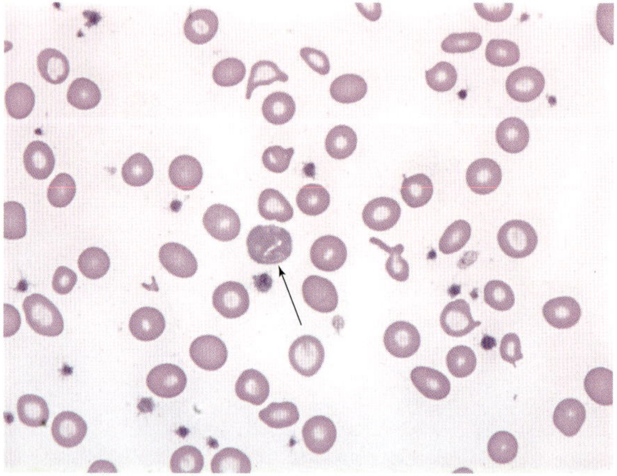

図 I A 1-20

大きさ：6.5〜10 μm 未満

核

なし

細胞質

色：わずかに青みを帯びた桃色

臨床病態

● 鉄欠乏

● 鉄欠乏性赤血球（小球性低色素性）

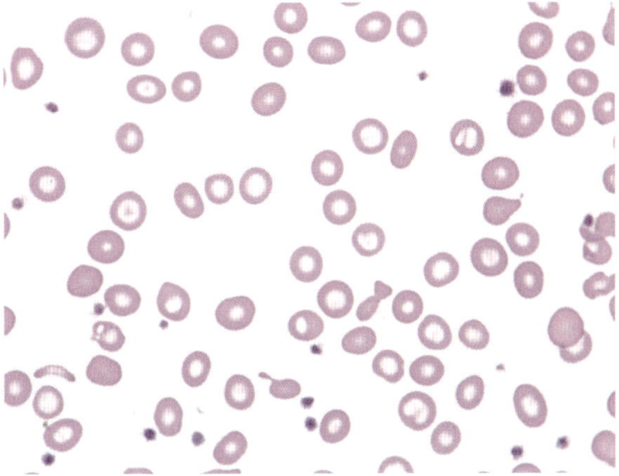

図ⅠA 1-21

大きさ：6.5 μm 未満

核

なし

細胞質

色：桃色。細胞の 1/3 以上，中央は白っぽくみえる

内容物：ヘモグロビンが減少

臨床病態

- 鉄欠乏

分布

● 凝集

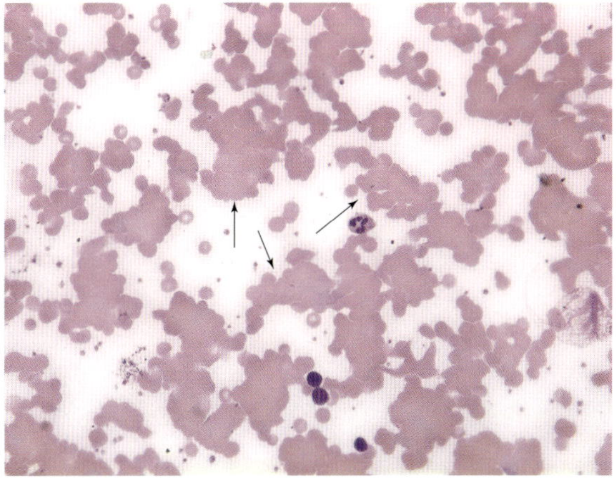

図ⅠA 1-22

細胞の種類

成熟赤血球

概要

乱雑な集塊ないし細胞の集団

臨床病態

- 各種抗体への曝露
- 溶血性貧血（自己免疫性）
- 非定型肺炎
- ブドウ球菌感染症
- トリパノソーマ症
- 寒冷凝集素症

● 連銭形成

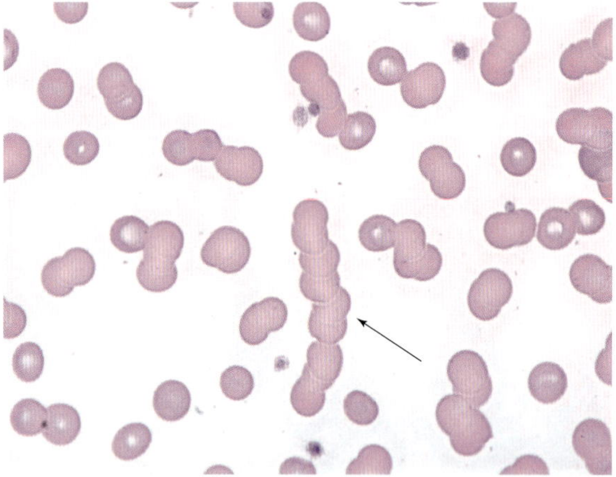

図ⅠA 1-23

細胞の種類

成熟赤血球

概要

硬貨が連なっているのに似て，赤血球が長短（3 ないし 4 個以上）積み重なったもの。しばしば背景も青く染まる

臨床病態

- 高タンパク血症
- 多発性骨髄腫
- マクログロブリン血症
- フィブリノーゲン増加（感染症，妊娠）

形状

● 有棘赤血球

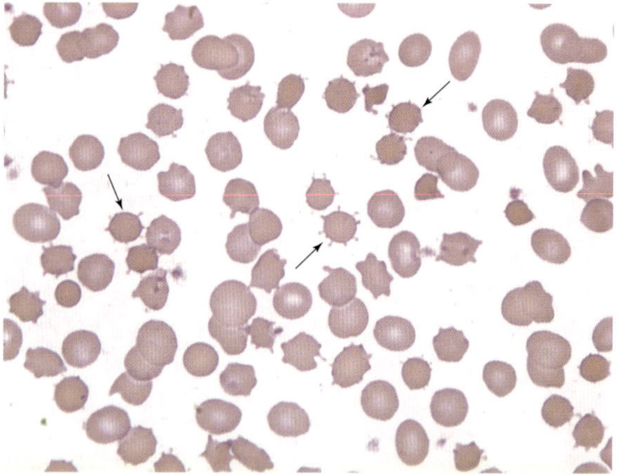

図ⅠA 1-24

細胞の種類

成熟赤血球

概要

細胞表面に長さや幅が不均等な 3〜12 個の突起をもつ，球状で濃く染まる赤血球

臨床病態

- 先天性脂質異常（無 β リポタンパク血症）
- アルコール性肝硬変
- 吸収不全状態
- 新生児肝炎
- ピルビン酸キナーゼ欠損症

● 標的赤血球

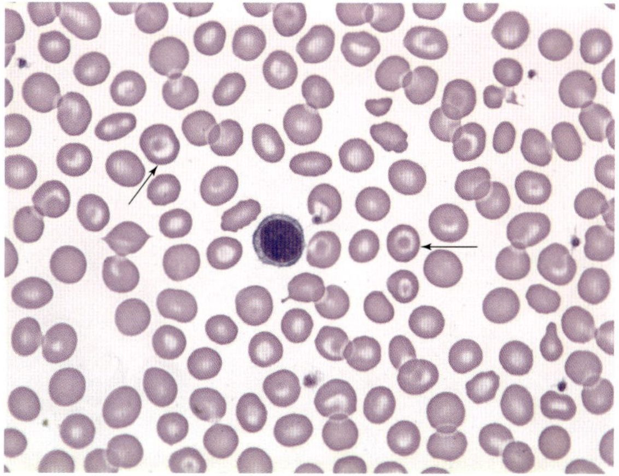

図ⅠA 1-25

細胞の種類

成熟赤血球

概要

赤血球の容積に比べ膜の面積が通常より大きいため膜の薄い部分を有するベル型。中心部と辺縁部のヘモグロビンが染色され，中間が染色されないでぬけており，アーチェリーの標的のようにみえる

臨床病態

- ヘモグロビン異常症
- サラセミア
- 閉塞性肝疾患
- 鉄欠乏性貧血

● 涙滴赤血球

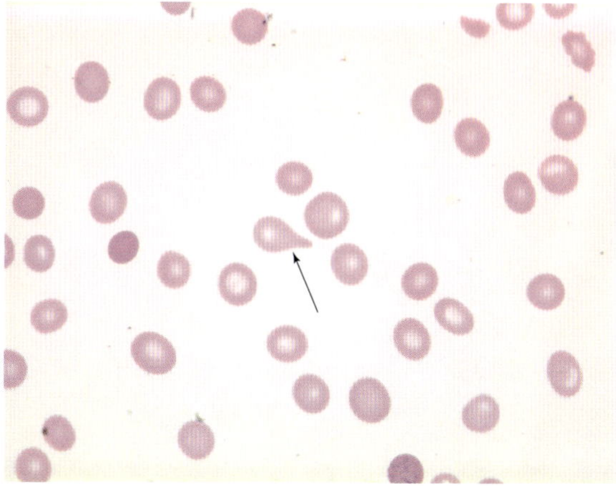

図ⅠA 1-26

細胞の種類

成熟赤血球

概要

涙滴がたれたようにつきでた突起をもつ洋梨状赤血球

臨床病態

- 髄外造血（骨髄線維症，骨髄癆性貧血）
- 巨赤芽球性貧血
- サラセミア
- 脾機能亢進症

咬傷赤血球

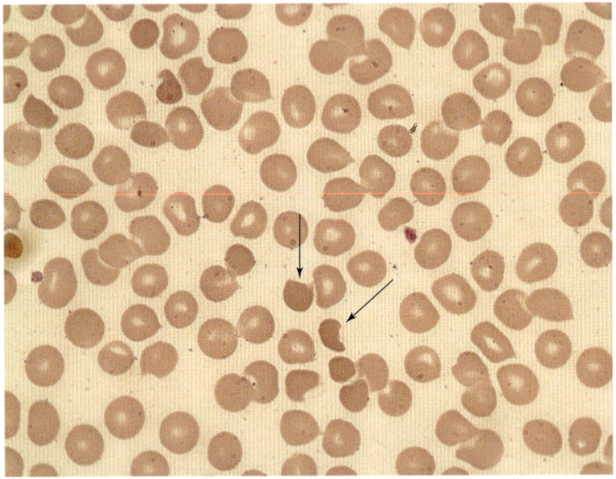

図 I A 1-27

細胞の種類
成熟赤血球

概要
変性ないし凝集したヘモグロビン集塊が脾臓によって取り除かれた半円形の領域。これらの赤血球は多くの辺縁の欠失を示す

臨床病態
- 薬剤惹起性貧血
- グルコース-6-リン酸脱水素酵素欠損症
- サラセミア
- 不安定ヘモグロビン症

鎌状赤血球

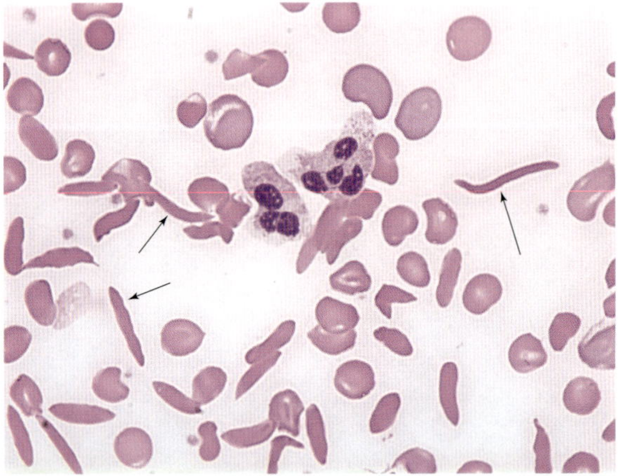

図 I A 1-28

細胞の種類
成熟赤血球

概要
異常なヘモグロビンの重合により細長くなった赤血球。末端は突出して赤血球は多彩な変形をきたす。通常は中央淡明部を欠く

臨床病態
- ヘモグロビン異常症（ヘモグロビン SS 症，ヘモグロビン SC 症，ヘモグロビン SD 症，鎌状赤血球 β サラセミア）

● いが状赤血球(バー細胞)

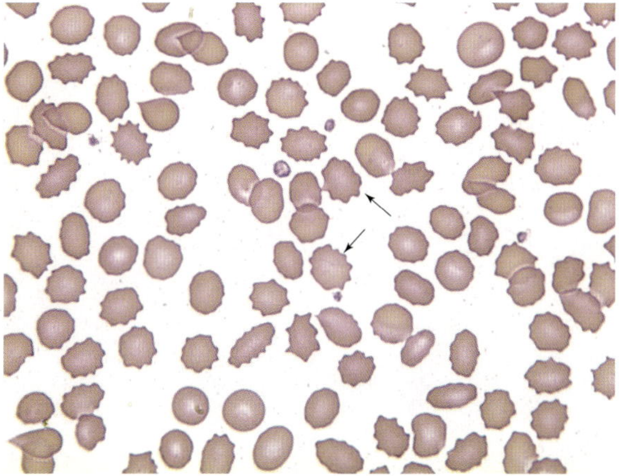

図ⅠA 1-29

細胞の種類
成熟赤血球

概要
細胞表面に均等に分布する短い突起を有する赤血球。突起の先端は丸い。中央淡明部をとどめる

臨床病態
- 高湿度のもとでゆっくり乾燥した標本
- 腎不全
- ピルビン酸キナーゼ欠損症
- 長時間放置された血液
- 重度の脱水
- 熱傷

● 有角赤血球

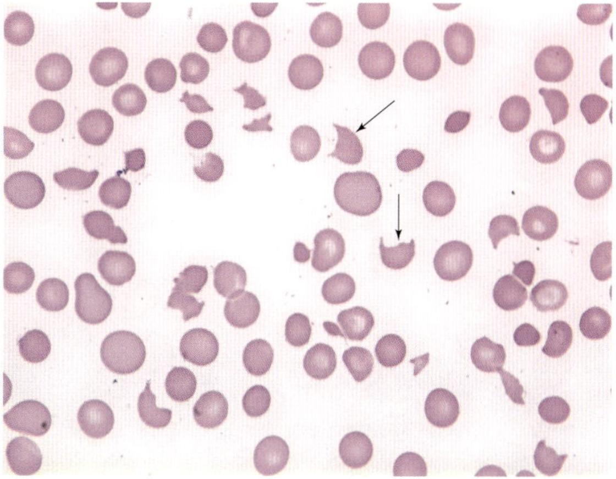

図ⅠA 1-30

細胞の種類
成熟赤血球

概要
角に似た(通常は 2 個の)突起をもつ赤血球

臨床病態
- 微小血管症性溶血性貧血
- 糸球体腎炎
- ワーリングブレンダー症候群(粉砕機にかけられたように，閉塞血管を通って赤血球が変形する病態。微小血管症性溶血性貧血など)
- ピルビン酸キナーゼ欠損症

● 三面くぼみ赤血球（つまみ細胞）

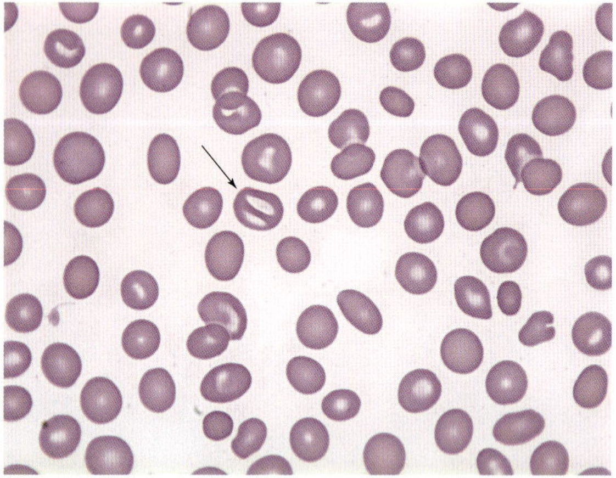

図 I A 1-31

細胞の種類

成熟赤血球

概要

中央淡明部を 2 つ有し，三面のくぼみをもつようにみえる赤血球

臨床病態

- 溶血性貧血
- ヘモグロビン異常症
- 膵炎

● 卵形赤血球（楕円赤血球）

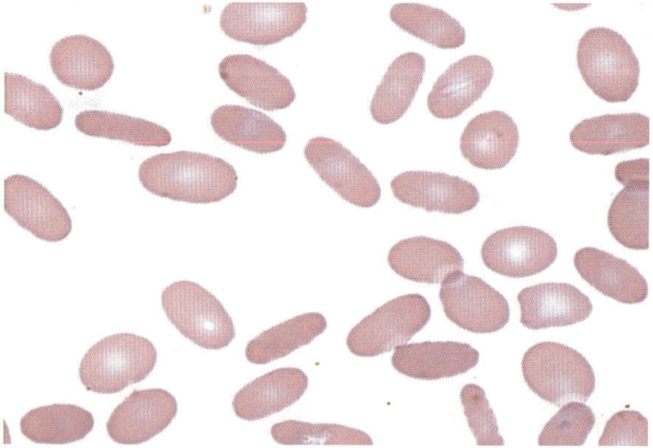

図 I A 1-32

細胞の種類

成熟赤血球

概要

卵形赤血球（卵形，桿状，ないし鉛筆状にみえる）。ヘモグロビンが両端に凝集している。中央淡明部は正常

臨床病態

- 遺伝性楕円赤血球症
- 鉄欠乏性貧血
- 骨髄癆性貧血
- 巨赤芽球性貧血
- サラセミア
- 鉄芽球性貧血
- 先天性赤血球系異形成貧血

● 濃縮赤血球（丘斑細胞）

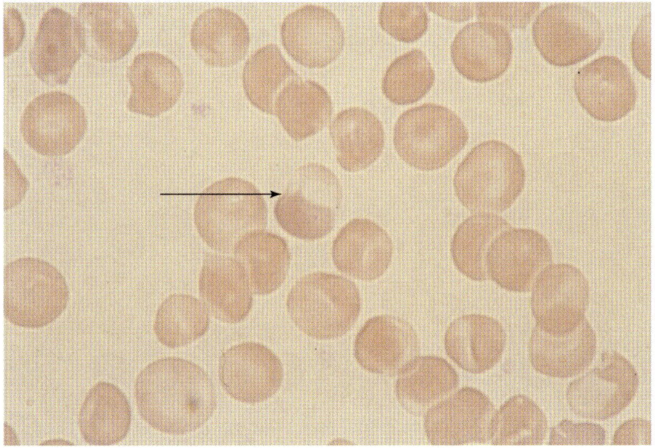

図 I A 1-33

細胞の種類

成熟赤血球

概要

細胞の一方が薄くなり，もう一方にヘモグロビン凝集がみられる赤血球

臨床病態

- 乳児濃縮赤血球症
- 乳児ウイルス血症

● 分裂赤血球（破砕赤血球，断片化赤血球）

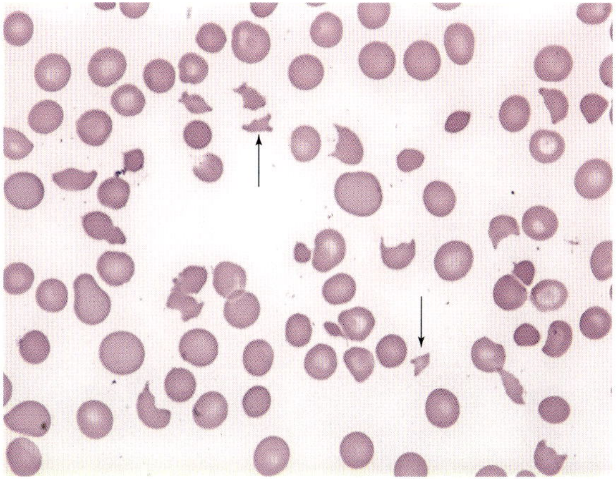

図 I A 1-34

細胞の種類

成熟赤血球

概要

不整形ないし断片化した赤血球。細胞膜傷害の結果生じる

臨床病態

- 微小血管症性溶血性貧血
- 外傷性溶血性貧血
- ワーリングブレンダー症候群

球状赤血球

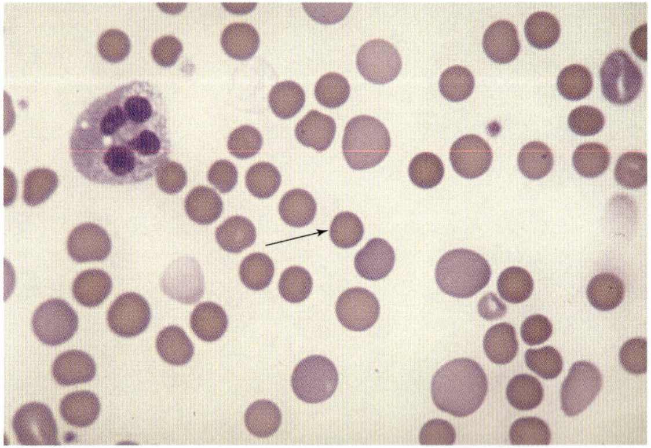

図 I A 1-35

細胞の種類

成熟赤血球

大きさ：6.1〜7.0 μm

概要

円形赤血球。中央淡明部がなく，濃く染まっている。正常赤血球より容積が少なくみえる（表面積/容積比が低下している）

臨床病態

- 遺伝性球状赤血球症
- 免疫性溶血性貧血
- ハインツ小体溶血性貧血
- 重症熱傷（小球状赤血球を認める）。小球状赤血球は 4.0 μm 未満
- 脾機能亢進症

有口赤血球（口唇状赤血球）

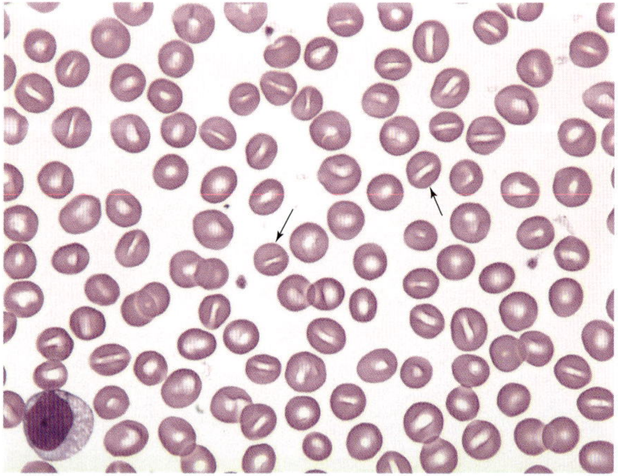

図 I A 1-36

細胞の種類

成熟赤血球

概要

中央が細長く白く抜けて，唇をわずかに開いたようにみえる赤血球

臨床病態

- 遺伝性有口赤血球症
- アルコール依存症
- 閉塞性肝疾患
- 肝硬変
- Rh 欠損症

大きさ

● 大赤血球

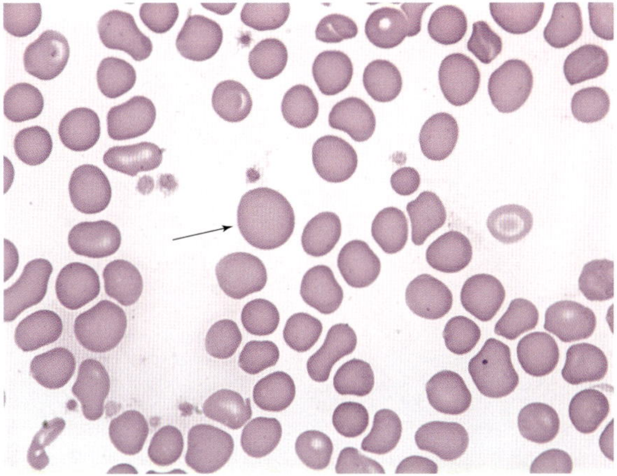

図ⅠA 1-37

大きさ：7.8 μm 超

細胞の種類

成熟赤血球

概要

大きな赤血球。平均赤血球容積は通常は 100 fL を超える。通常は正色素性。円形ないし卵形。細胞質は桃色がかった赤色

臨床病態

- 肝疾患（円形大赤血球がみられる）
- 巨赤芽球性貧血（卵形大赤血球がみられる）
- 骨髄異形成症候群
- 急性失血
- 化学療法

● 小赤血球

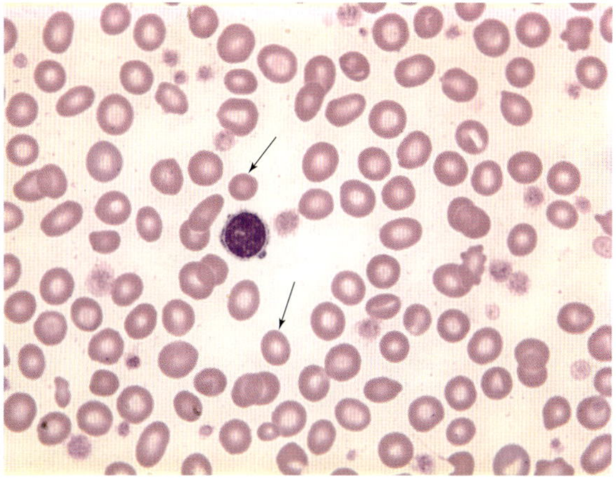

図ⅠA 1-38

大きさ：6.5 μm 未満

細胞の種類

成熟赤血球

概要

正常赤血球より小さい。平均赤血球容積は通常は 80 fL 未満。中央淡明部を有する。正色素性ないし低色素性

臨床病態

- 鉄欠乏性貧血
- サラセミア
- 鉛中毒
- 慢性疾患に伴う貧血
- 鉄芽球性貧血

染色性

● 二相性

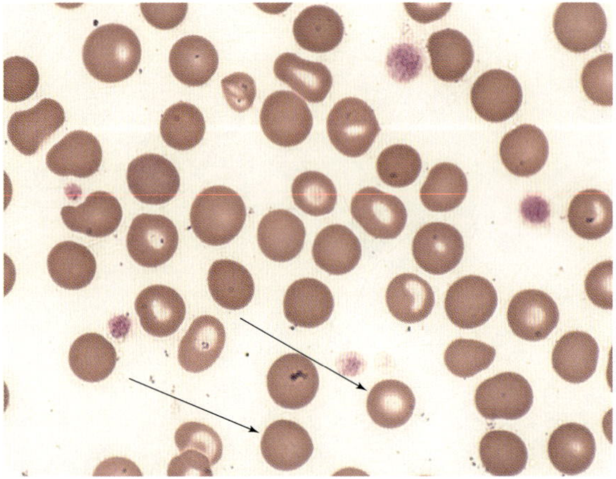

図 I A 1-39

細胞の種類
成熟赤血球

大きさ：6〜11 μm
概要
正球性と小球性の，2 種類の赤血球が存在する。
正球性と大球性，正色素性と低色素性のこともある

臨床病態
- 鉄芽球性貧血
- 骨髄異形成症候群

● 低色素性

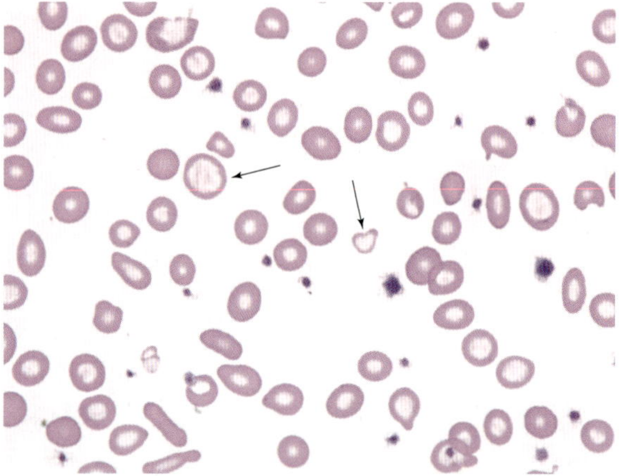

図 I A 1-40

細胞の種類
成熟赤血球

概要
正常より大きい（1/3 以上の）中央淡明部を有する赤血球。ヘモグロビンを欠く，ないし平均赤血球ヘモグロビン量が少ない。また，異常に薄い

臨床病態
- 鉄欠乏性貧血
- サラセミア
- 慢性疾患に伴う貧血
- 鉄芽球性貧血
- 骨髄異形成症候群

● 多染性

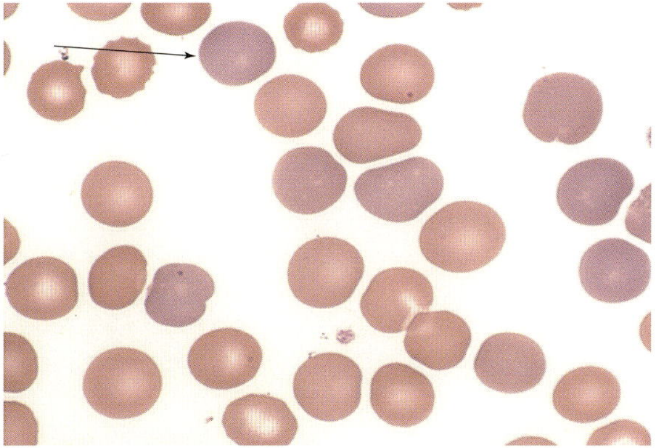

図ⅠA 1-41

細胞の種類

核のない幼若な赤血球

大きさ：8〜11 μm

概要

びまん性に青く染まる残存 RNA を含む。超生体染色で網赤血球として同定される

臨床病態

- 赤血球産生の増加
- 溶血性貧血
- 赤血球膜異常症
- 新生児溶血性疾患

封入体

● 好塩基性斑点

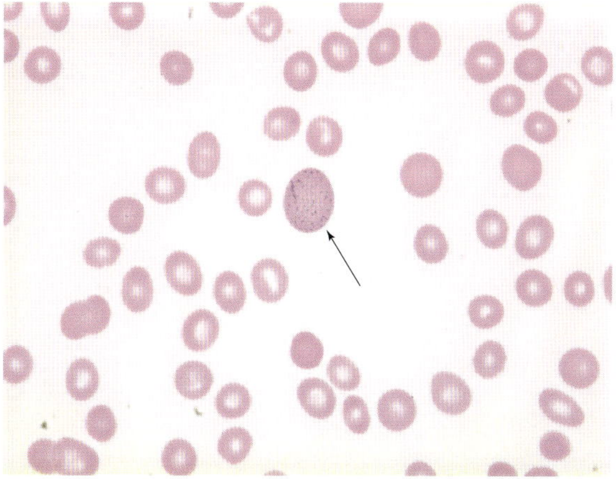

図ⅠA 1-42

細胞の種類

成熟赤血球

概要

粗大な濃い青色の顆粒状封入体。細胞一面に，不規則に凝集したり，塊をつくったリボソーム。ミトコンドリアやシデロソーム（鉄を含む残余小体）も凝集する

臨床病態

- ヘモグロビン合成異常
- 鉛中毒
- サラセミア
- 巨赤芽球性貧血
- アルコール依存症
- 鉄芽球性貧血
- ピリミジン 5′-ヌクレオチダーゼ欠損症

● カボット環

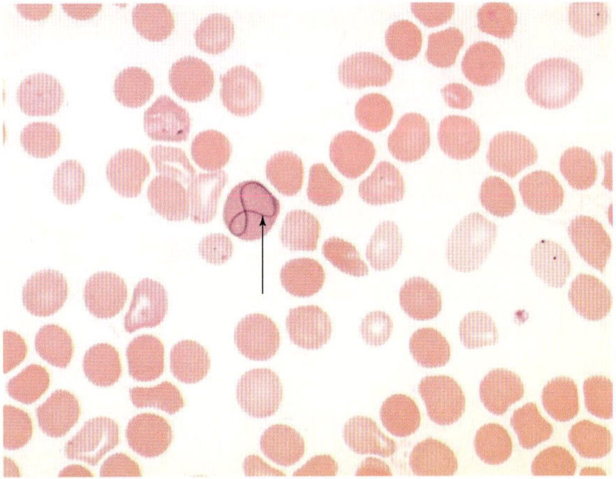

図ＩA 1-43

細胞の種類

成熟赤血球

概要

環状ないし 8 の字状の封入体。赤紫色。通常は 1 細胞に 1 つ。核の遺残物ないし有糸分裂紡錘体の一部からなる

臨床病態

- 重症貧血
- 赤血球系異形成

● ハインツ小体

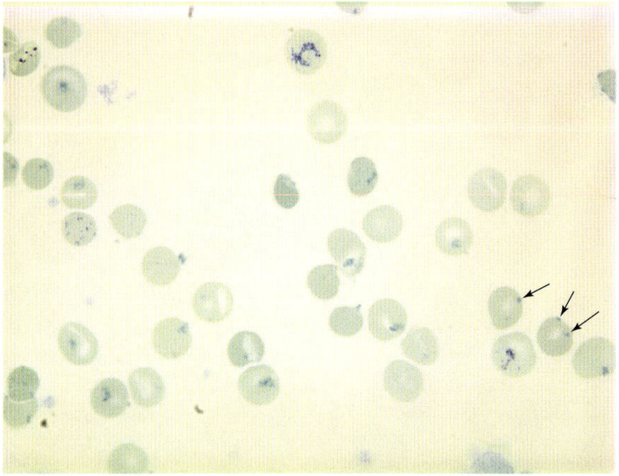

図ＩA 1-44

細胞の種類

幼若および成熟赤血球

大きさ：1〜2 μm

概要

超生体染色で細胞の辺縁にみられる光を強く屈折する円形の封入体。ヘモグロビンの破壊により産生された変性グロビンからなる。多数出現することもある

臨床病態

- 薬剤惹起性貧血
- サラセミア
- グルコース-6-リン酸デヒドロゲナーゼ欠損症や他の赤血球酵素異常症
- 不安定ヘモグロビン症

● ヘモグロビン C 結晶

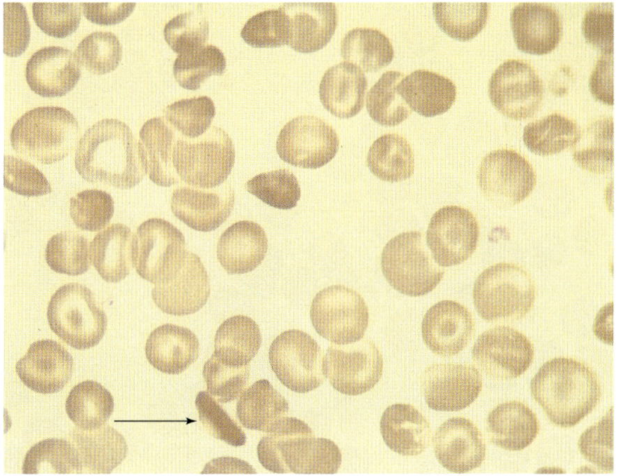

図 I A 1-45

細胞の種類

成熟赤血球

概要

非常に濃く染まる丸い先端を有する六角柱状の封入体。細胞膜内に形成される。封入体以外は明るく染まる

臨床病態

- ヘモグロビン C 症

● ヘモグロビン H 封入体

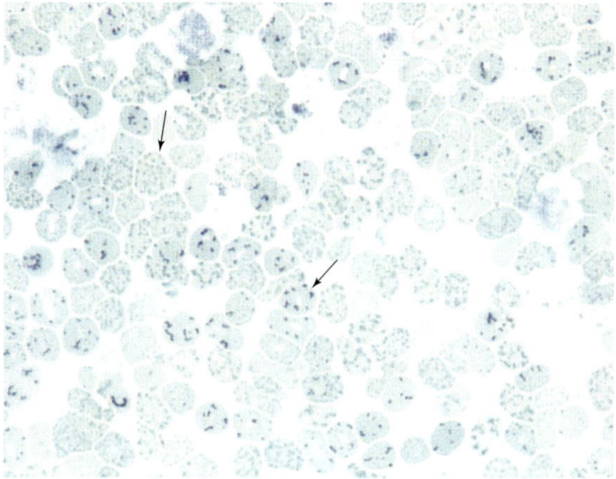

図 I A 1-46

細胞の種類

有核ないし無核赤血球

概要

α鎖との結合を欠いたβ鎖が，ブリリアントクレシルブルーで青緑色に染まる小さな封入体を形成する。不均一に細胞中に広がる。多数存在する場合，ゴルフボールの外観を呈する

臨床病態

- ヘモグロビン H 症（αサラセミアの重症型の 1 つ）

● ヘモグロビン SC 結晶

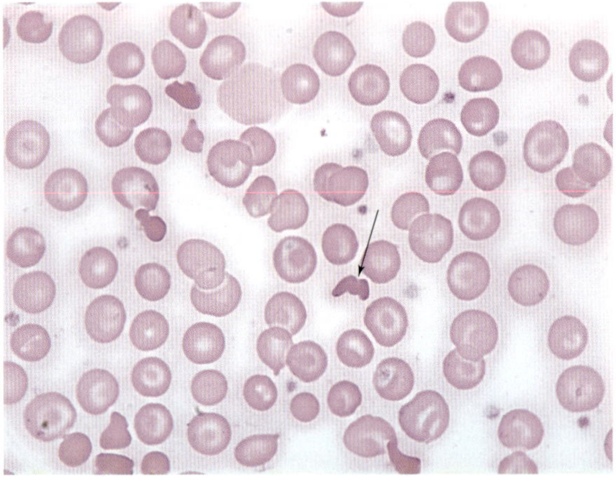

図 I A 1-47

細胞の種類
成熟赤血球

概要
濃く染まる凝集ヘモグロビン。結晶は側面がまっすぐ平行で先端に丸い突起があったり，中央から指のようにつきでていたりする。結晶は細胞膜からはみでることもある。結晶以外は白っぽく，細胞膜はねじれている

臨床病態
- ヘモグロビン SC 症

● ハウエル - ジョリー小体

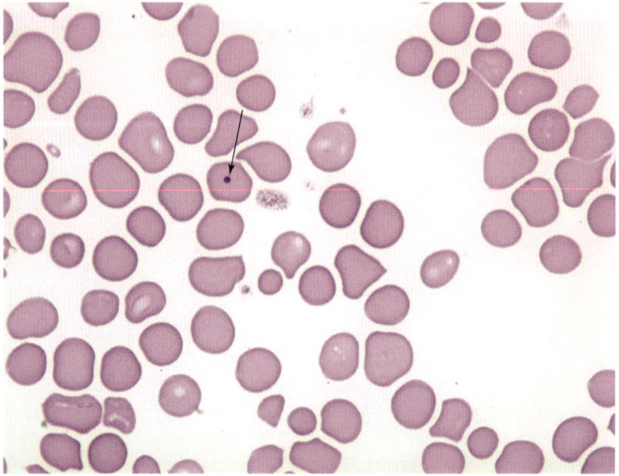

図 I A 1-48

大きさ：0.5～1.0 μm
細胞の種類
有核ないし無核赤血球

概要
円形の核（DNA）の断片。赤みがかった青から濃い紫色。通常は 1 細胞に 1 つだが，ときに 2 つ以上みられる。異常な細胞分裂の際に有糸分裂紡錘体から分離した染色体が生じる。核の断片化や異常な核の放出もみられることがある

臨床病態
- 巨赤芽球性貧血
- 溶血性貧血
- 脾機能低下
- 摘脾患者
- アルコール依存症
- 鎌状赤血球貧血

マラリア

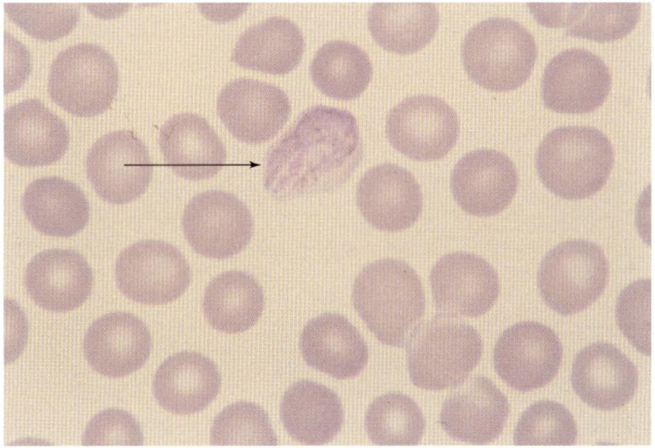

図 I A 1-49

細胞の種類

赤血球

概要

赤血球に感染するマラリア原虫の種類による

- 三日熱マラリア原虫感染では，赤血球は膨大する。(淡紅色の)シュフナー斑点が存在する
- 四日熱マラリア原虫感染では，赤血球は膨大しない
- 熱帯熱マラリア原虫感染では，細かな輪状体(環状体)がみられる。赤血球は膨大しない。シュフナー斑点は存在しない
- 卵形マラリア原虫感染では赤血球は膨大し，卵形となる。シュフナー斑点が存在する

臨床病態

- マラリア原虫感染

パッペンハイマー小体

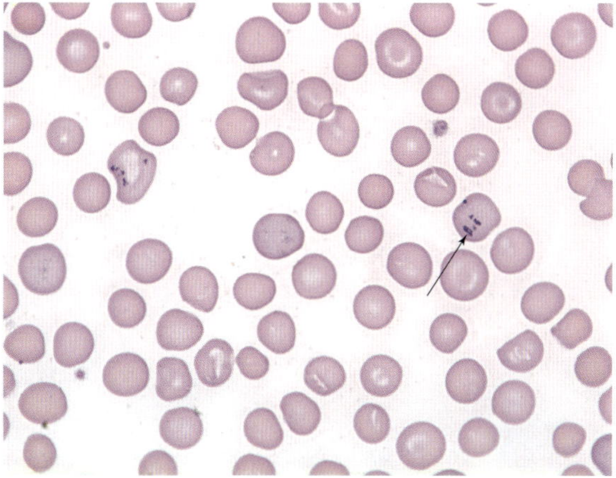

図 I A 1-50

細胞の種類

成熟赤血球，網赤血球，正染性赤芽球

概要

淡く，ないし濃く青色に染まる小さな不整の顆粒。通常は赤血球の辺縁に集まって存在する。ハウエル - ジョリー小体より小さい。ペルルスのプルシアンブルー染色で染まり鉄を含む，シデロソームが存在する

臨床病態

- ヘモグロビン合成障害
- 鉄芽球性貧血
- 赤血球系異形成貧血
- サラセミア
- 骨髄異形成症候群

成熟の異常

● 赤血球系異形成

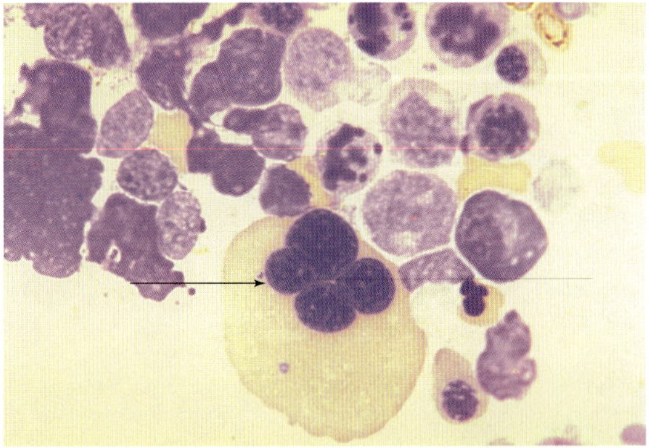

図 I A 1-51

細胞の種類

赤血球前駆細胞

概要

異常な核の形態，複数の核，核の断片，巨赤芽球様ないし巨赤芽球性成熟，空胞のある細胞質など，赤血球前駆細胞の異常所見

臨床病態

- 骨髄異形成症候群
- 巨赤芽球性貧血
- 急性赤白血病：赤白血病型（FAB 分類 M6a）
- 急性赤白血病：赤血病型（FAB 分類 M6b）
- ヒ素中毒
- 急性赤白血病（WHO 分類）

正常の顆粒球成熟過程

● 好中球系

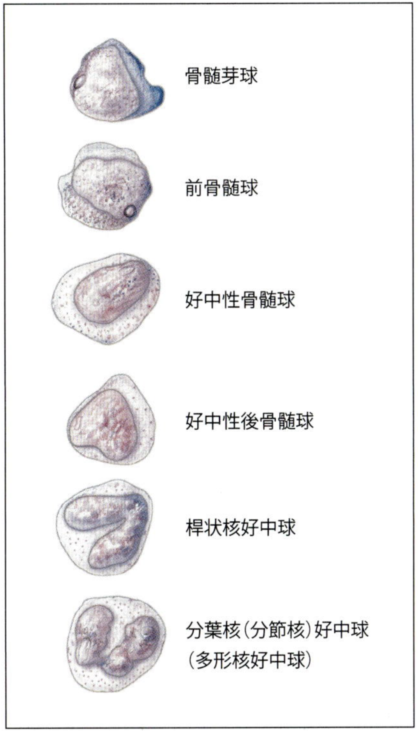
骨髄芽球
前骨髄球
好中性骨髄球
好中性後骨髄球
桿状核好中球
分葉核(分節核)好中球
(多形核好中球)

図 I A 2-1

● 好酸球系

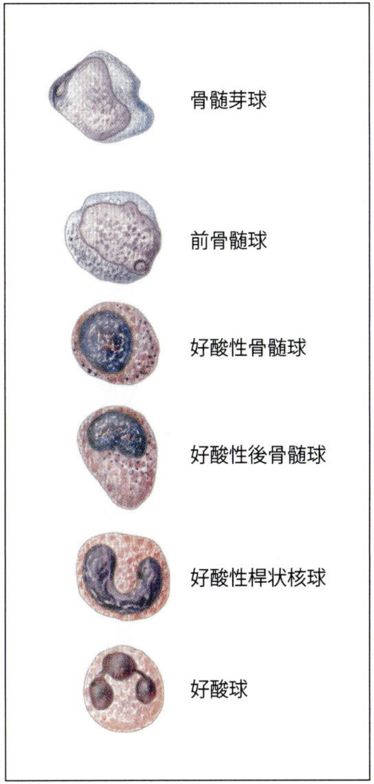
骨髄芽球
前骨髄球
好酸性骨髄球
好酸性後骨髄球
好酸性桿状核球
好酸球

図 I A 2-2

● 好塩基球系

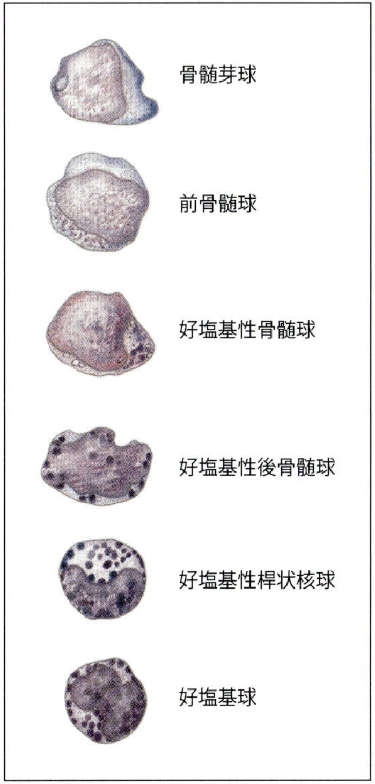
骨髄芽球
前骨髄球
好塩基性骨髄球
好塩基性後骨髄球
好塩基性桿状核球
好塩基球

図 I A 2-3

● 骨髄芽球

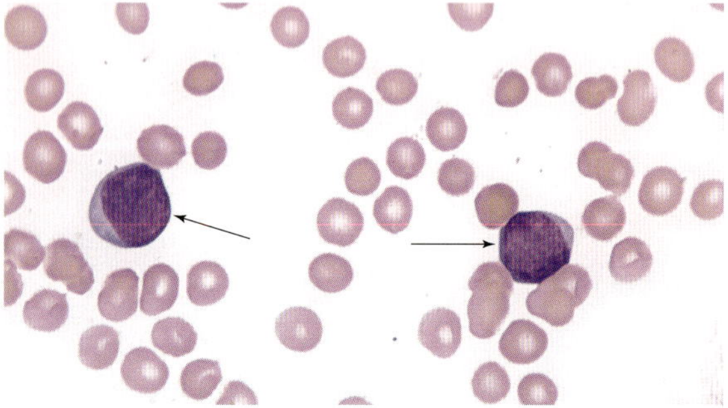

図 I A 2-4

大きさ：15〜20 μm

核

形状：円形

核/細胞質比：7：1〜4：1

色：赤みを帯びた紫色

クロマチン（染色質）：繊細で，散在

核小体：2〜3 個

細胞質

色：淡い，ないし濃い青色。核に接する部位はより明るく染まる

内容物：芽球がⅠ型，Ⅱ型，Ⅲ型（FAB 分類）のどれに分類されるかにより，顆粒の量はさまざま。無顆粒ないし有顆粒（WHO 分類）

臨床病態

- 骨髄異形成症候群〔芽球増加を伴う不応性貧血（RAEB）-1，RAEB-2〕
- 骨髄増殖性疾患（慢性骨髄性白血病，原発性骨髄線維症）
- 急性骨髄性白血病：微分化型（FAB 分類 M0）
- 急性骨髄性白血病：未分化型（FAB 分類 M1）
- 急性骨髄性白血病：分化型（FAB 分類 M2）
- 急性前骨髄球性白血病（FAB 分類 M3）
- 急性骨髄単球性白血病（FAB 分類 M4）
- 急性赤白血病：赤白血病型（FAB 分類 M6a）
- 多系統の形態異常を伴う急性骨髄性白血病
- 急性単芽球性白血病：骨髄芽球 20％未満（FAB 分類 M5a）
- 急性単球性白血病：骨髄芽球 20％未満（FAB 分類 M5b）
- t(8;21)を有する急性骨髄性白血病（WHO 分類）
- t(15;17)を有する急性骨髄性白血病（WHO 分類）

● 前骨髄球

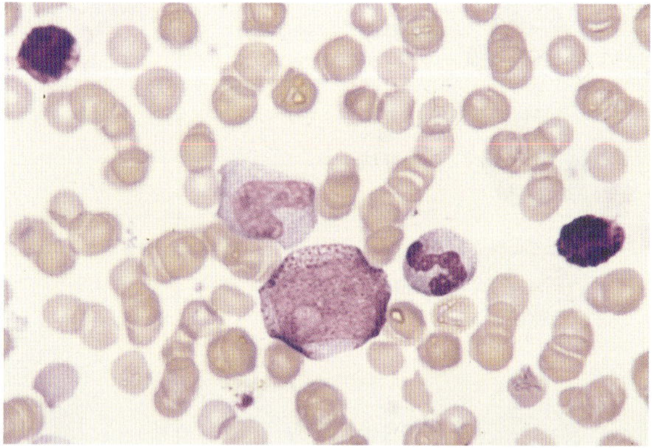

図 I A 2-5

大きさ：18〜25 μm

核

形状：円形ないし卵形で，中央ないし偏在する

核/細胞質比：2：1〜5：1

色：紫色

クロマチン（染色質）：比較的繊細だが，粗くなりつつある

核小体：2〜3 個。明瞭なものから不明瞭なものまで

細胞質

色：青色。核に接する部位はより明るく染まる

内容物：少数から多数の濃い青色ないし赤みを帯びた青色の一次顆粒

臨床病態

- 急性骨髄性白血病：分化型（FAB 分類 M2）
- 急性前骨髄球性白血病（FAB 分類 M3）
- 骨髄増殖性疾患（慢性骨髄性白血病，原発性骨髄線維症）
- 増殖因子療法
- 重症感染症
- 急性骨髄単球性白血病（FAB 分類 M4）
- 多系統の形態異常を伴う急性骨髄性白血病
- t(8;21)を有する急性骨髄性白血病（WHO 分類）
- t(15;17)を有する急性骨髄性白血病（WHO 分類）

好中性骨髄球

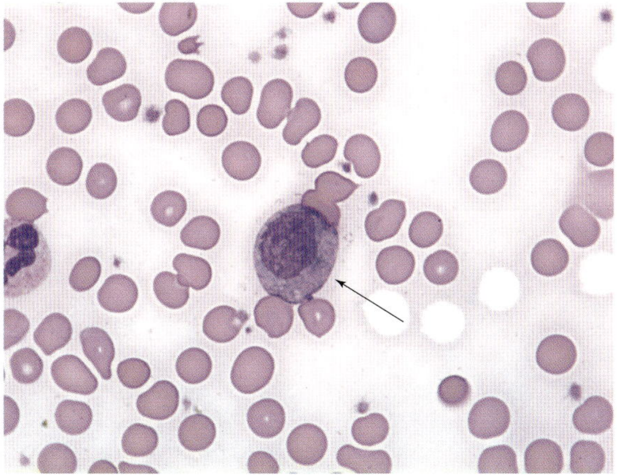

図 I A 2-6

大きさ：12～18 µm

核

形状：円形，卵形，ないし一方が平坦

核/細胞質比：3：1～3：2

色：濃い紫色

クロマチン（染色質）：より粗大な傾向

核小体：幼若な骨髄球には核小体がみられる

細胞質

色：桃色がかった青色

内容物：非特異顆粒の数は一定しない。小さく，桃色から赤みがかった特異顆粒がはじめは核に接して現れ，細胞質全体に広がる

臨床病態

- 急性骨髄性白血病：分化型（FAB 分類 M2）
- 増殖因子療法
- 骨髄増殖性疾患（慢性骨髄性白血病，原発性骨髄線維症）
- ストレス
- 重症感染症
- t（8;21）を有する急性骨髄性白血病（WHO 分類）

好酸性骨髄球

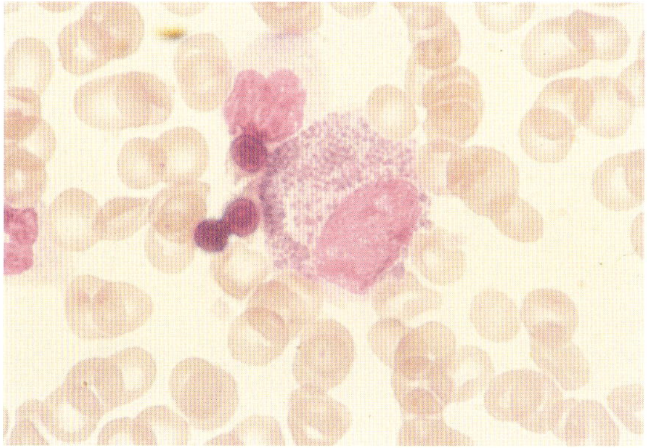

図 I A 2-7

大きさ：12～18 µm

核

形状：円形，卵形，ないし一方が平坦

核/細胞質比：3：1～3：2

色：濃い紫色

クロマチン（染色質）：より粗大な傾向

核小体：幼若な骨髄球には核小体がみられる

細胞質

色：桃色がかった青色

内容物：橙褐色ないし橙青色に染まる多数の大型の丸い特異顆粒。非特異顆粒の数は一定しない

臨床病態

- 慢性好酸球性白血病（非特定型）（WHO 分類）
- 特発性好酸球増多症
- 血小板由来増殖因子受容体（PDGFR）α遺伝子再構成（WHO 分類）
- PDGFR β遺伝子再構成（WHO 分類）
- 線維芽細胞増殖因子受容体1遺伝子（*FGFR1*）再構成（WHO 分類）

● 好塩基性骨髄球

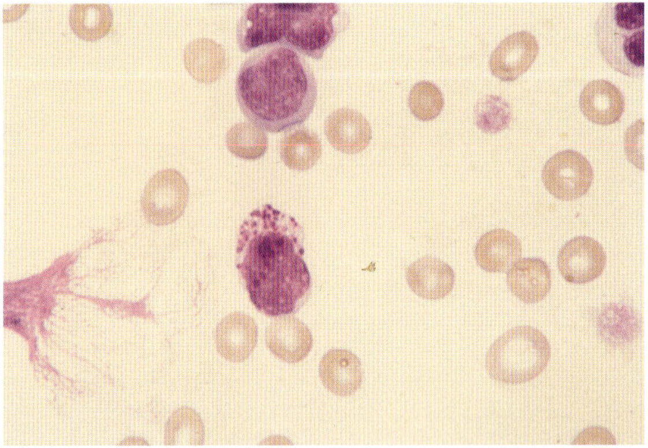

図 I A 2-8

大きさ：12～18 μm

核

形状：円形，卵形，ないし一方が平坦

核/細胞質比：3：1～3：2

色：濃い紫色

クロマチン（染色質）：より粗大な傾向

核小体：幼若な骨髄球には核小体がみられる

細胞質

色：桃色がかった青色

内容物：濃く青みがかった紫色から青みがかった黒色に染まる少数の大きな特異顆粒

臨床病態

- 急性好塩基球性白血病
- 慢性骨髄性白血病
- t(6;9) を有する急性骨髄性白血病（WHO 分類）

● 好中性後骨髄球

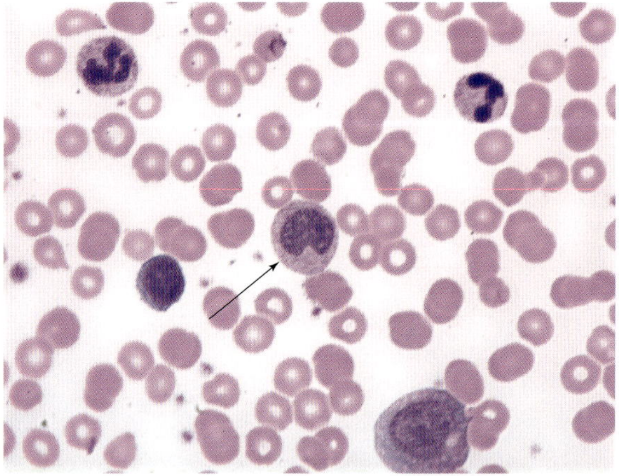

図 I A 2-9

大きさ：10～15 μm

核

形状：典型的な腎臓形ないし，ややくぼみがある

核/細胞質比：7：3～1：1

色：濃い紫色

クロマチン（染色質）：粗大な紫色のクロマチン

核小体：なし

細胞質

色：桃青色

内容物：桃色ないし赤みを帯びた青色の顆粒

臨床病態

- 増殖因子療法
- ストレス
- 重症感染症
- 骨髄増殖性疾患（慢性骨髄性白血病，原発性骨髄線維症）
- 急性骨髄性白血病：分化型（FAB 分類 M2）
- t(8;21) を有する急性骨髄性白血病（WHO 分類）

● 好酸性後骨髄球

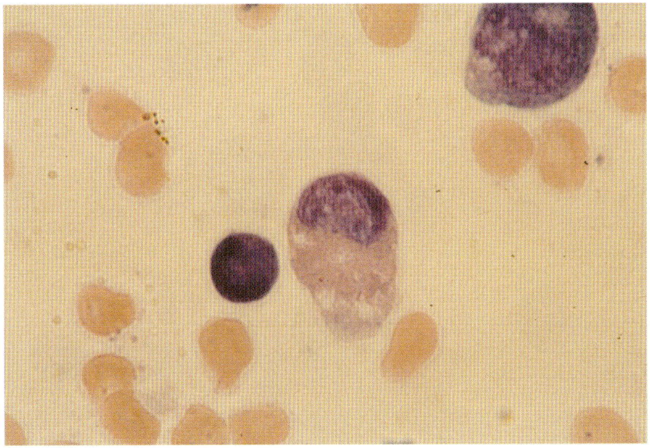
図 I A 2-10

大きさ：10～15 μm

核

形状： 典型的な腎臓形ないし，ややくぼみがある

核/細胞質比： 7：3～1：1

色： 濃い紫色

クロマチン（染色質）： 粗大，濃い藍色

核小体： なし

細胞質

色： 桃青色

内容物： 多数の中等度に明るい橙色から赤みを帯びた顆粒

臨床病態

- 寄生虫感染
- 慢性好酸球性白血病（非特定型）（WHO 分類）
- 血小板由来増殖因子受容体（PDGFR）α 遺伝子再構成（WHO 分類）
- PDGFR β 遺伝子再構成（WHO 分類）
- 線維芽細胞増殖因子受容体 1 遺伝子（*FGFR1*）再構成（WHO 分類）

● 好塩基性後骨髄球

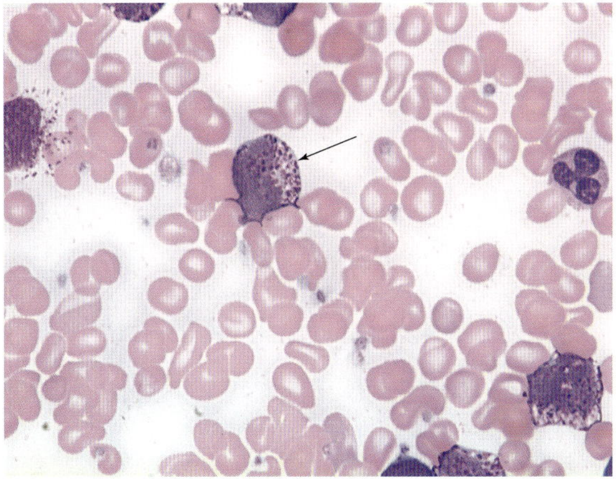
図 I A 2-11

大きさ：10～15 μm

核

形状： 典型的な腎臓形ないし，ややくぼみがある

核/細胞質比： 7：3～1：1

色： 濃い紫色

クロマチン（染色質）： 粗大，濃い藍色

核小体： なし

細胞質

色： 桃青色

内容物： 少数の大きな濃い藍色の顆粒

臨床病態

- 慢性骨髄性白血病
- 好塩基球性白血病（WHO 分類）
- t(6;9) を有する急性骨髄性白血病（WHO 分類）

● 桿状核好中球

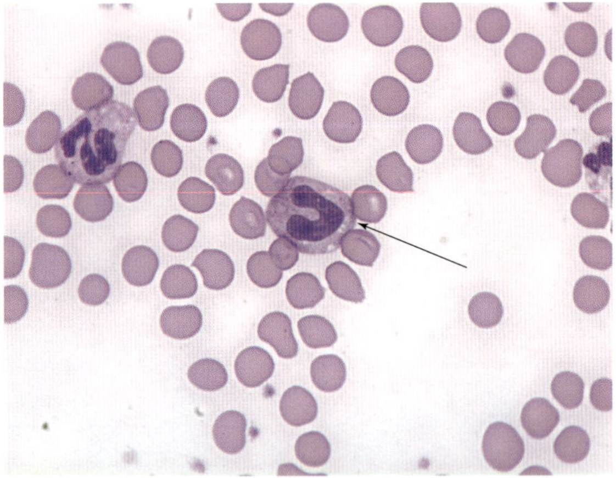

図 I A 2-12

大きさ：10～16 μm

核

形状：桿状ないし著明にくぼんでいる。くぼみは円形と考えた核の幅の 1/2 以上

核/細胞質比：1：1～1：2

色：濃い紫色

クロマチン（染色質）：粗大，濃い藍色

細胞質

色：桃青色

内容物：桃色がかった青色の顆粒

臨床病態

- 増殖因子療法
- ストレス
- 感染症
- 骨髄増殖性疾患（慢性骨髄性白血病，原発性骨髄線維症）
- 急性骨髄性白血病：分化型（FAB 分類 M2）
- t(8;21)を有する急性骨髄性白血病（WHO 分類）

● 好酸性桿状核球

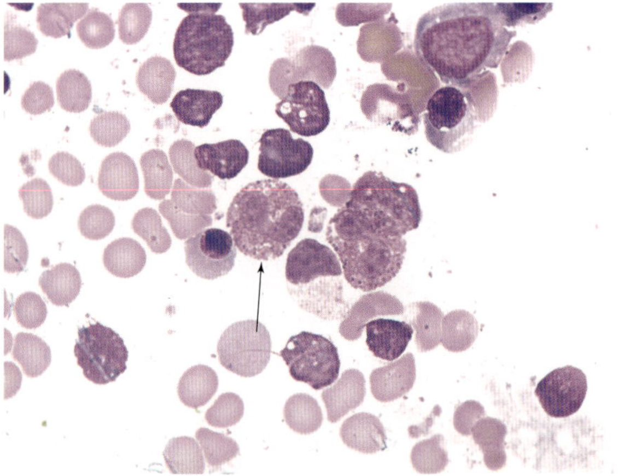

図 I A 2-13

大きさ：10～16 μ m

核

形状：桿状ないし著明にくぼんでいる

核/細胞質比：1：1～1：2

色：濃い紫色

クロマチン（染色質）：粗大，濃い藍色

核小体：なし

細胞質

色：桃青色

内容物：多数の橙赤色顆粒

臨床病態

- 寄生虫感染
- 慢性好酸球性白血病（非特定型）（WHO 分類）
- 血小板由来増殖因子受容体（PDGFR）α 遺伝子再構成（WHO 分類）
- PDGFR β 遺伝子再構成（WHO 分類）
- 線維芽細胞増殖因子受容体 1 遺伝子（*FGFR1*）再構成（WHO 分類）

好塩基性桿状核球

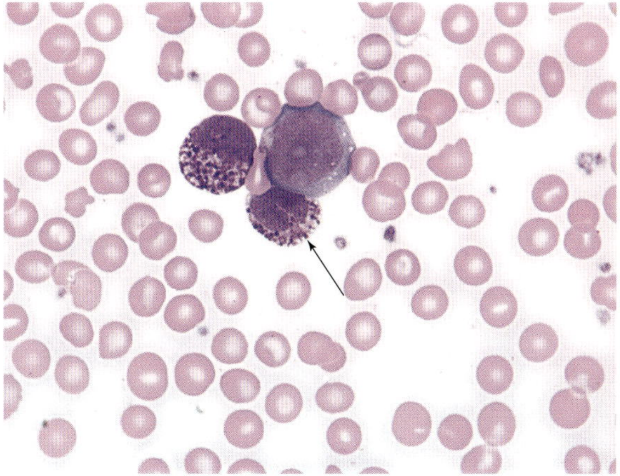

図ⅠA 2-14

大きさ：10〜16 μm

核

形状：桿状ないし著明にくぼんでいる

核/細胞質比：1：1〜1：2

色：濃い紫色

クロマチン（染色質）：粗大，濃い藍色

核小体：なし

細胞質

色：桃青色

内容物：少数の大きな濃い青みを帯びた紫色ないし青みを帯びた黒色の顆粒

臨床病態

- 骨髄増殖性疾患（慢性骨髄性白血病，原発性骨髄線維症）
- 好塩基球性白血病（WHO 分類）
- t（6;9）を有する急性骨髄性白血病（WHO 分類）

分葉核（分節核）好中球（多形核好中球）

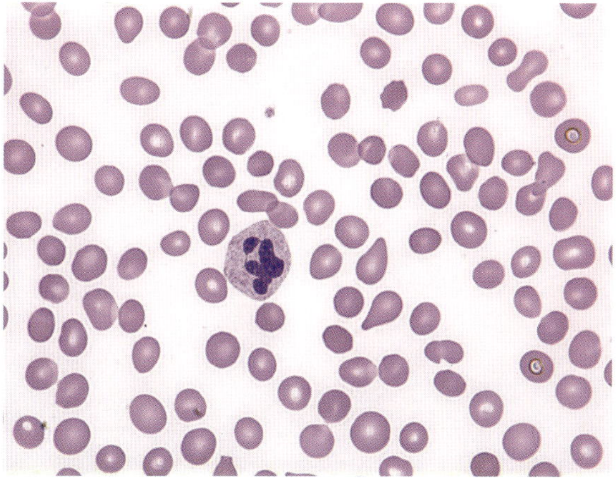

図ⅠA 2-15

大きさ：10〜16 μm

核

形状：それぞれが非常に細い部分でつながる 2〜5 分葉。核のくぼみは直径の 1/2 以上

核/細胞質比：1：3〜1：5

色：濃い紫色

クロマチン（染色質）：強く塊をつくる

核小体：なし

細胞質

色：明るい桃色から青みを帯びる

内容物：多数の小さな，均等に分布する桃色ないし鮮やかな赤紫色の顆粒

臨床病態

- 感染症
- 慢性好中球性白血病
- 増殖因子療法
- ストレス

● 好酸球

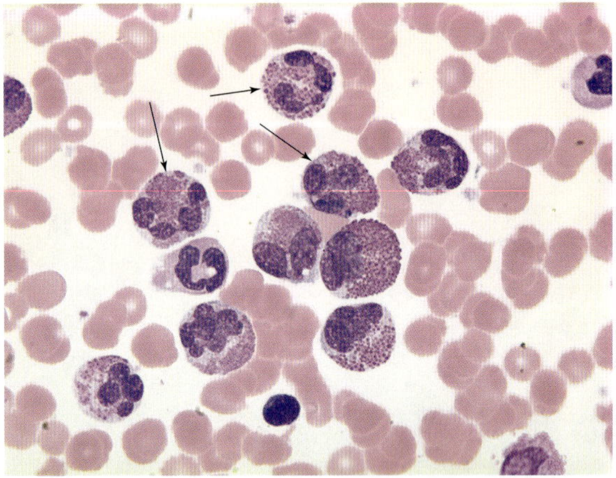

図ⅠA 2-16

大きさ：10〜16 μm

核

形状：2〜3 分葉

核/細胞質比：1：3〜1：5

色：濃い紫色

クロマチン(染色質)：強く塊をつくる

核小体：なし

細胞質

色：桃青色

内容物：多数の大きな，円形の均一に赤みを帯びた橙色の顆粒

臨床病態

- 原虫感染症
- アレルギー性疾患
- 慢性骨髄性白血病
- 皮膚炎
- ホジキンリンパ腫
- 慢性好酸球性白血病(非特定型)(WHO 分類)
- 血小板由来増殖因子受容体(PDGFR) α 遺伝子再構成(WHO 分類)
- PDGFR β 遺伝子再構成(WHO 分類)
- 線維芽細胞増殖因子受容体 1 遺伝子(*FGFR1*)再構成(WHO 分類)

● 好塩基球

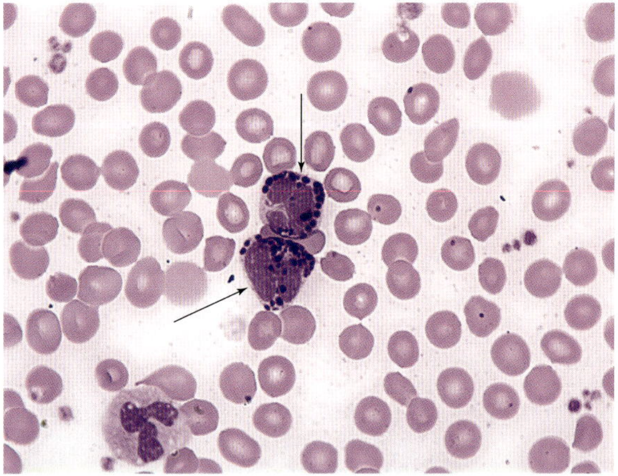

図ⅠA 2-17

大きさ：10〜16 μm

核

形状：2 分葉で，通常は顆粒により曖昧になっている

核/細胞質比：1：3〜1：5

色：濃い紫色

クロマチン(染色質)：強く塊をつくる

核小体：なし

細胞質

色：桃青色

内容物：少数の濃い藍色の顆粒

臨床病態

- 急性好塩基球性白血病
- 骨髄増殖性疾患
- アレルギーと炎症
- t(6;9)を有する急性骨髄性白血病(WHO 分類)

● 肥満細胞

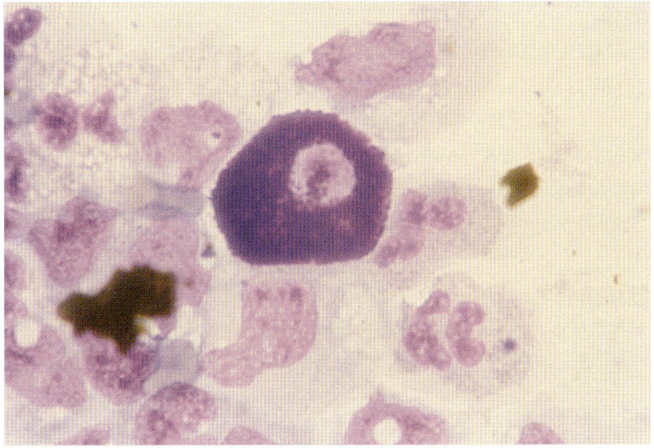

図 I A 2-18

大きさ：9～12 μm

核

形状：円形

核/細胞質比：1：1

色：濃い紫色

クロマチン（染色質）：強く塊をつくる

核小体：なし

細胞質

色：濃い青色

内容物：多数の濃い青色の顆粒

臨床病態

- 肥満細胞症

核の分葉（分節）

● 過分葉（過分節）

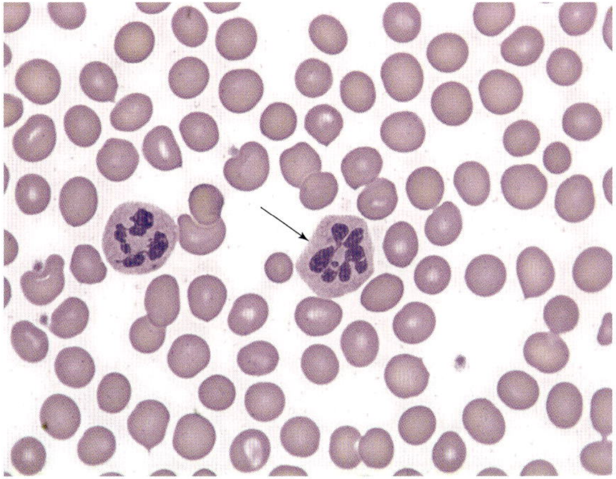

図 I A 2-19

細胞の種類

好中球，好酸球

概要

好中球は 6 つ以上の核分葉を，好酸球は 4 つ以上の核分葉を有する

臨床病態

- 慢性感染症
- ビタミン B_{12} 欠乏症
- 葉酸欠乏
- 骨髄異形成症候群
- 遺伝性過分葉
- 長期間の感染症

● ペルゲル-フェット核異常

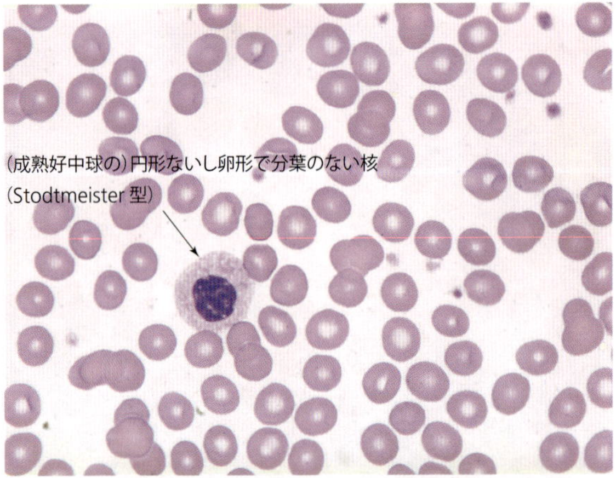
（成熟好中球の）円形ないし卵形で分葉のない核
（Stodtmeister 型）

図 I A 2-20a

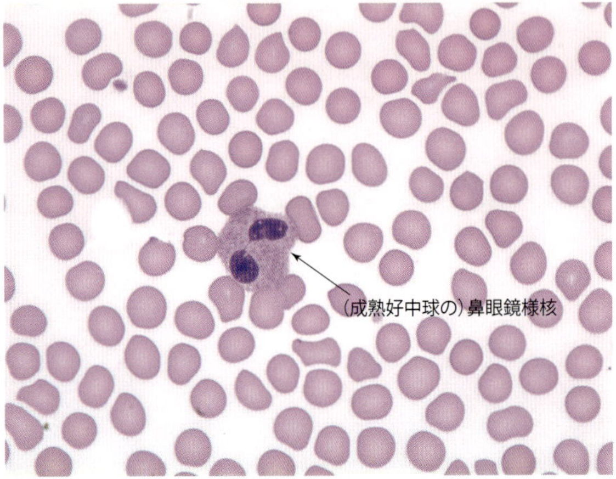
（成熟好中球の）鼻眼鏡様核

図 I A 2-20b

細胞の種類

好中球

概要

ヘテロ接合型遺伝異常（鼻眼鏡様核）

2 分葉ないしダンベル型の核。凝縮した粗大なクロマチン。正常の細胞質顆粒

ホモ接合型遺伝異常（Stodtmeister 型）

円形ないし卵形核。密集し凝集塊をつくった粗大なクロマチン。正常の細胞質顆粒

臨床病態

- ペルゲル-フェット遺伝異常（常染色体優性遺伝）

ペルゲル様核異常のある細胞

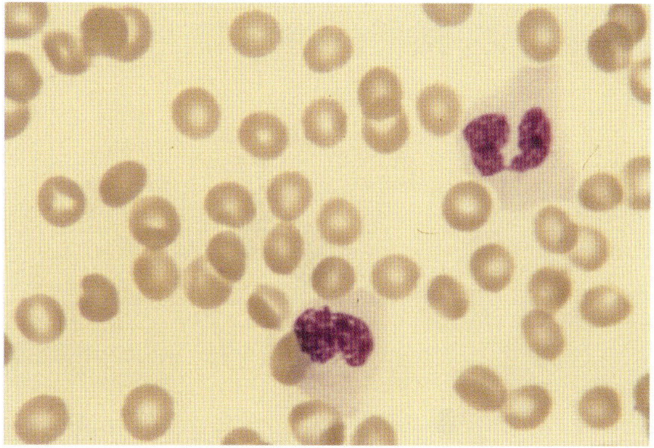

図 I A 2-21

細胞の種類

好中球

概要

核はペルゲル-フェット核異常に似る(円形ないし2分葉)。細胞質顆粒は少数か，なし

臨床病態

- 骨髄異形成症候群
- 形態異常を伴う急性骨髄性白血病
- 骨髄異形成/骨髄増殖性疾患

細胞質封入体

アルダー-レイリー小体

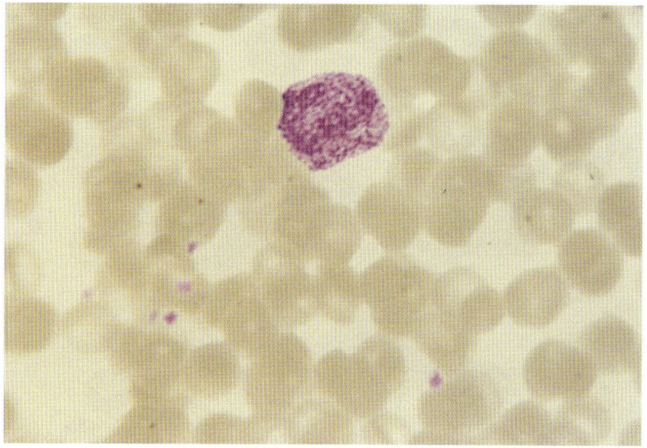

図 I A 2-22

細胞の種類

好中球，好酸球，好塩基球。ときにリンパ球と単球

概要

遺伝性疾患(常染色体性劣性)

蓄積したムコ多糖やスフィンゴミエリンからなる濃い青色の細胞質顆粒

正常の核の成熟

臨床病態

- ムコ多糖症(例：ハーラー症候群，ハンター症候群)

● アウエル小体

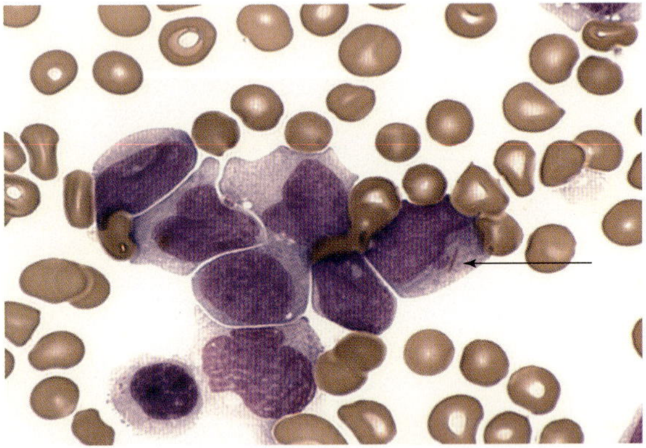

図 I A 2-23

細胞の種類
骨髄芽球，単芽球（まれ）

概要
赤みを帯びた紫色の，桿状の細胞質封入体。一次顆粒が列をなしたもの

臨床病態
- 急性骨髄性白血病：未分化型（FAB 分類 M1）
- 急性骨髄性白血病：分化型（FAB 分類 M2）
- 急性前骨髄球性白血病（FAB 分類 M3）
- 急性骨髄単球性白血病（FAB 分類 M4）
- 急性赤白血病：赤白血病型（FAB 分類 M6a）
- 多系統の形態異常を伴う急性骨髄性白血病
- 芽球性転化（急性転化）を伴う慢性骨髄性白血病
- t(8;21) を有する急性骨髄性白血病（WHO 分類）
- t(15;17) を有する急性骨髄性白血病（WHO 分類）
- 16 番染色体逆位を有する急性骨髄性白血病（WHO 分類）

● チェディアック-東顆粒

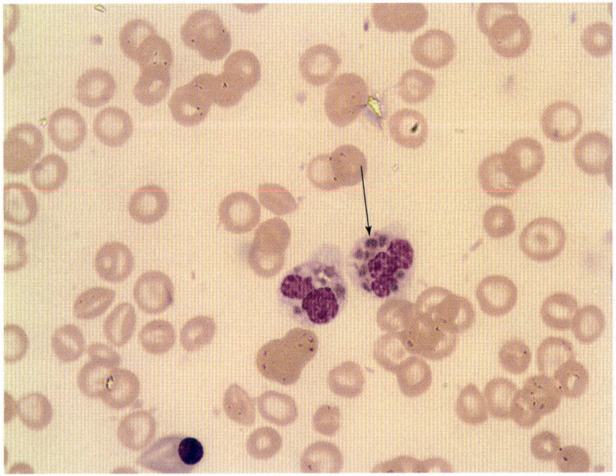

図 I A 2-24

細胞の種類
顆粒球，リンパ球，単球

概要
遺伝性（常染色体性劣性）

多数の大きな緑色がかった一次細胞質顆粒，ないし多数の大きな赤みを帯びた紫色の二次細胞質顆粒

臨床病態
- チェディアック-東症候群：小児における重症でしばしば致命的な感染症がみられる。完全ないし部分的白皮症

● デーレ小体

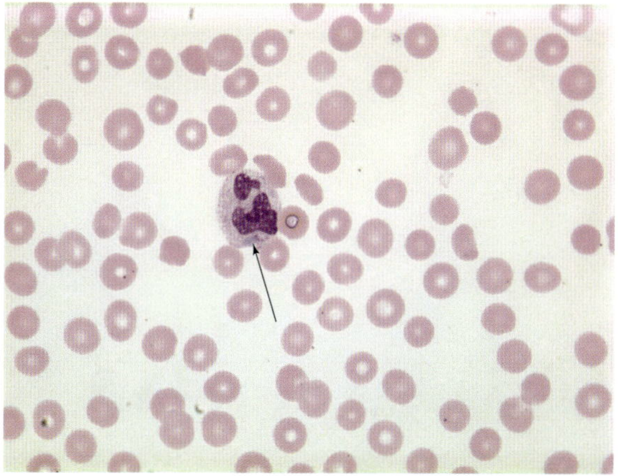

図 I A 2-25

細胞の種類

好中球

概要

円形ないし桿状。明るい青色の細胞質封入体。しばしば細胞膜の近くに存在する

封入体はリボソームないし粗面小胞体からなる

臨床病態

- 感染症
- 薬物中毒
- 熱傷
- 骨髄異形成症候群。しばしば脱顆粒した分葉核球にみられる
- メイ-ヘグリン異常
- 妊娠
- 増殖因子療法

● ファゴット細胞

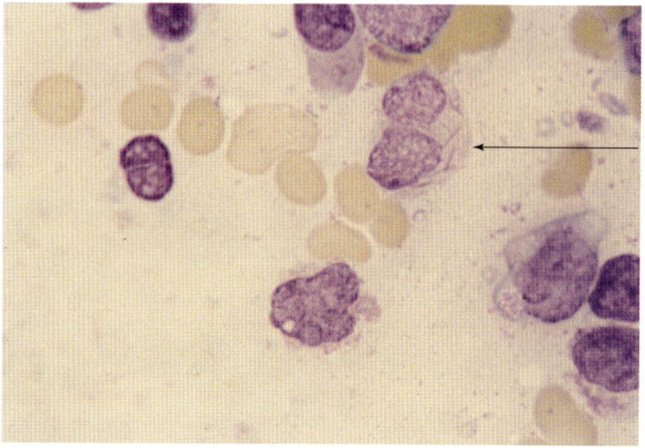

図 I A 2-26

細胞の種類

前骨髄球

概要

細胞質内の葉巻状桿状物の集団ないし束

臨床病態

- 急性前骨髄球性白血病〔FAB 分類 M3，M3v（微細顆粒をもつ異型）〕
- t（15;17）を有する急性骨髄性白血病（WHO 分類）

● メイ-ヘグリン封入体

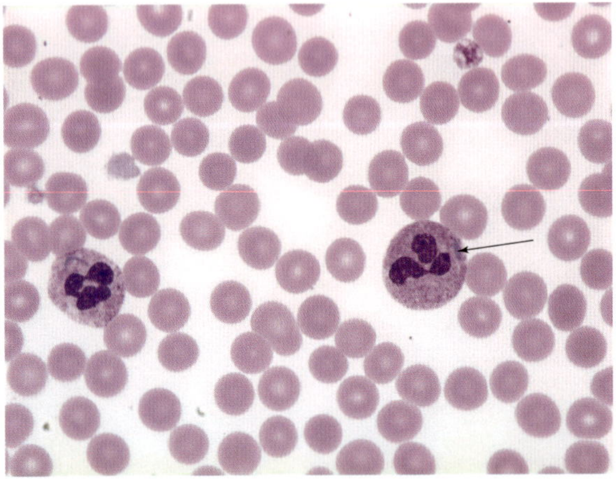

図 I A 2-27

細胞の種類

好中球，好酸球，好塩基球，単球

概要

遺伝性(常染色体優性)

RNA からなる，大きな，青色の，三日月状の細胞質封入体

大きなデーレ小体に似る

巨大血小板の存在

臨床病態

- メイ-ヘグリン異常

● 微生物

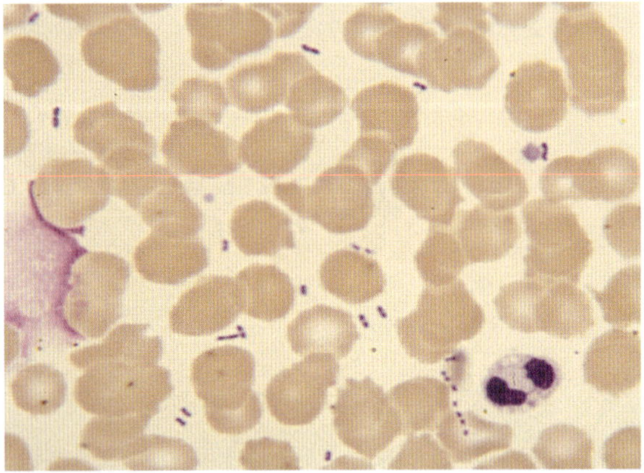

図 I A 2-28

細胞の種類

好中球，単球

概要

細胞質内微生物

臨床病態

- 微生物感染

● 中毒顆粒

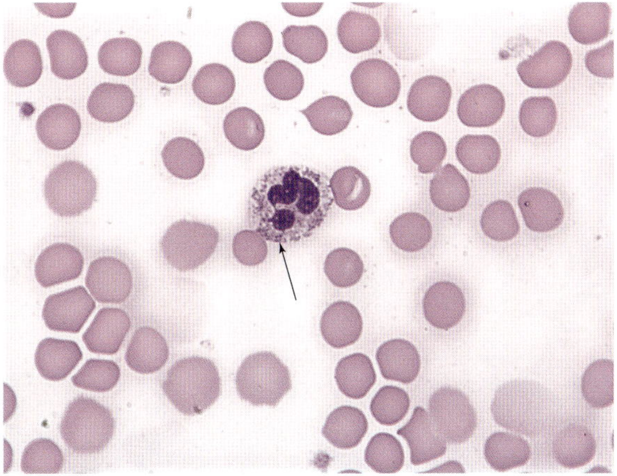

図 I A 2-29

細胞の種類
好中球

概要
密で粗大な濃い青色の一次細胞質顆粒

強いペルオキシダーゼ活性

臨床病態
- 感染症
- 熱傷
- 薬物中毒
- 炎症
- 増殖因子療法

● 空胞化

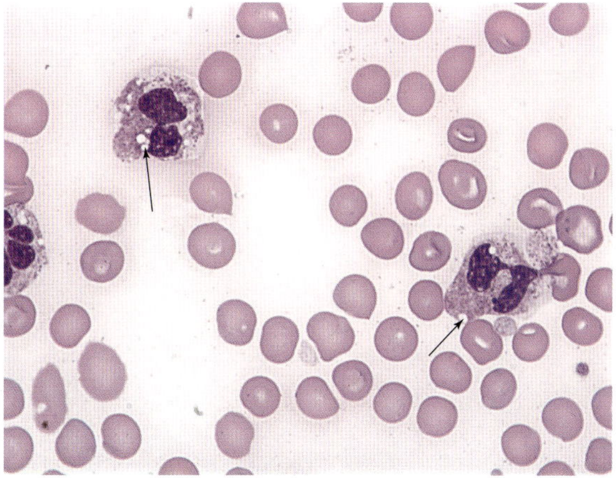

図 I A 2-30

細胞の種類
好中球，単球

概要
細胞質内空胞(穴)

臨床病態
- 重症感染症
- 細胞変性
- 貪食
- 熱傷
- 毒素

● LE 細胞

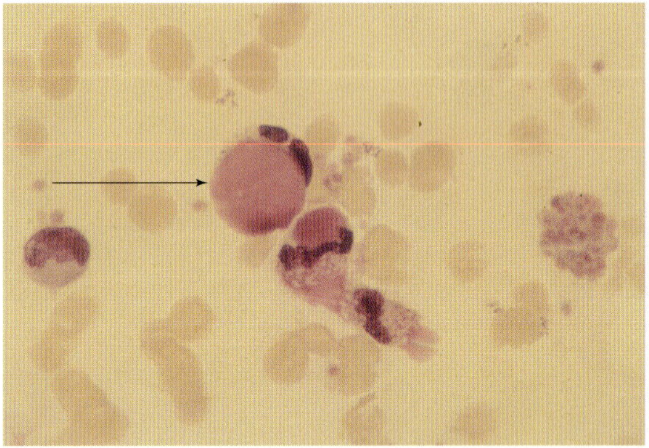

図 I A 2-31

細胞の種類

好中球

概要

細胞質内の大きな球状体は均質で，核の構造がなく，薄紫色に染まる。細胞の核は辺縁におしやられ，細胞質封入体の周りを包みこむようにみえる

臨床病態

- 全身性エリテマトーデス

悪性顆粒球

● I 型骨髄芽球（FAB 分類）/顆粒のない芽球（WHO 分類）

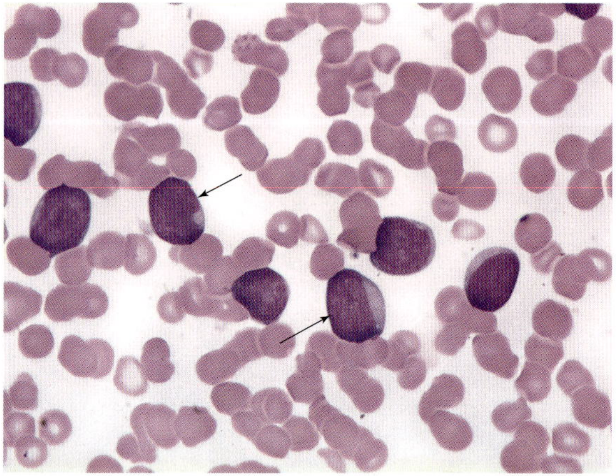

図 I A 2-32

大きさ：14～18 μm

核

形状：卵形ないし円形

核/細胞質比：6：1～7：1

色：濃い紫色

クロマチン（染色質）：繊細

核小体：1～3 個

細胞質

色：薄いないし中等度の青色

内容物：アズール顆粒を欠く

臨床病態

- 急性骨髄性白血病：微分化型（FAB 分類 M0）
- 急性骨髄性白血病：未分化型（FAB 分類 M1）
- 急性骨髄性白血病：分化型（FAB 分類 M2）
- 急性骨髄単球性白血病（FAB 分類 M4）
- 急性赤白血病：赤白血病型（FAB 分類 M6a）
- 骨髄増殖性疾患（慢性骨髄性白血病，原発性骨髄線維症）

● Ⅱ型骨髄芽球（FAB 分類）/顆粒のある芽球（WHO 分類）

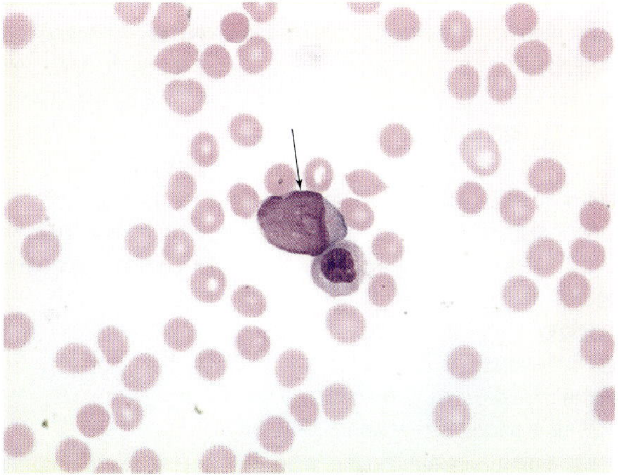

図ⅠA 2-33

大きさ：10～18 μm

核

形状：卵形ないし円形

核/細胞質比： Ⅰ型よりやや低い

色：濃い紫色

クロマチン（染色質）： Ⅰ型よりやや凝縮している

核小体：2～5 個

細胞質

色：中等度の青色

内容物：アズール顆粒は 20 個未満で，アウエル小体を認めることもある

臨床病態

- 急性骨髄性白血病：未分化型（FAB 分類 M1）
- 急性骨髄性白血病：分化型（FAB 分類 M2）
- 急性骨髄単球性白血病（FAB 分類 M4）
- 急性赤白血病：赤白血病型（FAB 分類 M6a）
- 骨髄増殖性疾患（慢性骨髄性白血病，原発性骨髄線維症）
- t（8；21）を有する急性骨髄性白血病（WHO 分類）

● Ⅲ型骨髄芽球（FAB 分類）/顆粒のある芽球（WHO 分類）

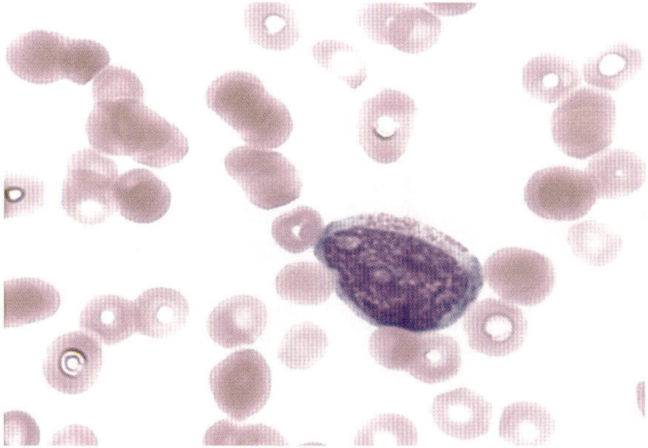

図ⅠA 2-34

大きさ：10～18 μm

核

形状：卵形ないし円形

核/細胞質比： Ⅰ型より低い

位置：中央

色：濃い紫色

クロマチン（染色質）： Ⅱ型よりやや凝縮している

核小体：ほとんど認めない

細胞質

色：中等度の青色

内容物：アズール顆粒は 20 個以上であるが，核を覆うことはない

臨床病態

- 急性骨髄性白血病：分化型（FAB 分類 M2）
- t（8；21）を有する急性骨髄性白血病（WHO 分類）

● 異常前骨髄球

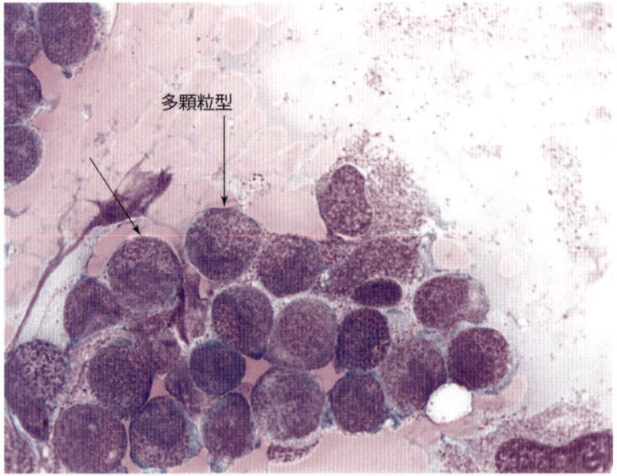
多顆粒型

図 I A 2-35a

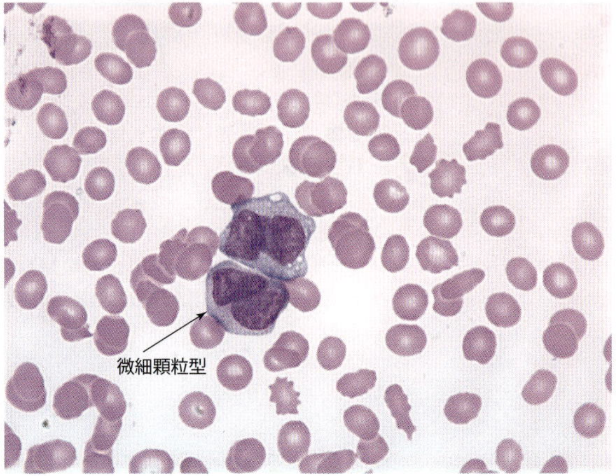
微細顆粒型

図 I A 2-35b

大きさ：18〜25 μm

核

形状：円形だが，腎臓形ないし 2 分葉が一般的

核/細胞質比：2：1

色：紫色

クロマチン（染色質）：比較的繊細だが，粗くなりつつある

核小体：2〜3 個。はっきりみえるものから不明瞭のものまで

細胞質

多顆粒型

色：強い好塩基性

内容物：大きな赤色ないし紫色の顆粒。アウエル小体を多数認めることがあり，からみあって干し草の山のような様相を呈する（ファゴット細胞）。核を覆うことがある

微細顆粒型

色：中等度好塩基性

内容物：光学顕微鏡ではみることが困難な，小さく不明瞭な顆粒。アウエル小体はしばしばみられるが，顆粒過多型ほど豊富ではない

臨床病態

- 急性前骨髄球性白血病〔FAB 分類 M3，M3 バリアント（微細顆粒をもつ異型）〕
- t（15;17）を有する急性骨髄性白血病（WHO 分類）

成熟の異常

● 顆粒球系異形成

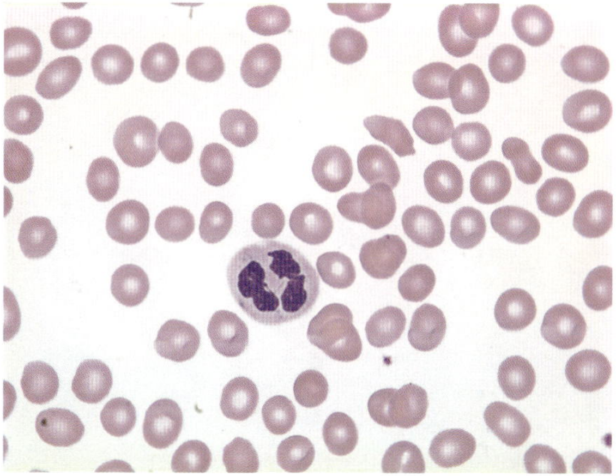

図ⅠA 2-36

細胞の種類

顆粒球系細胞

概要

核と細胞質の成熟の乖離

細胞質は好塩基性を保ち，大きな顆粒をもつか，顆粒が減少するか，無顆粒を示す

核の成熟の異常には過分葉や少分葉が含まれる

臨床病態

- 骨髄異形成症候群
- 一部の白血病

● 巨大骨髄球，後骨髄球，桿状核球

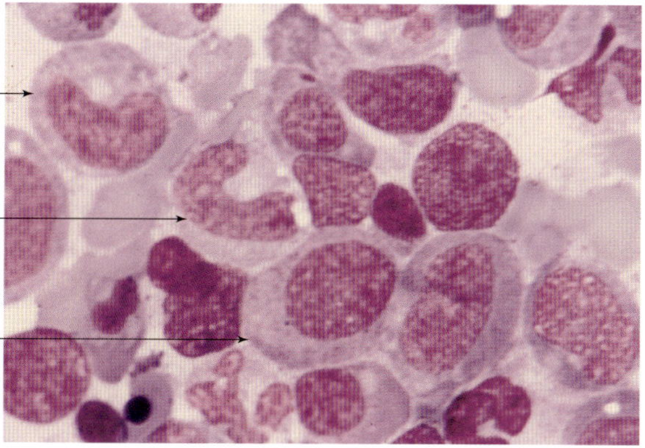

後骨髄球
桿状核球
骨髄球

図ⅠA 2-37

細胞の種類

骨髄球，後骨髄球，桿状核球

概要

巨大骨髄球は 17～26 μm。円形，卵形，ないし一方が平滑で，濃い紫色，粗いクロマチンの核，核小体を認めない。細胞質は桃青色で，数は一定しない

巨大後骨髄球は 15～22 μm。典型的な濃い紫色で，腎臓形の核。細胞質は桃青色，顆粒は桃色がかったないし赤みを帯びた青色

巨大桿状核球は 14～20 μm。濃い紫色の核で桿状。細胞質は桃青色，顆粒は桃色がかった青色

臨床病態

- 葉酸欠乏
- ビタミン B_{12} 欠乏
- 化学療法（葉酸代謝拮抗薬）

正常の単球成熟過程

● 単球系

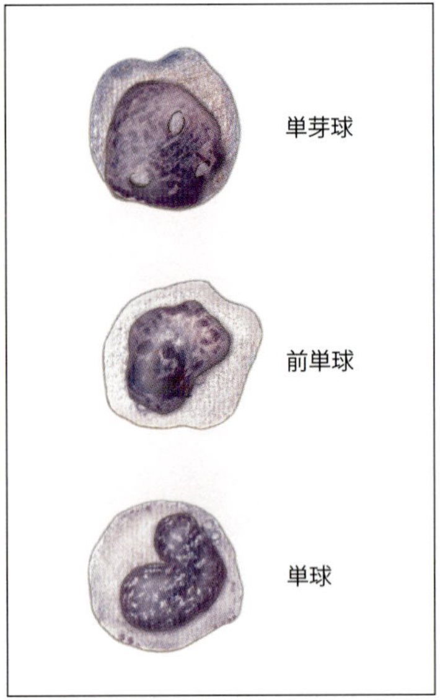
単芽球
前単球
単球

図 I A 2-38

● 単芽球

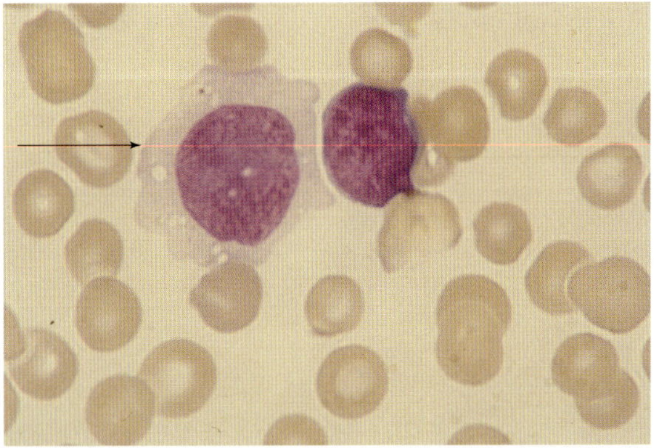

図 I A 2-39

大きさ：14～20 μm

核

形状：卵形ないし円形

核/細胞質比：3：1～1：1

色：明るい青みを帯びた紫色

クロマチン（染色質）：繊細で鮮明

核小体：1～5 個

細胞質

色：青灰色

内容物：顆粒なし

臨床病態

- 急性骨髄単球性白血病（FAB 分類 M4）
- 急性単芽球性白血病（FAB 分類 M5a）
- 急性単球性白血病（FAB 分類 M5b）
- 急性骨髄単球性白血病（WHO 分類）
- 急性単芽球性および単球性白血病（WHO 分類）

● 前単球

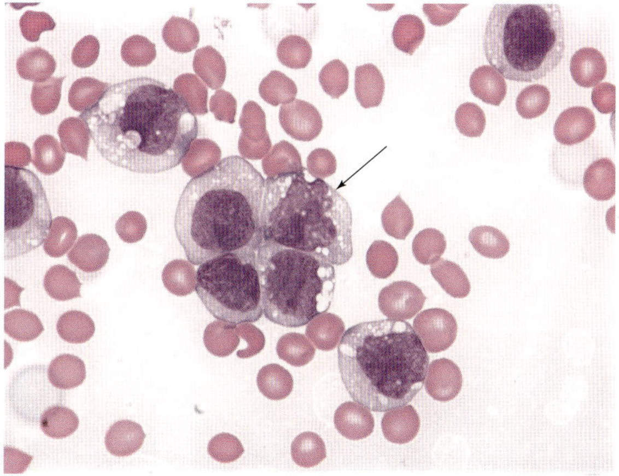

図ＩＡ 2-40

大きさ：14〜20 μm

核

形状：卵形ないしくぼみがある

核/細胞質比：2：1〜1：1

色：明るい青みを帯びた紫色

クロマチン（染色質）：繊細網状パターン

核小体：1〜5 個

細胞質

色：青灰色。細かい顆粒（すりガラス）状

内容物：多くの細かい塵状の青みを帯びた顆粒。ときに空胞を認める

臨床病態

- 急性骨髄単球性白血病（FAB 分類 M4）
- 急性単芽球性白血病（FAB 分類 M5a）
- 急性単球性白血病（FAB 分類 M5b）
- 骨髄異形成/骨髄増殖性疾患（慢性骨髄単球性白血病）
- 急性骨髄単球性白血病（WHO 分類）
- 急性単芽球性および単球性白血病（WHO 分類）

● 単球

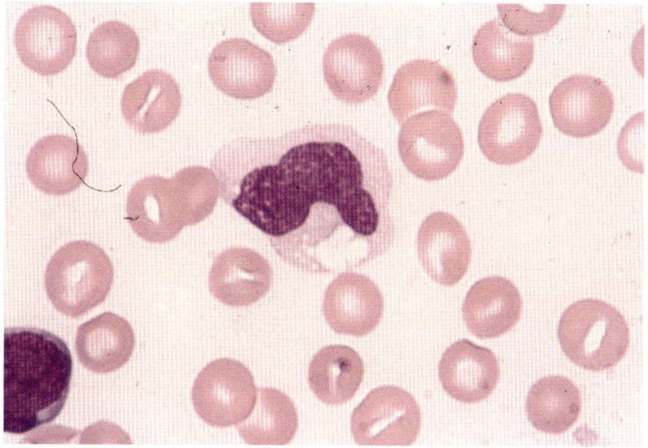

図ＩＡ 2-41

大きさ：14〜21 μm

核

形状：蹄鉄状ないし彎入がある。核のひだは脳回状の様相を呈することがある

核/細胞質比：1：1

色：濃い紫色

クロマチン（染色質）：非常に繊細で，線状線維状。線維間には明るい区域がある

核小体：なし

細胞質

色：青灰色。細かい顆粒（すりガラス）状

内容物：多くの細かい塵状の青みを帯びた顆粒。ときに空胞および丸みを帯びた偽足を認める

臨床病態

- 骨髄異形成/骨髄増殖性疾患（慢性骨髄単球性白血病，若年性骨髄単球性白血病）
- 骨髄増殖性疾患〔慢性骨髄性白血病（少数例）〕
- 重症感染症

正常のリンパ球成熟過程

● リンパ球系

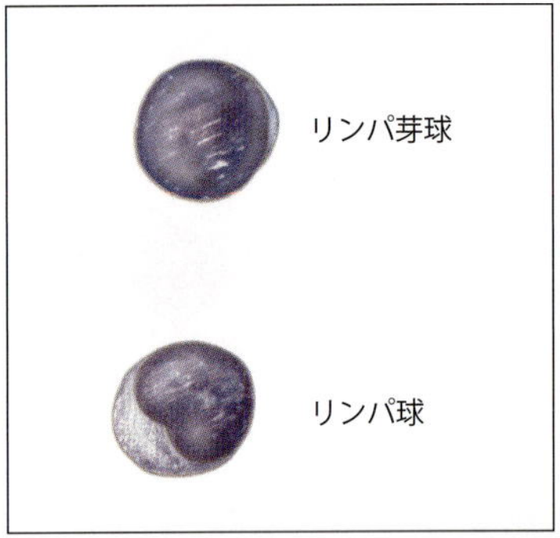

リンパ芽球
リンパ球

図 I A 2-42

● リンパ芽球

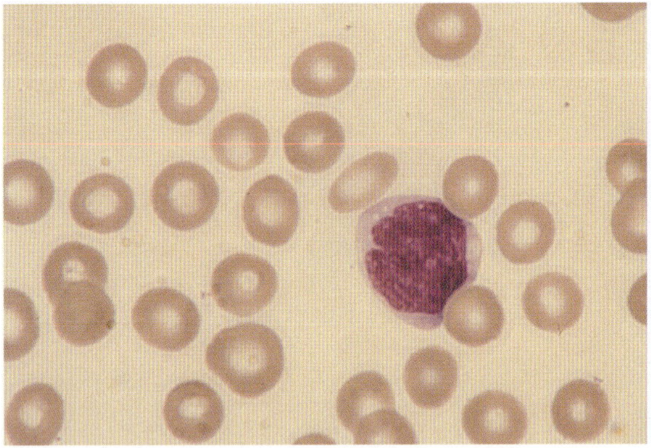

図 I A 2-43

大きさ：10～22 μm

核

形状：円形ないし卵形で，中央ないし偏在する

核/細胞質比：7：1～4：1

色：赤みを帯びた紫色

クロマチン（染色質）：細かいレース状からやや粗

核小体：1～2 個，めだつ

細胞質

色：中等度から濃い青色

内容物：均質で顆粒なし。ときに空胞を認める

臨床病態

- 前駆リンパ芽球性白血病（FAB 分類 L1，L2）
- バーキットリンパ腫（FAB 分類 L3）
- リンパ芽球性リンパ腫

● 成熟リンパ球

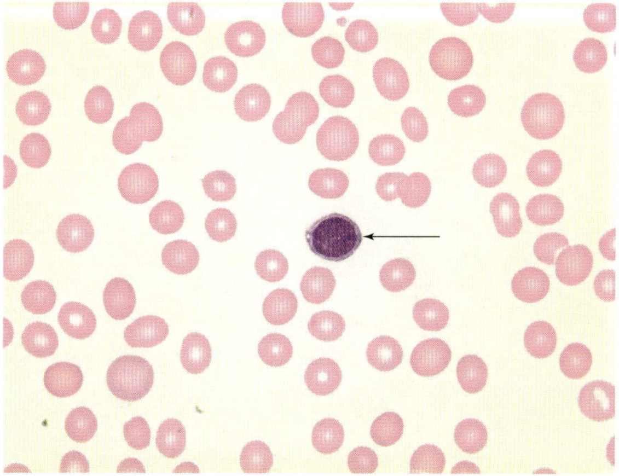

図ⅠA 2-44

大きさ：7〜15 μm

核

形状：円形ないしやや弯入し，偏在する

核/細胞質比：3：1

色：濃い紫青色

クロマチン（染色質）：粗大で凝縮している

核小体：認めない

細胞質

色：空色から濃い青色

内容物：乏しく，通常は無顆粒。ときに少数のアズール顆粒を認める

反応性リンパ球

● 反応性リンパ球（異型リンパ球）

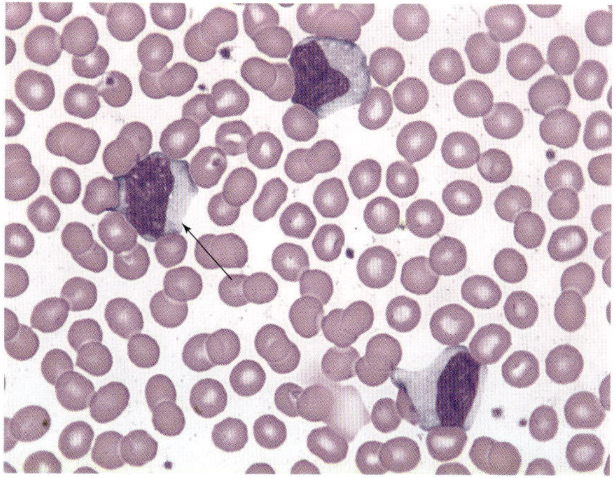

図ⅠA 2-45

細胞の種類

リンパ球

概要

細胞の大きさは 10〜25 μm

核は卵形か，切れこみがあるか，弯入があるか，細長い

ときに 1 個以上の大きな核小体を認める

細胞質はしばしば豊富で，淡いないし濃い青色に染まり，辺縁はやや濃い。一部，赤血球に隣接して弯入する。少数のラベンダー色の顆粒や空胞

臨床病態

- 伝染性単核球症
- サイトメガロウイルスを含む他のウイルス感染症，トキソプラズマ症，肝炎，ネコひっかき病

● 切れこみが入った細胞

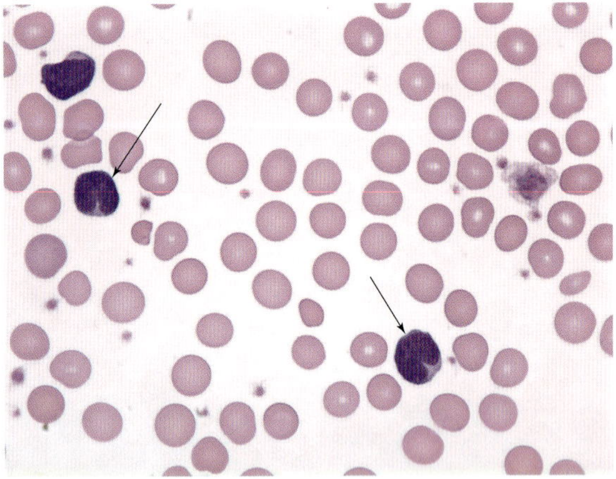

図 I A 2-46

細胞の種類

リンパ球

概要

小さな，切れこみが入った核を有する成熟リンパ球

臨床病態

- 百日咳
- リンパ腫
- 慢性リンパ性白血病

● 免疫芽球

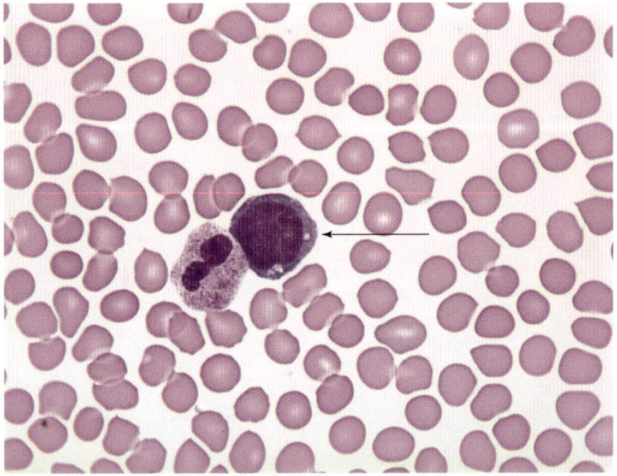

図 I A 2-47

細胞の種類

リンパ球

概要

数個のはっきりとした核小体と繊細なクロマチン構造を伴う，青みを帯びた紫色の核を有する大きなリンパ球（12～25 μm）

細胞質は濃い青色

臨床病態

- ウイルス性および非ウイルス感染症
- 免疫異常症

● 大顆粒リンパ球

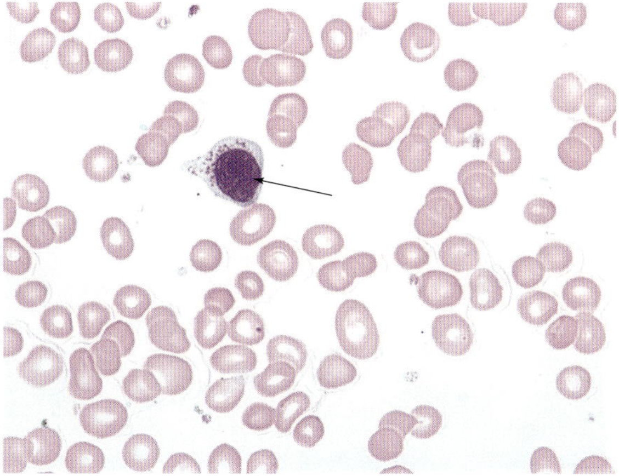

図 I A 2-48

細胞の種類

リンパ球

概要

中等度ないし豊富な淡い青色の細胞質をもった大きなリンパ球（14〜16 μm）

はっきりとしたアズール顆粒

臨床病態

- γδ型 T 細胞リンパ増殖性疾患
- 大顆粒リンパ球性白血病
- NK 細胞白血病

● 大リンパ球

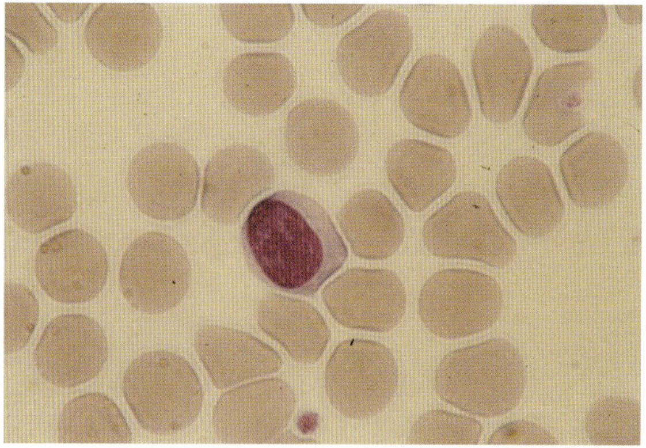

図 I A 2-49

細胞の種類

リンパ球

概要

核は円形ないし卵形，粗大なクロマチン構造をもち，やや弯入することもあり，核小体を認めない。中等度の淡い青色の細胞質で，まれに紫色を帯びた赤色の顆粒を有する

臨床病態

- リンパ球の 10〜12％を占めるのは正常範囲

● 形質細胞様リンパ球

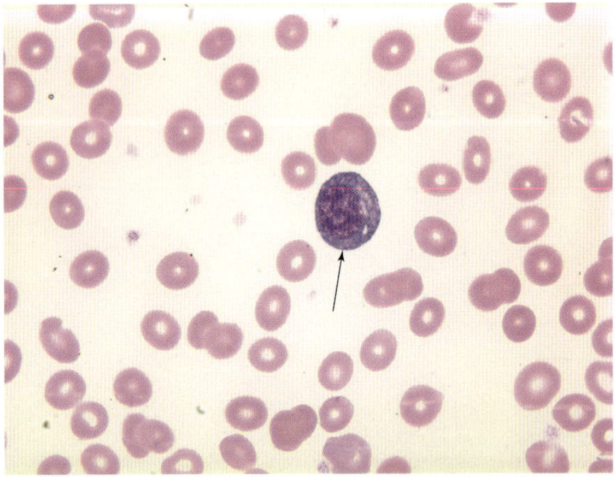

図ⅠA 2-50

細胞の種類
リンパ球

概要
小リンパ球と形質細胞の中間の形態を呈する（9〜20 μm)。核は中央ないしやや偏在し，卵形ないし彎入を認め，発達した核周明庭を有する。クロマチン線維は密ないし濃い塊をつくる。

細胞質は強い好塩基性で，少数の空胞を含むことがある

臨床病態
- ウイルス性および非ウイルス感染症
- 免疫異常症
- 形質細胞骨髄腫
- ワルデンシュトレームマクログロブリン血症

悪性リンパ球

● 慢性リンパ性白血病リンパ球

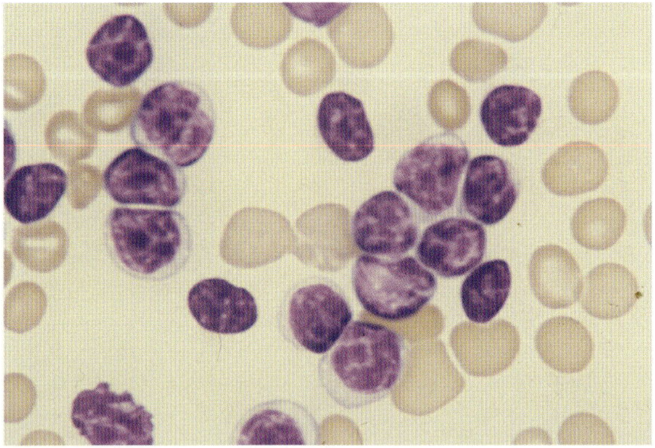

図ⅠA 2-51

細胞の種類
リンパ球

概要
細胞の大きさは 10〜15 μm
核は円形で，核/細胞質比は 7：1〜3：1
クロマチンは凝縮し，分画化を認めることもある
核小体はめだたない，ないし認めない

細胞質は希薄から豊富まであり，明るく，やや好塩基性

臨床病態
- 慢性リンパ性白血病
- 前リンパ球性白血病/慢性リンパ性白血病
- 前リンパ球性白血病

● ヘアリーセル（有毛細胞）

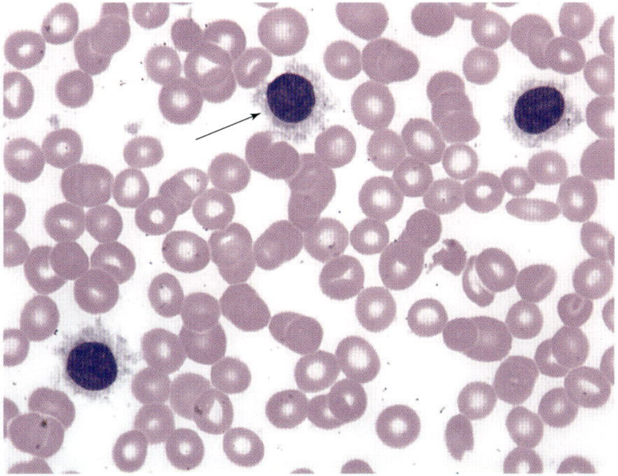

図 I A 2-52

細胞の種類

リンパ球

概要

乏しい，ないし豊富な，顆粒のない，明るい灰色を帯びた青色の細胞質。多数の不規則な細胞質の突起が毛髪のような，ないし毛羽だったような様相を細胞質に与えている。核は円形ないし卵形で，ときに腎臓形，ないし砂時計のような形にみえる。ゆるいレースのようなクロマチン構造を有し，1 つないし 2 つの核小体を認める

臨床病態

- ヘアリーセル白血病

● リンパ芽球（FAB 分類 L1）

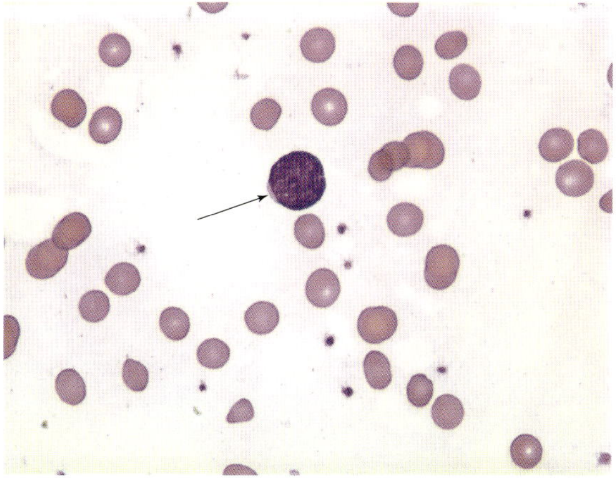

図 I A 2-53

細胞の種類

リンパ芽球

概要

細胞の大きさは 10〜14 μm

核の形は整，ないしやや切れこみがあったり，彎入があったりする

紫色の核は均質な凝縮したクロマチン構造を有する

核小体はめだたない，ないし認めない（0〜1 個）

乏しい細胞質は中等度に好塩基性で，まれに空胞を有する

臨床病態

- 前駆リンパ芽球性白血病

● リンパ芽球（FAB 分類 L2）

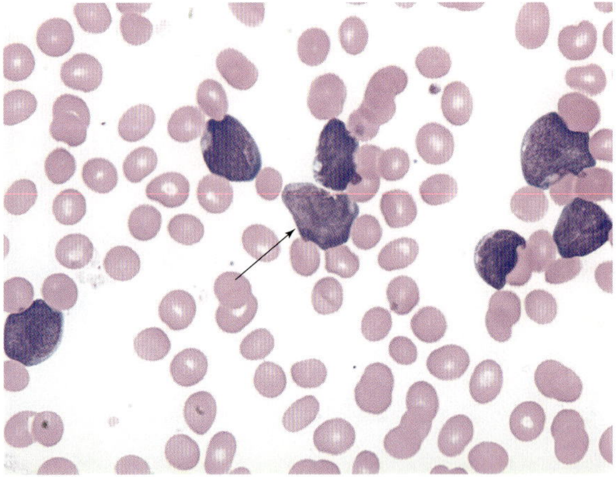

図 I A 2-54

細胞の種類
リンパ芽球

概要
細胞の大きさは 14〜22 μm
核は不整ないし彎入あり
核/細胞質比は 4：1
核は紫色を帯びた赤色，さまざまな不均質なクロマチンを有する
1〜2 個の核小体がしばしばめだつ
細胞質はさまざまであるが，ときに強い好塩基性で，まれに空胞を認める

臨床病態
- 前駆リンパ芽球性白血病

● リンパ芽球（FAB 分類 L3）

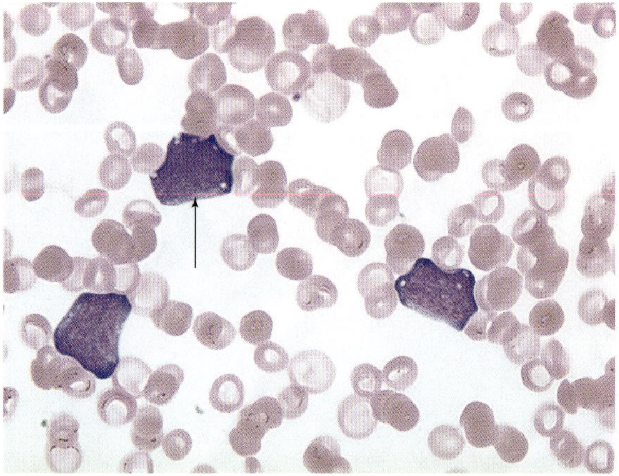

図 I A 2-55

細胞の種類
リンパ芽球

概要
細胞の大きさは 14〜18 μm
核は卵形ないし円形で，紫色。繊細な点状で，均質なクロマチン構造を有する
核/細胞質比は 5：1〜4：1
1〜2 個の核小体がしばしばめだつ
細胞質は，めだった空胞化を伴って強い好塩基性を示す

臨床病態
- バーキットリンパ腫
- 急性リンパ芽球性白血病（FAB 分類 L3）
- バーキットリンパ腫/白血病（WHO 分類）

● 前リンパ球

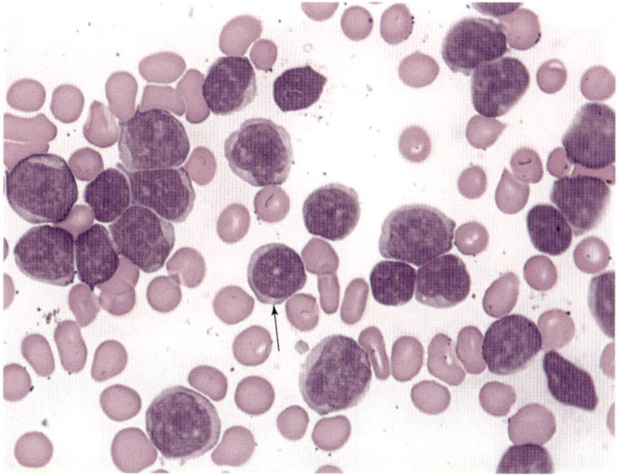

図ⅠA 2-56

細胞の種類

リンパ球

大きさ：10～15 μm

概要

赤みを帯びた紫色の核は円形で中央に位置し，粗大で凝縮したクロマチンを伴う

核/細胞質比は 3：1～4：1

核小体が 1 個めだつ

細胞質は豊富。明るい，ないし中等度の青色

臨床病態

- 慢性リンパ性白血病：前リンパ球 11％未満（FAB 分類）
- 前リンパ球性白血病：前リンパ球 55％超（FAB 分類）
- 慢性リンパ性白血病/前リンパ球性白血病：前リンパ球 11～55％（FAB 分類）
- B 細胞性前リンパ球性白血病：前リンパ球 55％超（WHO 分類）

リンパ腫細胞

● リンパ芽球性リンパ腫細胞

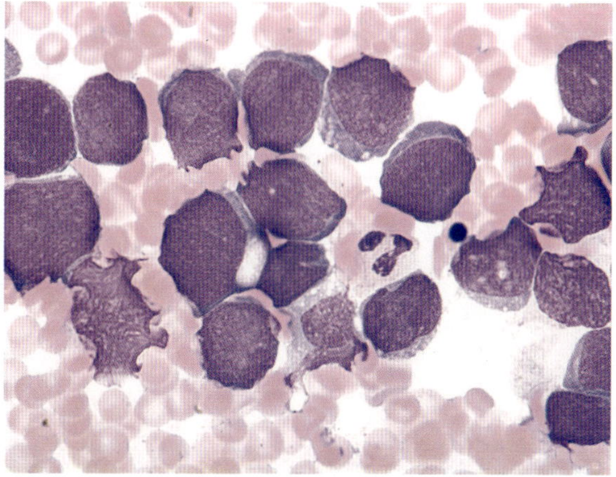

図ⅠA 2-57

細胞の種類

リンパ芽球

概要

細胞の大きさはさまざま

核は彎入ないし入り組み，繊細なクロマチン構造と，小さく不明瞭な核小体を伴う

細胞質は乏しい

臨床病態

- リンパ芽球性リンパ腫

● リード-ステルンベルグ細胞

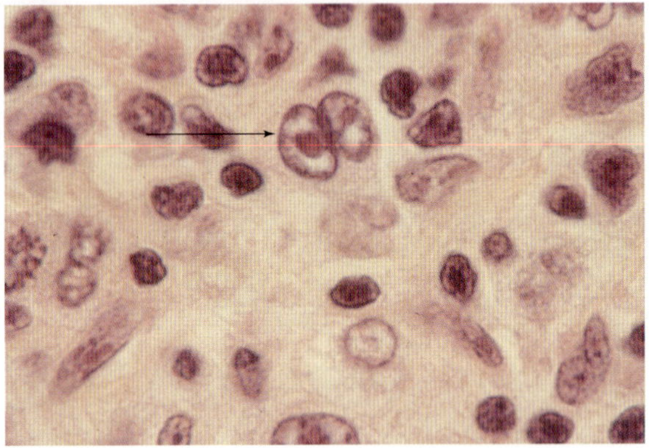

図 I A 2-58

細胞の種類

リンパ球系

概要

細胞質に富む大きな細胞（50〜100 μm）

核はしばしば 2 分葉ないし 2 核で，フクロウの目に似ためだった大きな核小体を有する。2 核の細胞の 2 つの核は，しばしば鏡面像を呈する

末梢血には認めず，リンパ節に認められる

臨床病態

- ホジキンリンパ腫

● セザリー細胞

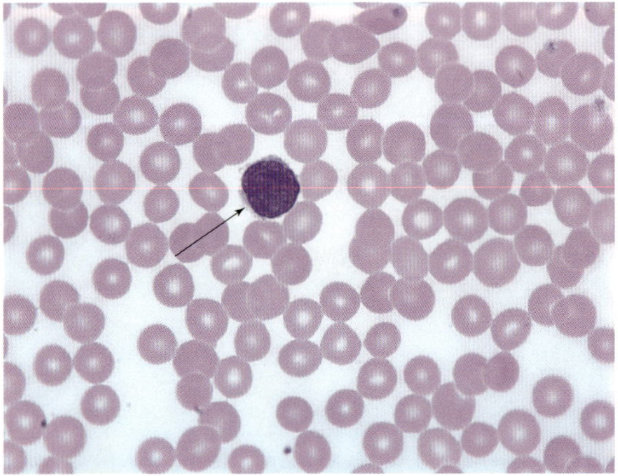

図 I A 2-59

細胞の種類

リンパ球

概要

8〜30 μm の小ないし大リンパ球

核は脳回状で，濃い紫色，中等度に粗いクロマチンを有する。核小体を認めない

細胞質は乏しく，淡いないし濃い青色で，ときに空胞を有する

臨床病態

- 皮膚 T 細胞リンパ腫〔菌状息肉症（菌状息肉腫），セザリー症候群〕
- 皮膚浸潤 T4 リンパ腫（紅皮症型）

● 小型分割細胞(小型切れこみ核細胞性)リンパ腫細胞

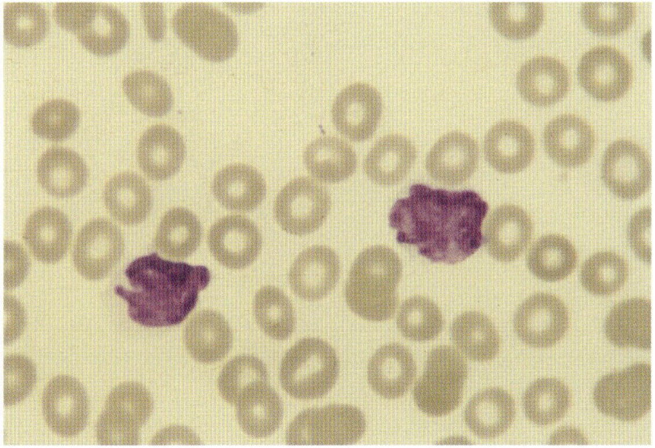

図 I A 2-60

細胞の種類

リンパ腫細胞

概要

細胞の大きさは 6〜12 μm。核はねじれたり，角があったり，弯入しており，凝縮したクロマチンを有し，核小体はない

細胞質は乏しい，ないしわずか

臨床病態

- 小型分割細胞(小型切れこみ核細胞性)リンパ腫

● B 細胞性小リンパ球性リンパ腫細胞

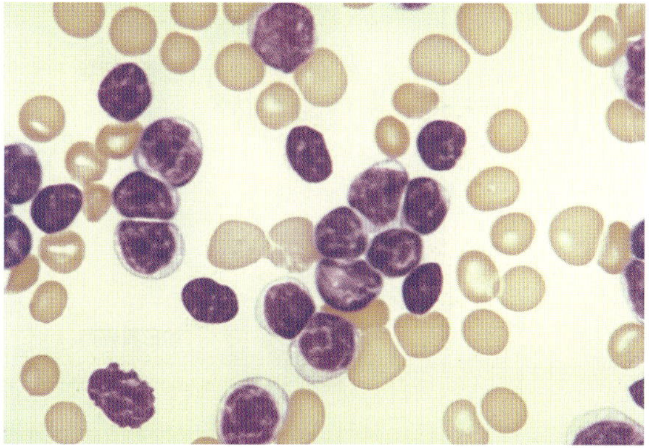

図 I A 2-61

細胞の種類

リンパ球

概要

細胞は 10〜25 μm。円形核は凝縮したクロマチンを有し，分画化も認められることがある

核小体は不明瞭ないし認めない

細胞質は乏しいないし豊富で，明るく，やや好塩基性

臨床病態

- リンパ腫

正常の形質細胞成熟過程

● 形質細胞系

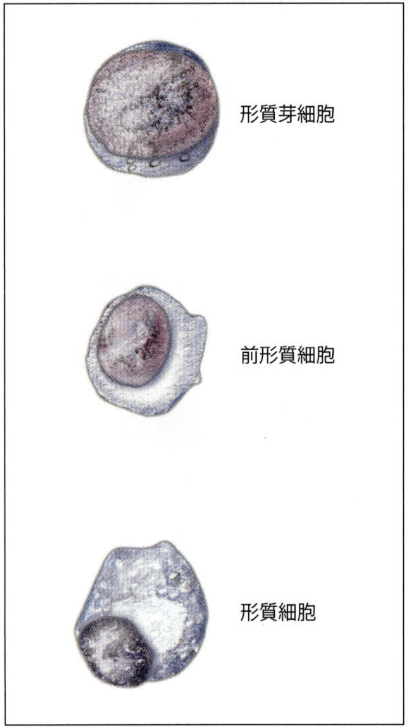
形質芽細胞
前形質細胞
形質細胞

図 I A 2-62

● 形質芽細胞

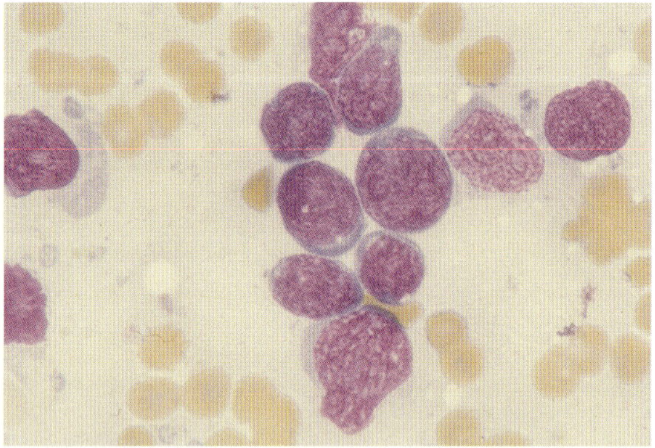

図 I A 2-63

大きさ：12～15 µm

核

形状：円形

核/細胞質比：5：1～4：1

色：紫色を帯びた赤色

クロマチン（染色質）：繊細で線状線維状

核小体：1～2 個

細胞質

色：青色

内容物：無顆粒

臨床病態

- 形質細胞性白血病
- 形質細胞骨髄腫

● 前形質細胞

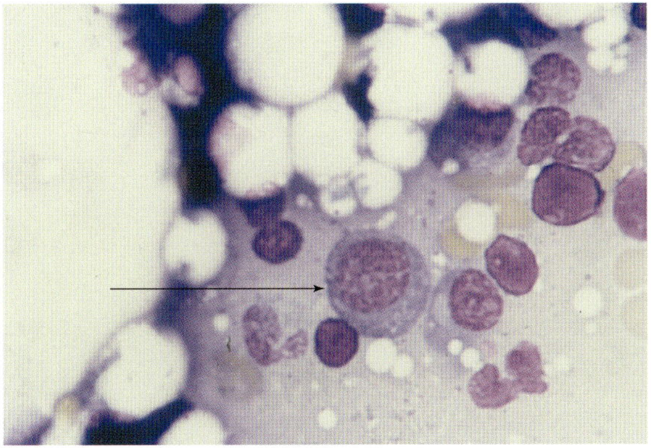

図 I A 2-64

大きさ：12～15 μm

核

形状：円形で，偏在する

核/細胞質比：5：1～4：1

色：紫色を帯びた赤色

クロマチン（染色質）：中等度に凝縮

核小体：0～2 個

細胞質

色：濃い青色，顕著な核周明庭を有する

内容物：無顆粒

臨床病態

- 形質細胞性白血病
- 形質細胞骨髄腫
- ワルデンシュトレームマクログロブリン血症
- 感染症に対する反応

● 形質細胞

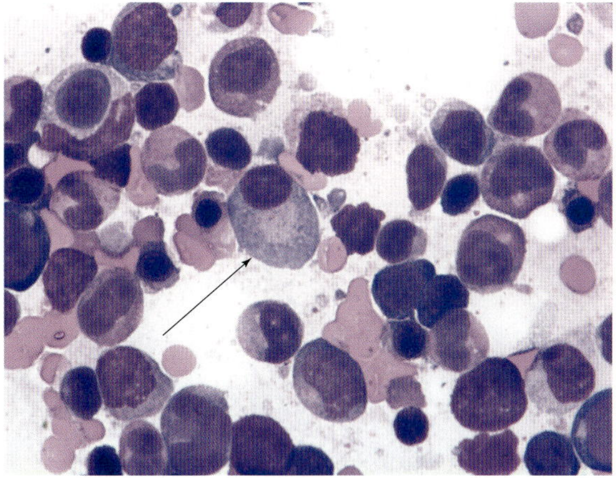

図 I A 2-65

細胞の種類

形質細胞

概要

大きさは 9～20 μm

濃い紫色の核は卵形で偏在し，車の輻（車輪の中心部から輪に向かって放射状にでている棒）状を呈する

核小体なし

細胞質は豊富で濃い青色，核周明庭を有する

臨床病態

- 形質細胞疾患
- 感染症に対する反応

異常な形質細胞と封入体

● 2 核形質細胞

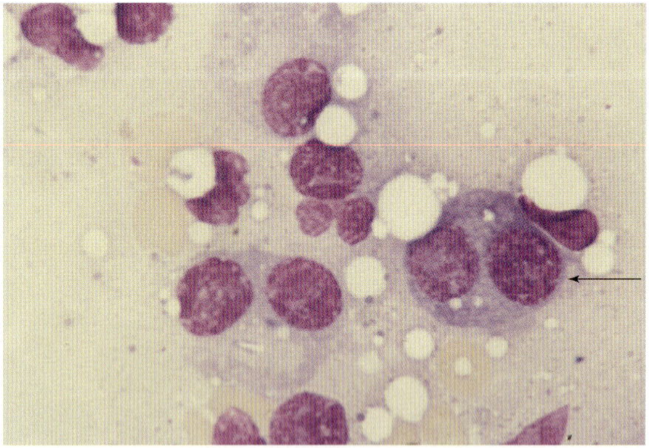

図 I A 2-66

細胞の種類

形質細胞

概要

濃い紫色の核は，卵形というよりは 2 核である

細胞質は弱い，ないし強い好塩基性

臨床病態

- 形質細胞疾患

● ダッチャー小体

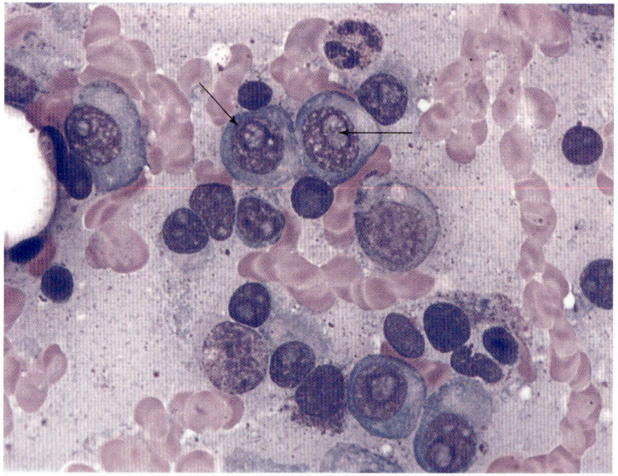

図 I A 2-67

細胞の種類

形質細胞

概要

核膜と結合した細胞質に由来する核内蛋白質封入体

臨床病態

- 形質細胞疾患

● 火炎細胞

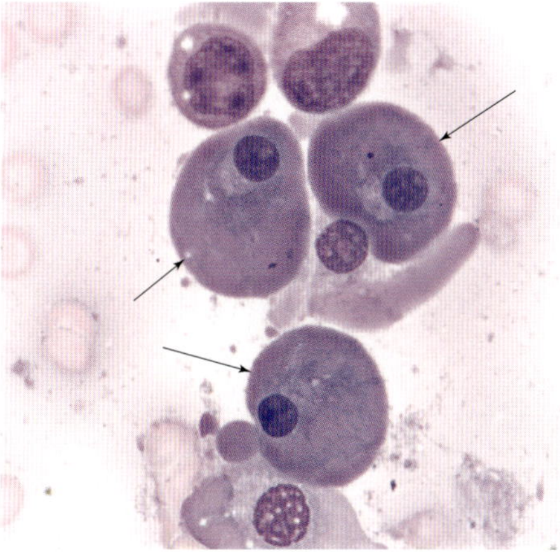

図ⅠA 2-68

細胞の種類

形質細胞

概要

細胞質内免疫グロブリン（多くの場合 IgA）が細胞質辺縁に集積する。赤みを帯びた紫色に染まる

臨床病態

- 形質細胞疾患

● モット細胞（ブドウ細胞）

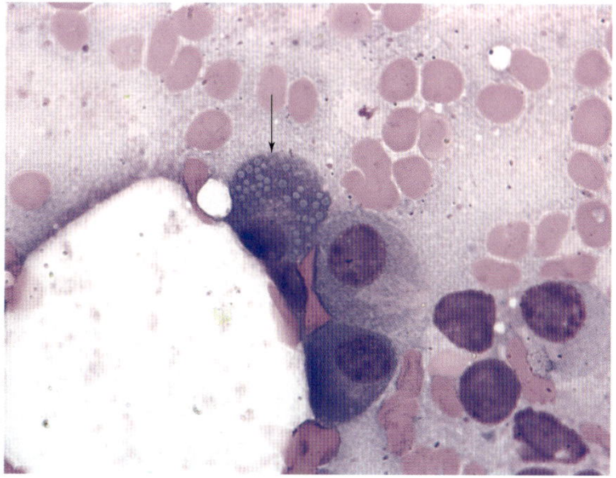

図ⅠA 2-69

細胞の種類

形質細胞

概要

ブドウの房に似た，ラッセル小体で充満した細胞質

臨床病態

- 形質細胞疾患

● ラッセル小体

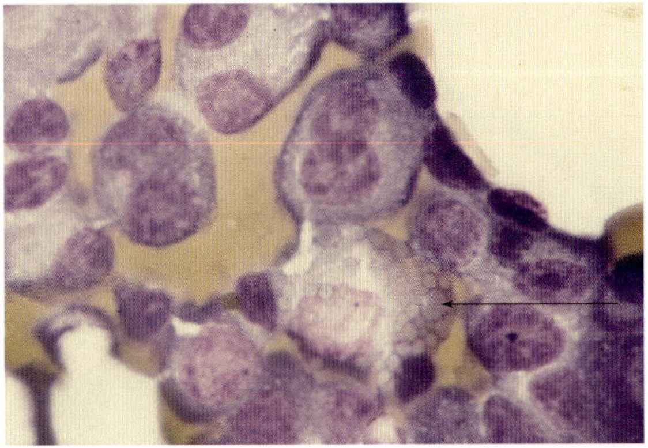

図 I A 2-70

細胞の種類

形質細胞

概要

粗面小胞体，滑面小胞体，分泌障害による免疫グロブリンでいっぱいになったゴルジ体からなる，細胞質内免疫グロブリン小球ひとつひとつ。小球は pH により桃色ないし青色に染まる。免疫グロブリンが消失すると，無色の空胞となる

臨床病態

- 形質細胞疾患

正常の巨核球成熟過程

● 巨核球系

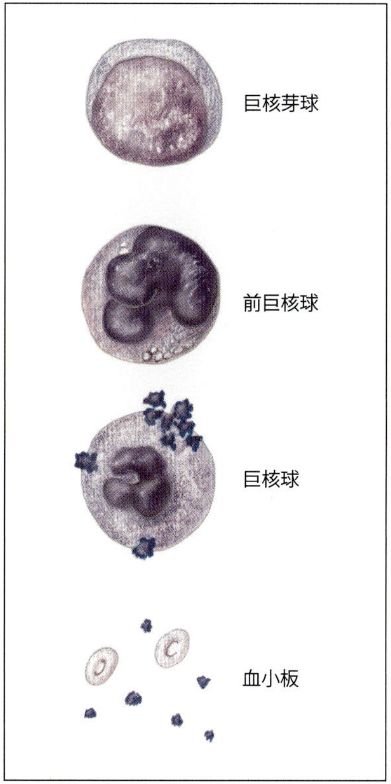
巨核芽球
前巨核球
巨核球
血小板

図ＩA 3-1

● 巨核芽球

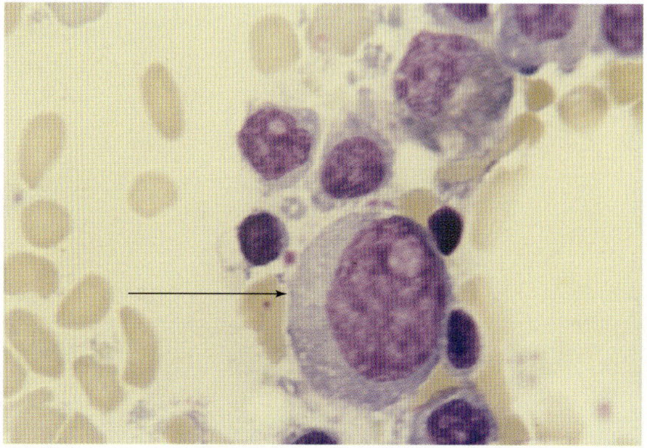

図ＩA 3-2

大きさ：20〜50 μm

核

形状：円形，卵形，ないし腎臓形

核/細胞質比：5：1〜3：1

色：赤みを帯びた紫色ないし紫色

クロマチン（染色質）：繊細で，はっきりした線維状ないし粗大なクロマチン

核小体：数個で，しばしば不明瞭。大きな芽球ではより明瞭にみえることもある

細胞質

色：中等度から濃い青色

内容物：丸みを帯びて細胞質伸展。顆粒はないか，大きな芽球では細かいアズール顆粒を認めることもある

臨床病態

- 急性巨核芽球性白血病（FAB 分類 M7）
- 骨髄増殖性疾患（慢性骨髄性白血病，原発性骨髄線維症）
- 骨髄異形成症候群
- 急性巨核芽球性白血病（WHO 分類）

● 前巨核球

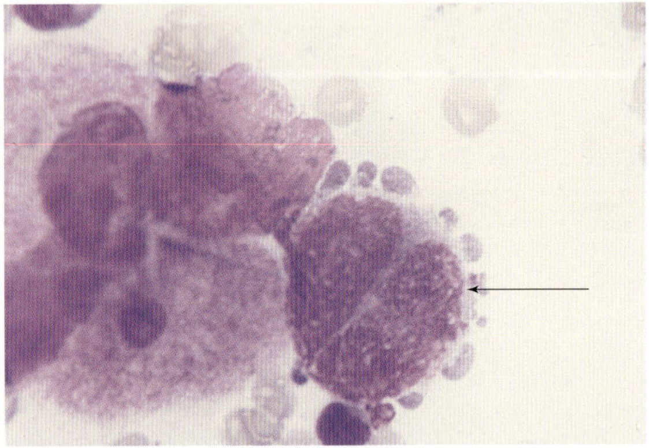

図 I A 3-3

大きさ：20～80 μm

核

形状：不規則に弯入し，2～4 分葉

核/細胞質比：1：1

色：濃い紫色

クロマチン（染色質）：繊細で，辺縁近くでは凝縮

核小体：数個

細胞質

色：中等度の青色から桃色を帯びた青色

内容物：少数の青みを帯びた顆粒。小さな細胞質伸展を形成する，分界膜機構の発達

臨床病態

- 急性巨核芽球性白血病（FAB 分類 M7）
- 骨髄増殖性疾患（慢性骨髄性白血病，原発性骨髄線維症，本態性血小板血症）
- 骨髄異形成症候群
- 多系統の形態異常を伴う急性骨髄性白血病
- 急性巨核芽球性白血病（WHO 分類）

● 巨核球

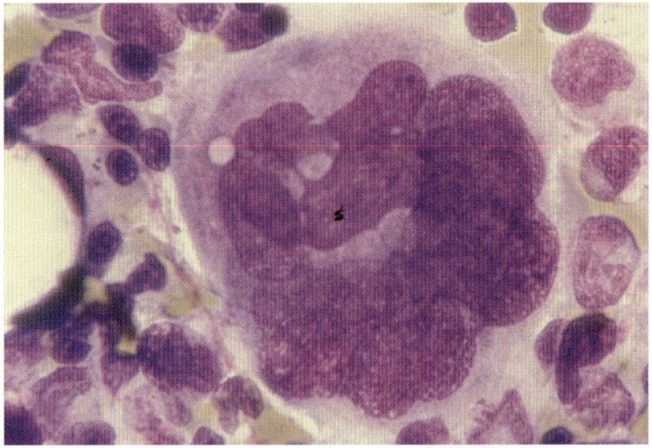

図 I A 3-4

大きさ：40～100 μm

核

形状：多分葉

核/細胞質比：1：1～1：12

色：濃い紫色

クロマチン（染色質）：粗大，線状

核小体：なし

細胞質

色：桃色を帯びた青色

内容物：多数の赤みを帯びた青色の顆粒

臨床病態

- 骨髄増殖性疾患（慢性骨髄性白血病，原発性骨髄線維症，本態性血小板血症）
- 骨髄異形成症候群
- 多系統の形態異常を伴う急性骨髄性白血病

● 血小板

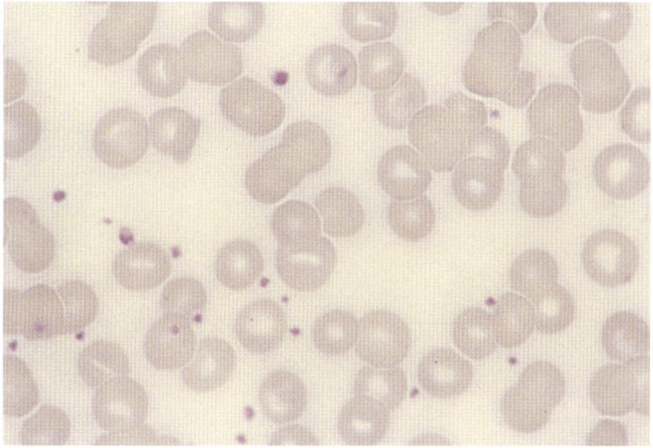

図ＩA 3-5

大きさ：1～4 μm

核

なし

細胞質

色：明るい青色

内容物：小さな赤みを帯びた青色の顆粒

異常な巨核球系細胞

● 巨大血小板

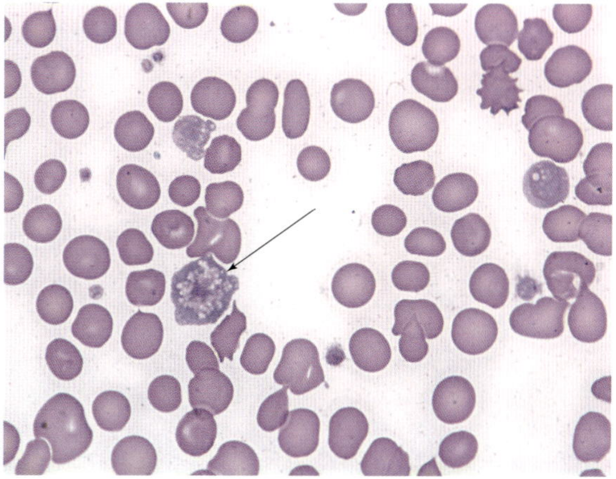

図ＩA 3-6

細胞の種類

血小板

概要

赤血球ないし顆粒球と同等，もしくはより大きい血小板。小さな赤みを帯びた青色の顆粒を伴う明るい青色，ないし脱顆粒（顆粒のない淡い青色）

臨床病態

- メイ-ヘグリン症候群（メイ-ヘグリン異常）
- 骨髄増殖性疾患
- 脾摘
- 骨髄異形成症候群

大巨核球

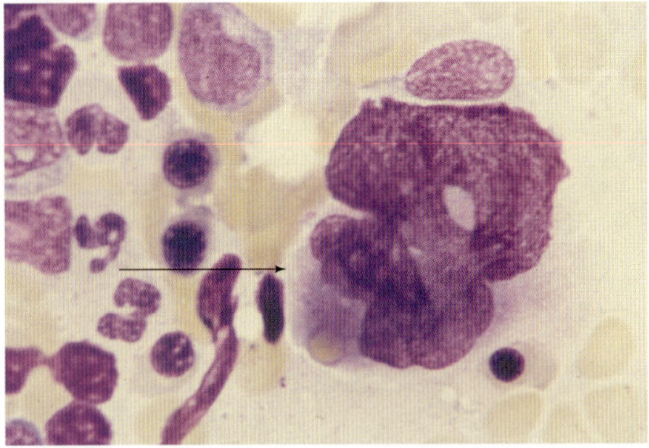

図 I A 3-7

細胞の種類

巨核球

概要

過分葉の大巨核球

臨床病態

- ビタミン B_{12} 欠乏
- 葉酸欠乏
- 骨髄異形成症候群
- 特発性血小板減少性紫斑病

大単核巨核球

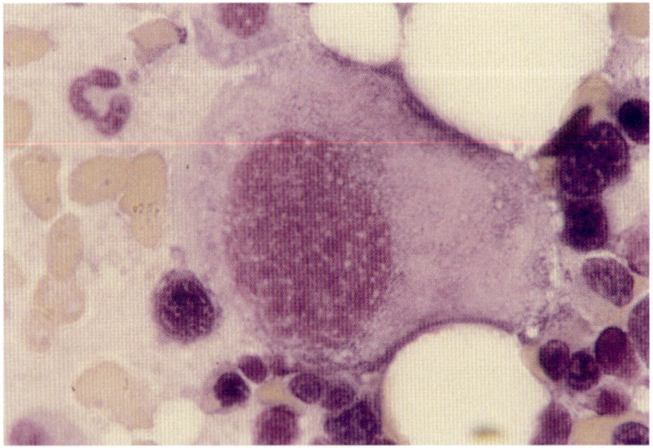

図 I A 3-8

細胞の種類

巨核球

概要

単核の大巨核球

臨床病態

- 骨髄異形成症候群
- 急性巨核芽球性白血病(FAB 分類 M7)
- 急性巨核芽球性白血病(WHO 分類)

微小巨核球

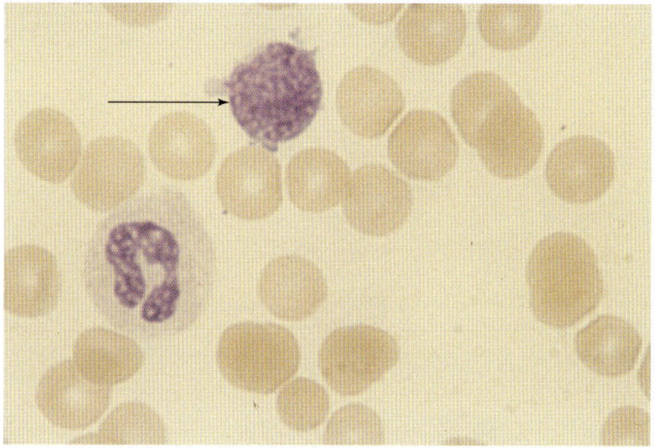

図ⅠA 3-9

細胞の種類
巨核球

概要
リンパ球ほどの大きさの小さな巨核球
単葉核は中等度の大きさのリンパ球に似る
1 個以上の血小板断片が核や乏しい細胞質に付着している

臨床病態
- 骨髄増殖性疾患
- 骨髄異形成症候群
- 急性巨核芽球性白血病（FAB 分類 M7）
- 急性巨核芽球性白血病（WHO 分類）

空胞化巨核球

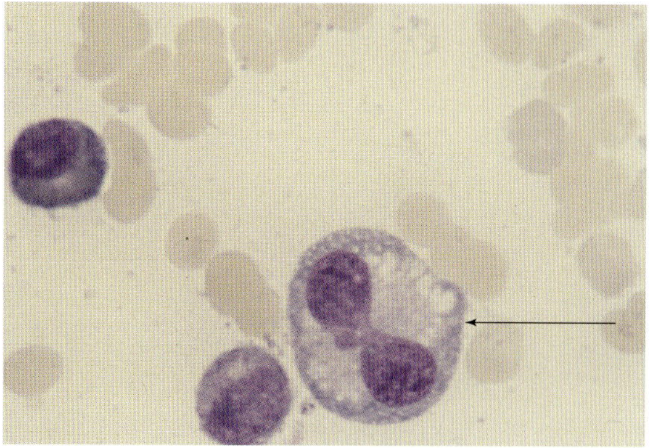

図ⅠA 3-10

細胞の種類
巨核球

概要
単分葉ないし 2 分葉核の巨核球ないし前巨核球
好塩基性ないし最小限の顆粒を形成する細胞質内の空胞

臨床病態
- 骨髄異形成症候群
- 急性巨核芽球性白血病（FAB 分類 M7）
- 急性巨核芽球性白血病（WHO 分類）

● 骨髄芽球，骨髄球

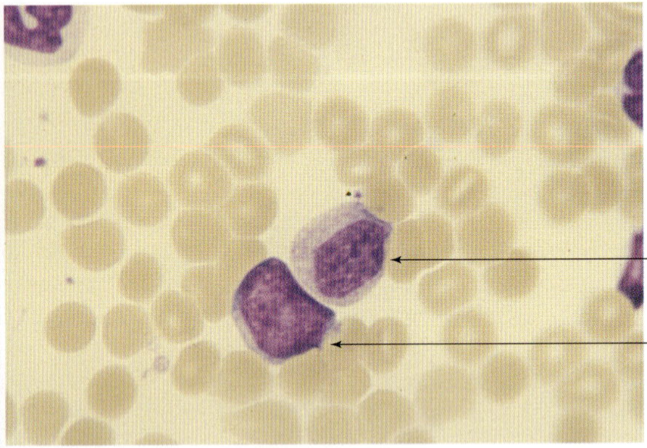
骨髄球
骨髄芽球

図 I A 4-1

骨髄芽球

繊細な核クロマチン

無顆粒で青色の中等量の細胞質

核/細胞質比は，より高い

骨髄球

中等度に凝集した濃い紫色の核

細胞質には一次顆粒が一部残存し，二次顆粒形成がはじまる

● 骨髄芽球，前骨髄球，骨髄球

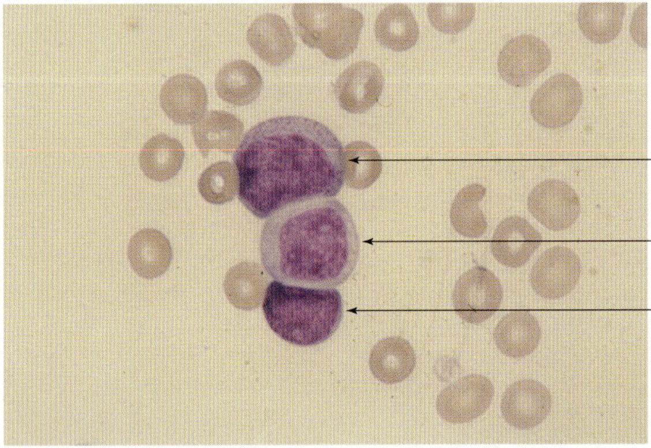
前骨髄球
骨髄球
骨髄芽球

図 I A 4-2

骨髄芽球

核/細胞質比は最も高い

非常に繊細なクロマチン構造

前骨髄球

一次性アズール顆粒が存在

細胞質は中等度の青色

骨髄球

核/細胞質比は最も低い

細胞質はくすんだ灰色

二次顆粒がみられる

核クロマチンはより凝縮している

骨髄芽球，好塩基性赤芽球

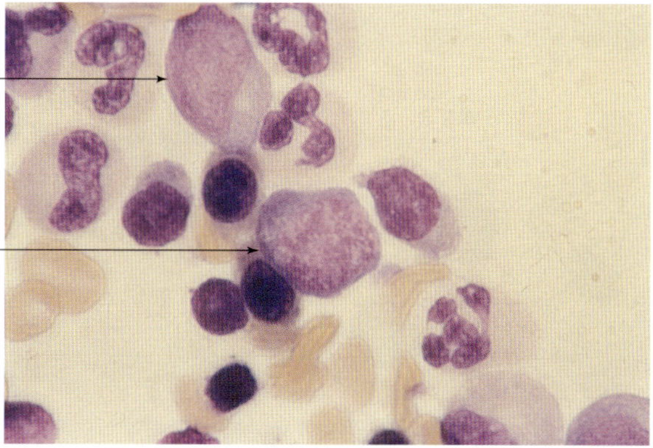

骨髄芽球
好塩基性赤芽球

図ⅠA 4-3

骨髄芽球

核小体を認める繊細な核クロマチン構造

細胞質はより明るい青色

好塩基性赤芽球

核はより凝縮したクロマチン構造を有する

細胞質はより濃い青色

後期多染性赤芽球，リンパ球

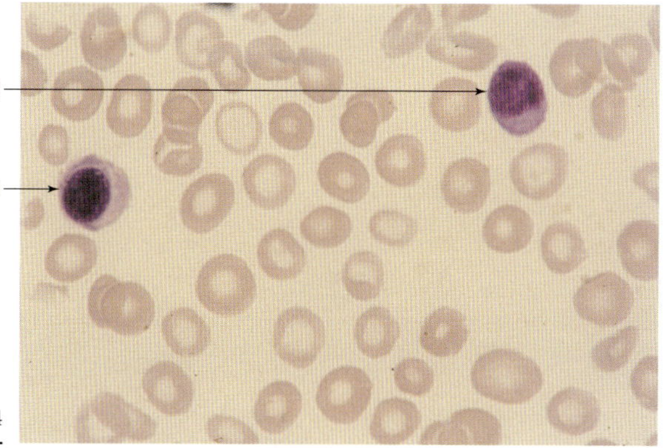

リンパ球
多染性赤芽球

図ⅠA 4-4

後期多染性赤芽球

核は濃い紫色でやや偏在する

核クロマチンは強く凝縮している

細胞質は青みを帯びた桃色

リンパ球

核は薄紫色で偏在する

核クロマチンは中等度に凝縮している

細胞質は明るい青色で乏しい

単芽球，前単球

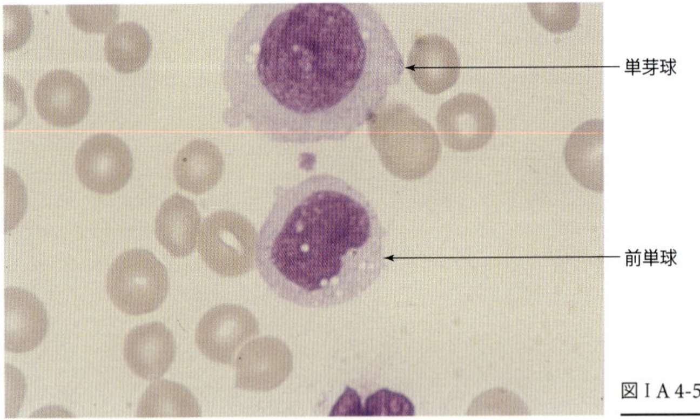

単芽球
前単球

図 I A 4-5

単芽球

より大きな細胞

明らかな裂け目がある円形核

核小体は 1 個だけ存在

細胞質は前単球とよく似ている

前単球

より凝縮したクロマチン構造を有する弯入した核

単芽球，骨髄芽球

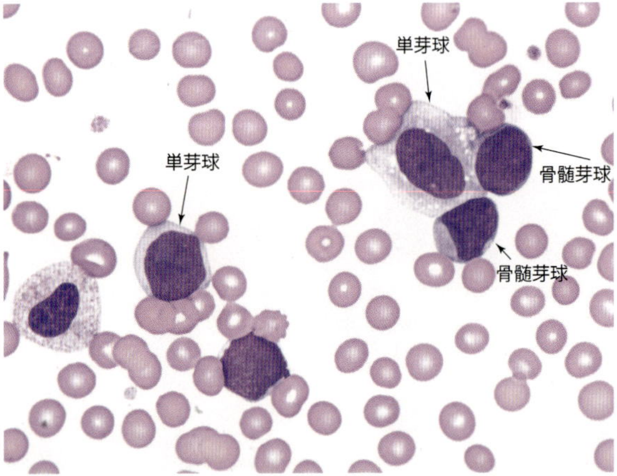

単芽球
単芽球
骨髄芽球
骨髄芽球

図 I A 4-6

単芽球

細胞質はより豊か

核にはぼんやりとした裂け目を認め，繊細で散在したクロマチンを有する

骨髄芽球

核/細胞質比は，より高い

より繊細なクロマチン構造

より小さな細胞

● 単球，反応性リンパ球

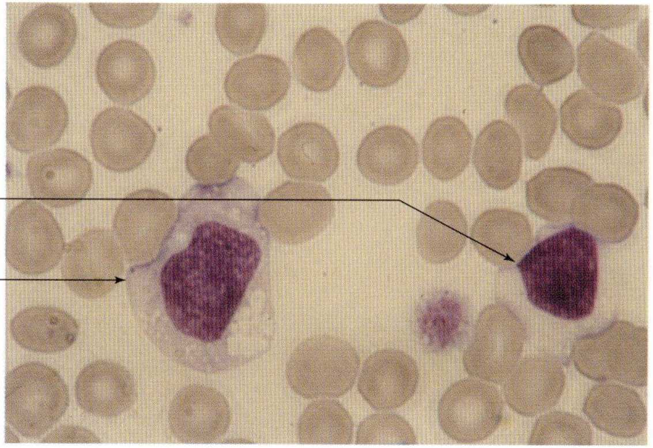

反応性リンパ球
単球

図ＩＡ4-7

単球

細胞はより大きい

核/細胞質比は，より低い

より繊細なクロマチン構造

反応性リンパ球

細胞はより小さい

凝縮した核クロマチン構造

核/細胞質比は，より高い

● 単球，リンパ球

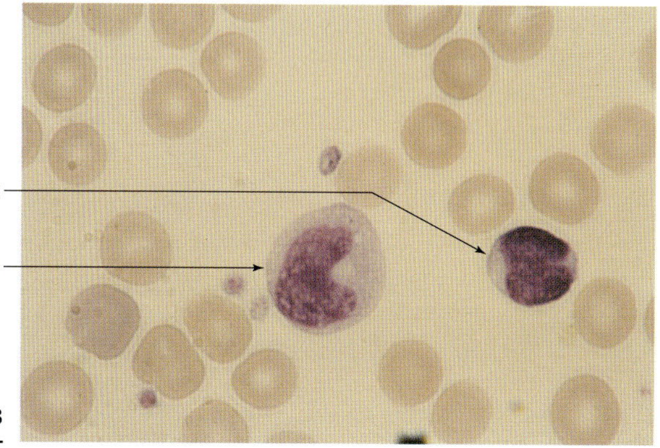

リンパ球
単球

図ＩＡ4-8

単球

核/細胞質比は，より低い

より繊細な，レース様の核クロマチン構造

核は弯入している

より大きな細胞

リンパ球

核は弯入している

強く凝集した核

核/細胞質比は，より高い

前赤芽球，骨髄球

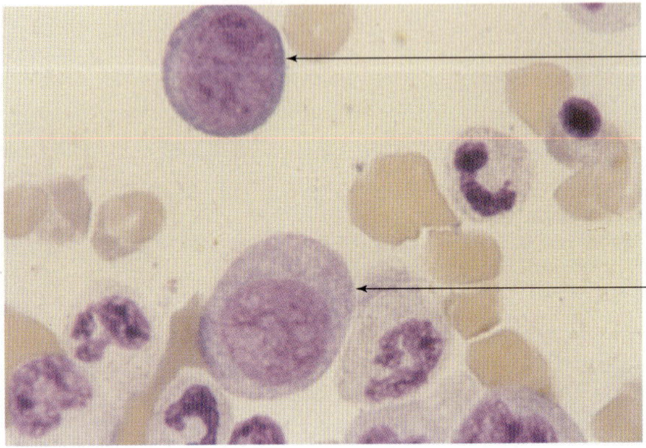

前赤芽球
骨髄球

図ⅠA 4-9

前赤芽球

核は大きく，濃い紫色で，中央に位置する

核クロマチンは繊細な点状

細胞質は強い好塩基性で，ミトコンドリアの明るい領域を有する

高い核/細胞質比

骨髄球

核は淡い紫色でやや中心からはずれる

核クロマチンは中等度に凝縮し，はっきりとした核小体を有する（この細胞はまだ分裂できるため，核小体は依然，存在しうる）

細胞質は灰色を帯びた青色で，桃色の顆粒をわずかに有する

核/細胞質比は，より低い

前赤芽球，前骨髄球

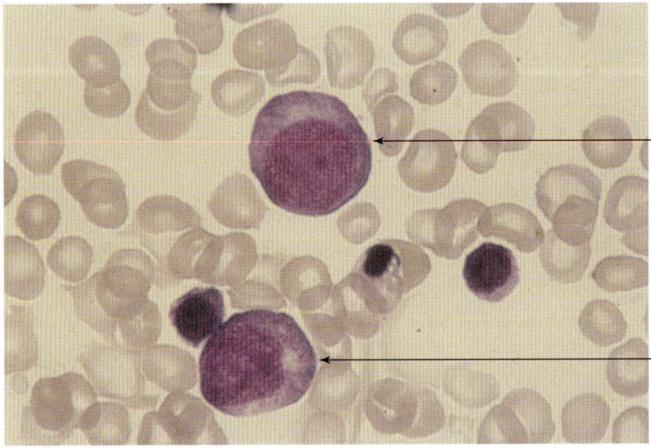

前赤芽球
前骨髄球

図ⅠA 4-10

前赤芽球

核は大きく，濃い紫色で，中央に位置する

核クロマチンは繊細な点状

細胞質は強い好塩基性で，ミトコンドリアの明るい領域を有する

核に接した明るい領域はゴルジ体

前骨髄球

核は紫色で偏在する

核クロマチンは繊細で，凝縮している

細胞質には，おびただしい数の，核を覆うほどの，濃い色合いの一次顆粒がある

前期骨髄球，後期骨髄球

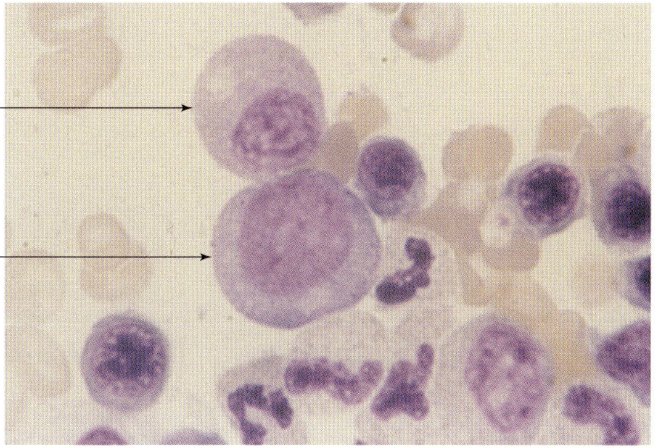
後期骨髄球
前期骨髄球

図 I A 4-11

前期骨髄球

核は淡い紫色でやや中心からはずれる

核クロマチンは中等度に凝縮し，はっきりとした核小体を有する

細胞質は灰色を帯びた青色で，桃色がかった顆粒をわずかに有する

後期骨髄球

核は紫色で円形，やや偏在する

核クロマチンはかなり凝縮し，核小体はみられず，集合した構造をもつ

細胞質は，桃色の二次顆粒を有する

後骨髄球，桿状核好中球，好中球

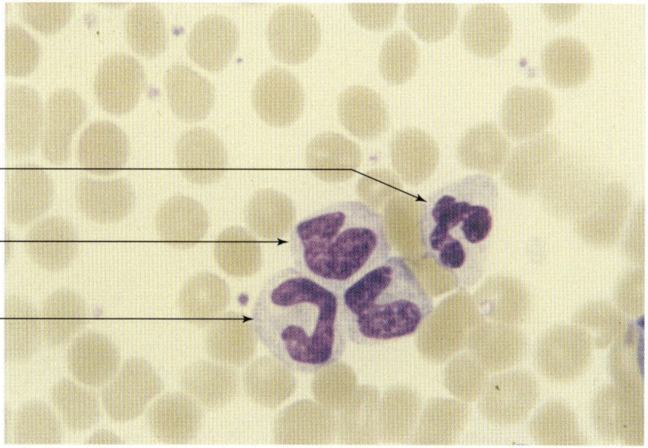
好中球
後骨髄球
桿状核好中球

図 I A 4-12

後骨髄球

核は濃い紫色で，腎臓形ないしやや弯入した形状を呈する

核クロマチンはかなり粗大であるが，桿状核好中球や分葉核好中球ほどは凝縮していない

桿状核好中球

核は濃い紫色で，桿状に著明に弯入している

核クロマチンは強く凝縮している

分葉核好中球

核は濃い紫色で，分葉している

核クロマチンは粗大に凝縮している

これら 3 種類の細胞の細胞質は基本的には同じで，細胞を見分けるのに役立つことはまれである

正常の細胞性

● 正常の成人の細胞性

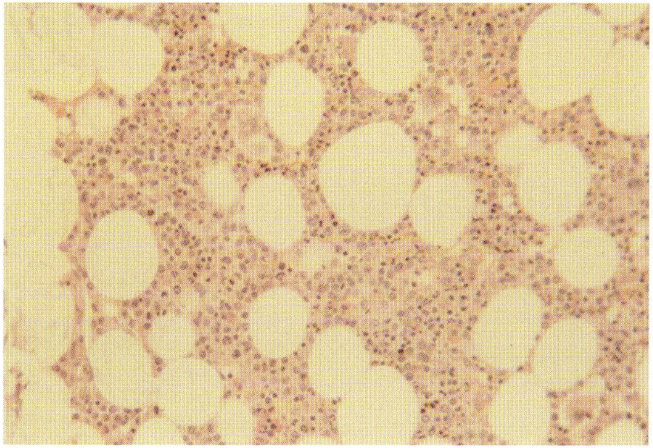

図ＩＢ1-1

概要

細胞性 30〜80％

● 正常の老人の細胞性

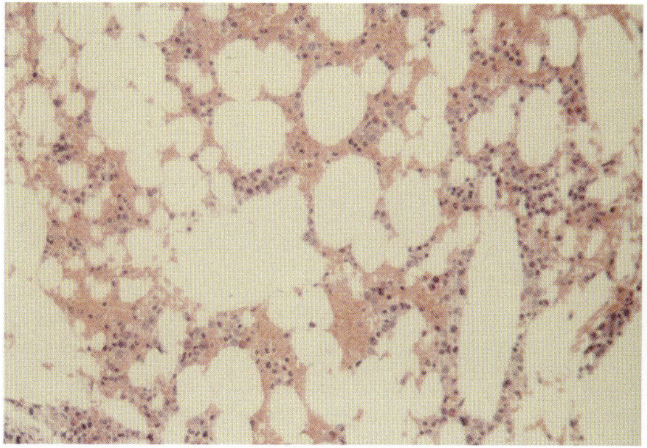

図ＩＢ1-2

概要

細胞性 20〜50％

正常の未成年の細胞性

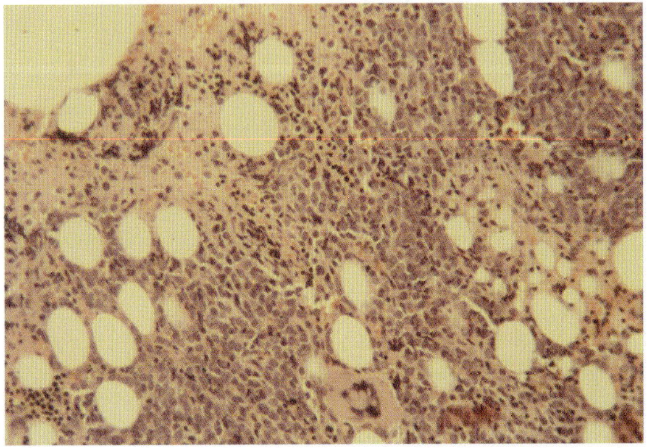

図ＩB 1-3

概要

細胞性 50～90％

正常の新生児の細胞性

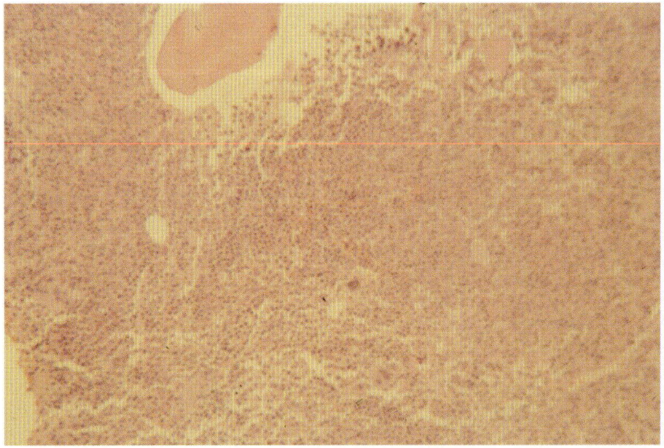

図ＩB 1-4

概要

細胞性 75～100％

● 成人の低細胞性

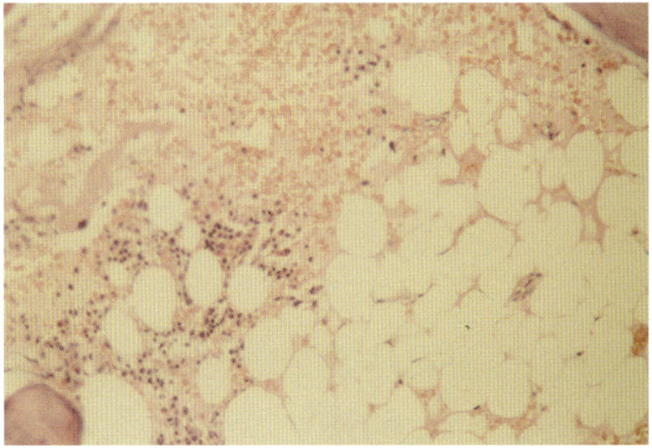

図ⅠB 1-5

概要

細胞性 20％未満

臨床病態

- 産生障害
- 再生不良性貧血
- 神経性食思不振症

● 成人の高細胞性

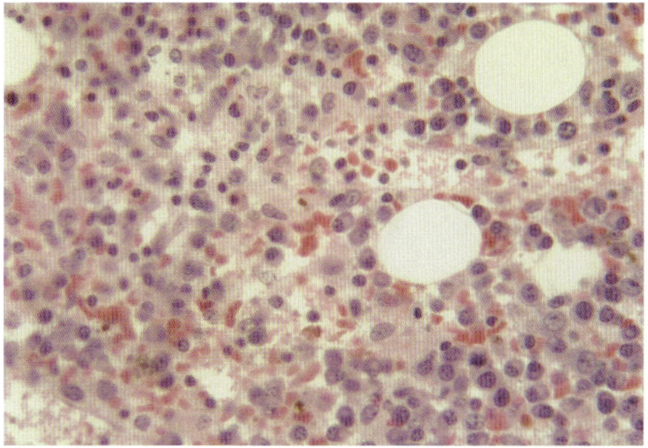

図ⅠB 1-6

概要

細胞性 50％超

臨床病態

- 無効造血（末梢での破壊の増加）
- 悪性新生物
- 反応性の過程

● 赤血球産生

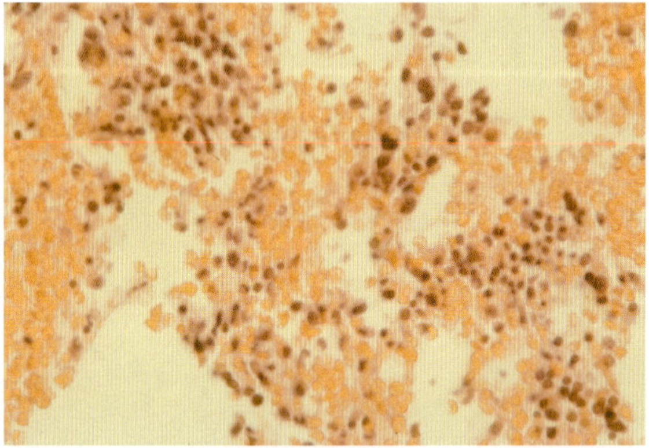

図ⅠB 1-7

概要

骨髄細胞の 30％超は赤血球系

臨床病態

- M：E 比（骨髄球系細胞/赤芽球系細胞比）の上昇（赤血球産生の減少）
- M：E 比の低下（赤血球産生の増加，ないし無効赤血球造血）

● 顆粒球系産生

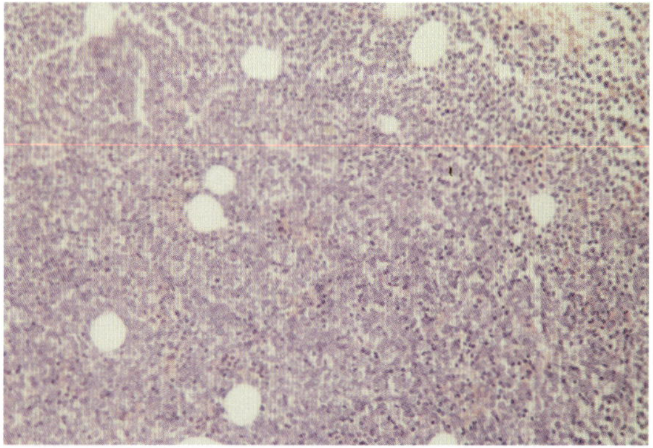

図ⅠB 1-8

概要

骨髄細胞の 40％超は顆粒球系産生を示す

臨床病態

- M：E 比（骨髄球系細胞/赤芽球系細胞比）の上昇（顆粒球系産生の増加）
- M：E 比の低下（顆粒球系産生の減少）

● リンパ球系産生

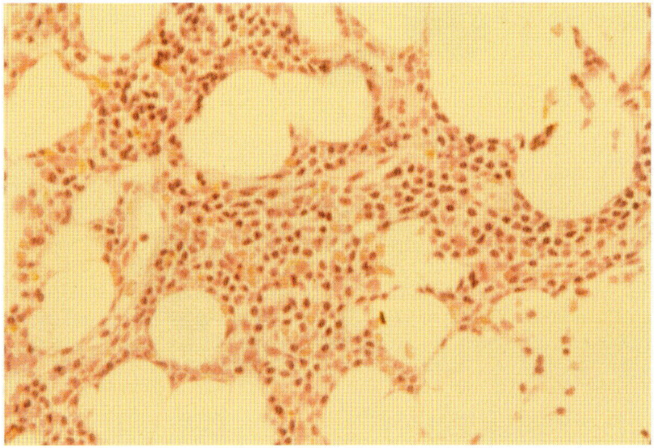

図 I B 1-9

概要

骨髄細胞の 20％超はリンパ球系産生を示す

臨床病態

- リンパ増殖性疾患
- 形質細胞腫
- 骨髄無形成
- 慢性リンパ性白血病

● 巨核球系産生

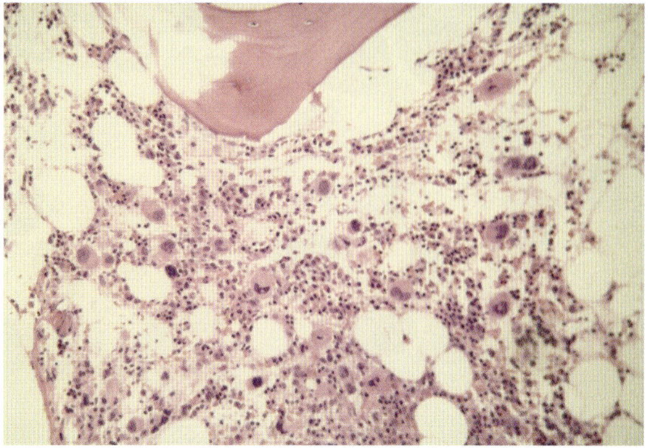

図 I B 1-10

概要

通常は細胞 1,000 個につき 1～5 個の巨核球が認められる

臨床病態

- 特発性血小板減少性紫斑病
- 骨髄増殖性症候群
- 一部の骨髄異形成症候群（5q－症候群）
- 急性巨核芽球性白血病（FAB 分類 M7）

正常細胞

● マクロファージ

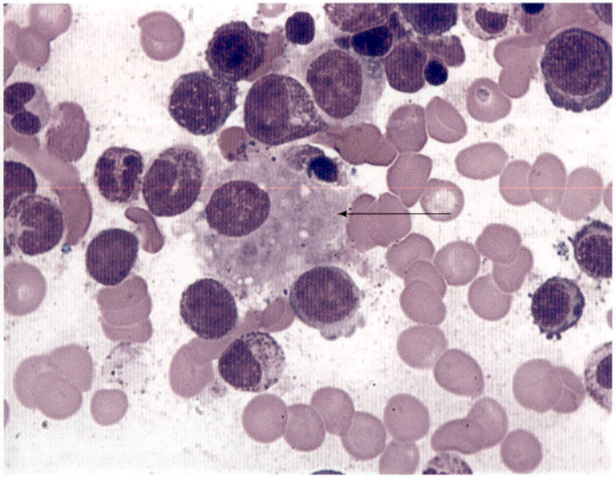

図 I B 2-1

大きさ：15〜80 μm

核

形状：卵形。弯入し，細長い

核/細胞質比：2：1〜1：1

色：紫色

クロマチン(染色質)：海綿状

核小体：なし

細胞質

色：空色

内容物：粗大なアズール顆粒。空胞。多くのニュートラルレッド色の小体がいたるところに散在する

● 細網細胞

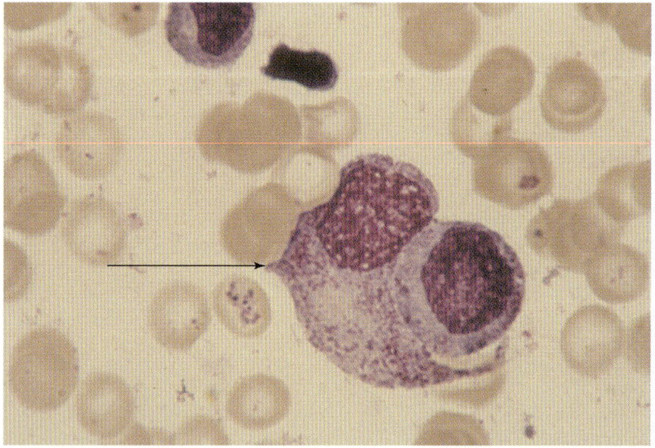

図 I B 2-2

大きさ：20〜30 μm

核

形状：円形から卵形

核/細胞質比：1：1

色：赤みを帯びた紫色

クロマチン(染色質)：パラクロマチン(核漿，核液)領域を除き，繊細で，ゆるく結合する

核小体：1 個以上

細胞質

不整な輪郭

色：淡い青色。塗抹法によりしばしば縮んだり，折り重なったりする

内容物：アズール好性の様相を呈するレチクリン線維。貪食した物質を含むことがある［訳注：現在では，細網細胞は結合組織の細胞で，貪食能はみいだせない，とされている］

異常細胞

● ゴーシェ細胞

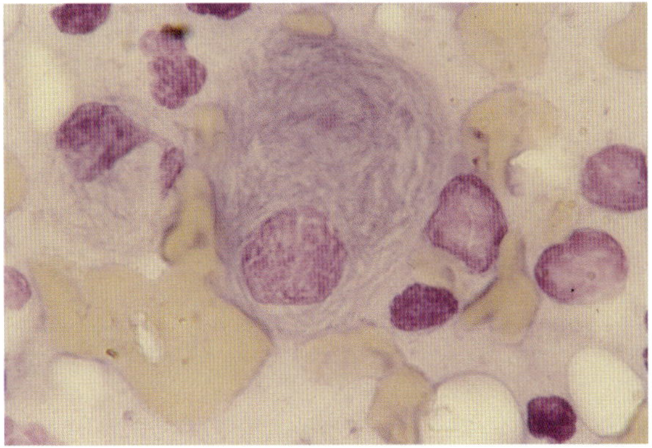

図ⅠB 2-3

細胞の種類

マクロファージ

大きさ：20～80 μm

概要

細胞は青白く染まる。細胞質は細線維状の脂質で充満しており，もみくちゃにされたティシュペーパーのような，ないししわがよったような様相を呈する。核は小さく，円形で，偏在する

臨床病態

- ゴーシェ病
- サラセミア（偽ゴーシェ細胞）
- 慢性骨髄性白血病（偽ゴーシェ細胞）

● ニーマン-ピック細胞

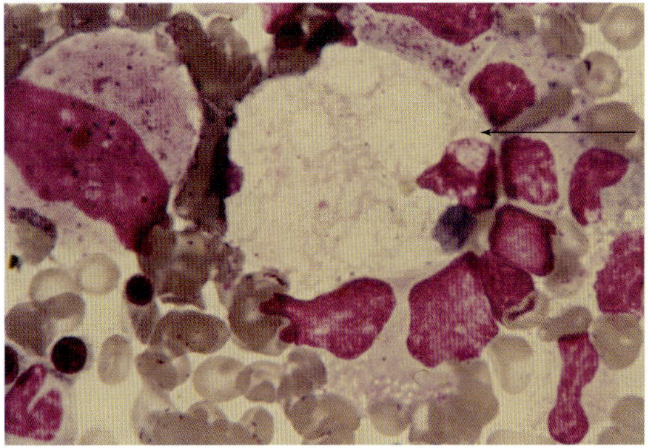

図ⅠB 2-4

細胞の種類

マクロファージ

大きさ：20～90 μm

概要

細胞は青白く染まる。細胞質はスフィンゴミエリンを含み，球状細胞の様相を呈する。核は小さく，円形で，偏在する

臨床病態

- ニーマン-ピック病

● シーブルー組織球

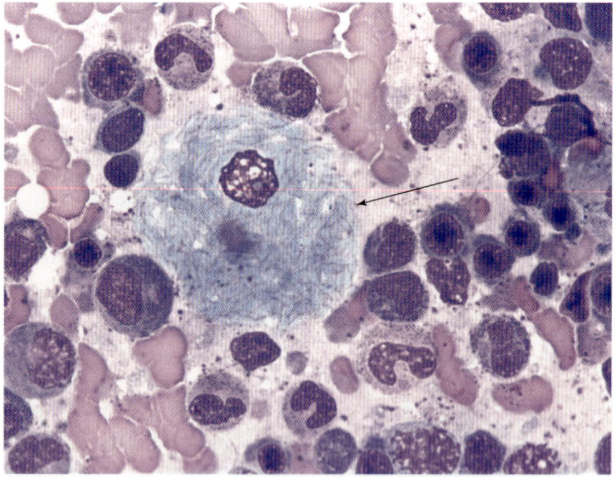

図 I B 2-5

細胞の種類

組織球（マクロファージ）

大きさ：20～60 μm

概要

海のような青色ないし青緑色に染まる顆粒を含む細胞。核は小さく，円形で，偏在し，塊状のクロマチンを有する

臨床病態

- シーブルー組織球症
- 偽性シーブルー組織球症は，つぎのような病態でみられる
  - サラセミア
  - 慢性骨髄性白血病
  - 真性多血症
  - 鎌状赤血球貧血
  - サルコイドーシス
  - 慢性肉芽腫症

骨芽細胞

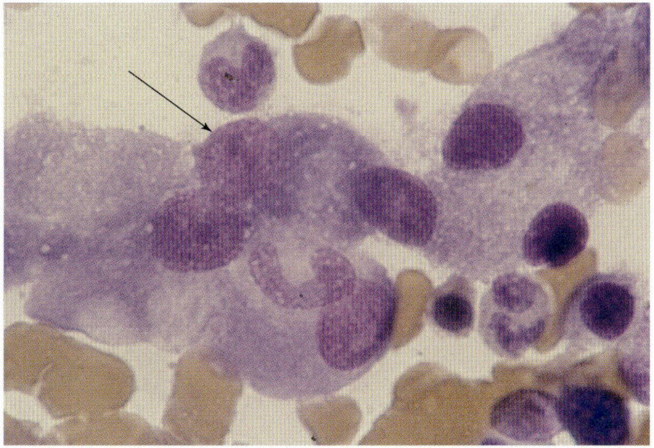

図ＩB 3-1

大きさ：しばしば塊でみられるが，各細胞は 25〜50 μm

核

形状：卵形ないし円形。偏在する

核/細胞質比：1：3〜1：4

色：紫色

クロマチン（染色質）：細かい顆粒状で，塊をつくる。一部，パラクロマチン領域

核小体：1〜3 個存在し，小さく，明るい青色

細胞質

色：不鮮明な輪郭をもち，淡い青色ないし濃い青色

内容物：円形の桃色を帯びた灰色の領域

破骨細胞

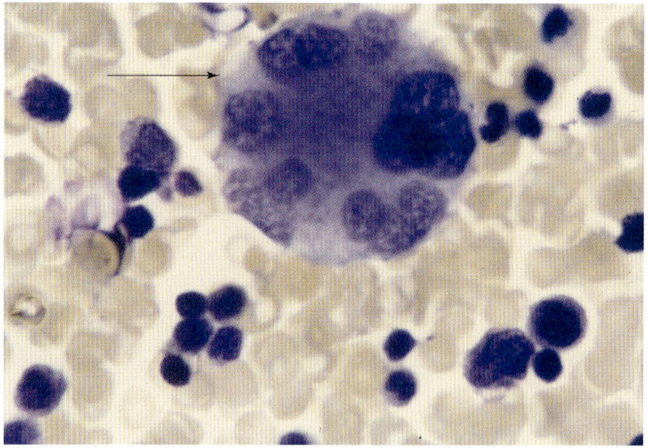

図ＩB 3-2

大きさ：通常は 100 μm 超

核

多倍数体で，細胞中に散在する。互いに結合しない

形状：円形

核/細胞質比：4：1〜1：1

色：紫色

クロマチン（染色質）：密

核小体：通常，おのおのの核に 1〜2 個存在する

細胞質

色：明るい青色から桃色で，雲のような様相をみせる

内容物：粗い顆粒

酸ホスファターゼ反応

● 酒石酸による阻害反応を伴う（酒石酸抵抗性酸性フォスファターゼ：TRAP）

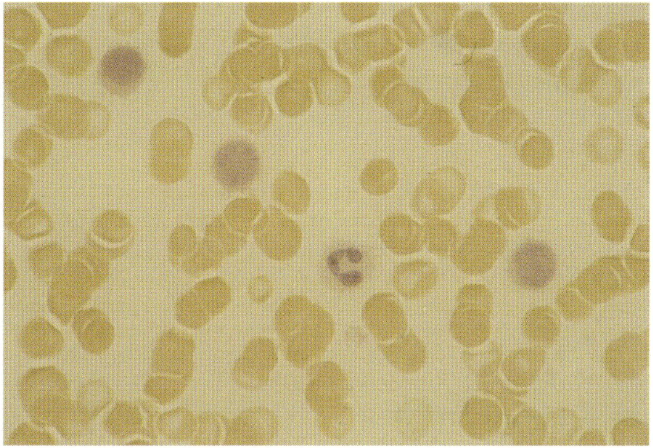

図ＩＣ1-1
（染色）陰性

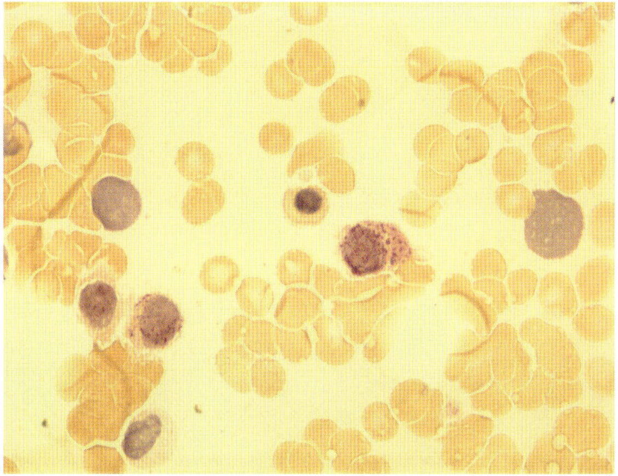

図ＩＣ1-2
（染色）陽性

細胞の種類

ヘアリーセル（有毛細胞），組織球，活性化リンパ球，活性化マクロファージ

概要

酸ホスファターゼ〔アイソザイム（同位酵素）5〕は酒石酸に抵抗性

ヘアリーセルや組織球はこの酸ホスファターゼを含み，（酒石酸による）阻害に抵抗性で，染色陽性を示す（色は使用する発色剤による）

臨床病態

- ヘアリーセル（有毛細胞）白血病

● 酒石酸による阻害反応を伴わない

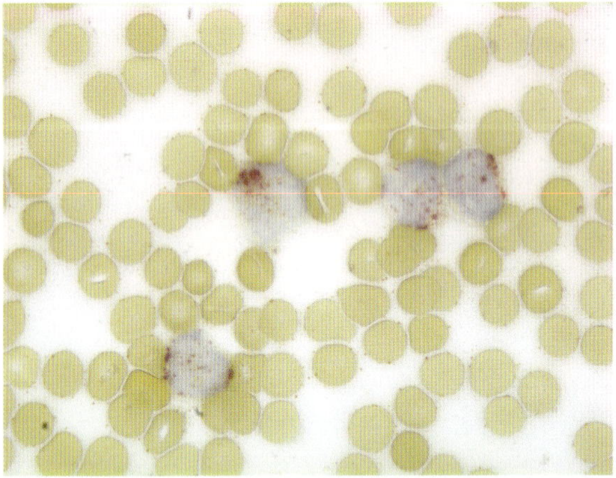

図 I C 1-3
陽性

細胞の種類

大部分の造血系の有核細胞と血小板

概要

陽性像は，びまん性顆粒状赤色反応産物によって示される

酒石酸を反応に添加すると，赤色産物は消失，ないしごく少量しか存在しなくなる

限局性陽性像は，T 細胞性急性リンパ性白血病の芽球でみられる

臨床病態

- 一部の T 細胞前駆リンパ芽球性白血病
- T 細胞性前リンパ球性白血病
- T 細胞性リンパ増殖性疾患
- セザリー症候群

非特異的エステラーゼ反応

● フッ化物による阻害を伴う

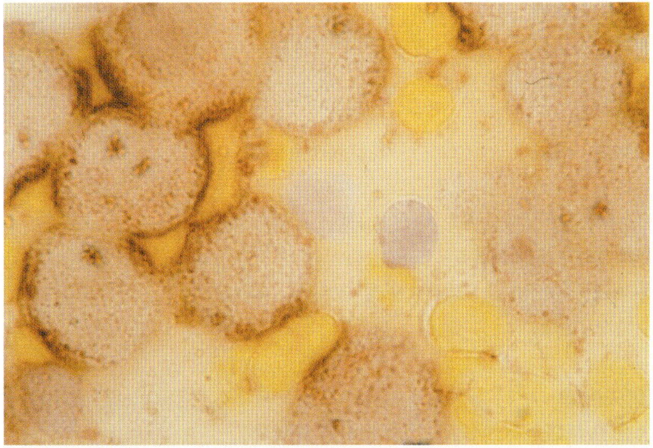

図 I C 1-4
阻害陰性

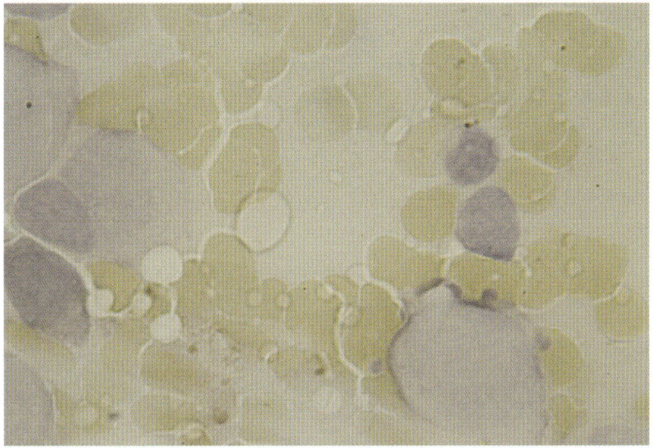

図 I C 1-5
阻害陽性

細胞の種類

単球系

概要

巨核球，組織球，マクロファージは染色陽性を示す

リンパ球は点状陽性像を示し，T 細胞では陽性巣を呈することがある

単球はフッ化物による阻害に感受性があり，陽性を示さない

臨床病態

- 急性骨髄単球性（FAB 分類 M4）や単球性（FAB 分類 M5）白血病細胞はフッ化物により阻害される
- 急性リンパ性白血病や，顆粒球系起源の白血病細胞は阻害されない

● フッ化物による阻害を伴わない

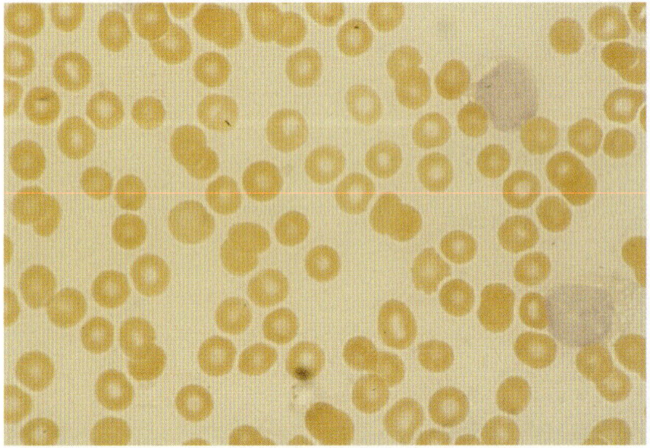

図ＩC 1-6
陰性

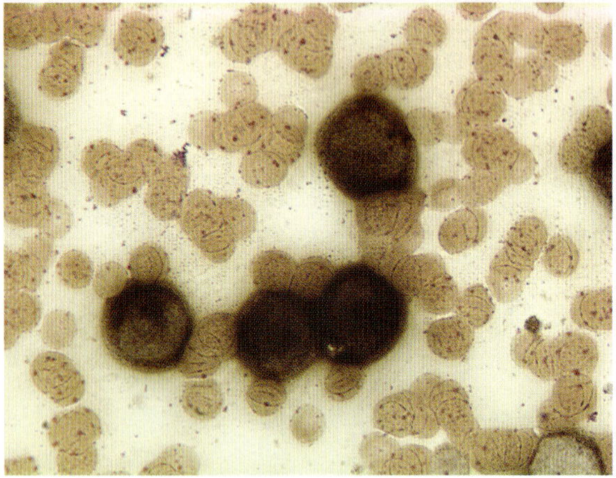

図ＩC 1-7
陽性

細胞の種類

単球系

概要

巨核球，組織球，マクロファージは陽性像を呈する

リンパ球は点状陽性像を示し，T 細胞では陽性巣を呈することがある

単球はフッ化物による阻害に感受性があり，陽性を示さない

臨床病態

- 急性骨髄単球性（FAB 分類 M4）や単球性（FAB 分類 M5）白血病細胞はフッ化物により阻害される
- 急性リンパ性白血病や，顆粒球系起源の白血病細胞は阻害されない

特異的エステラーゼ反応

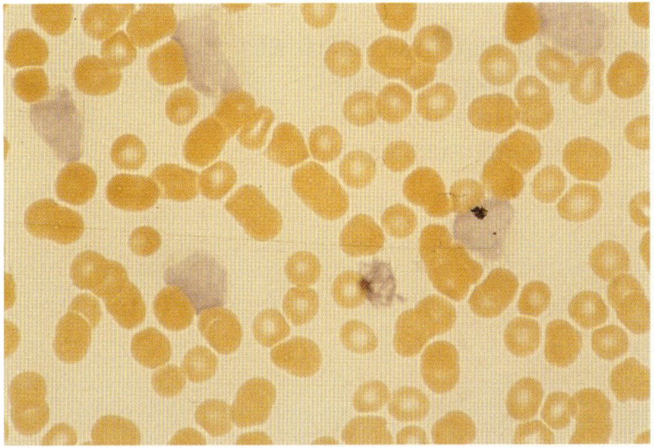

図 I C 1-8
陰性

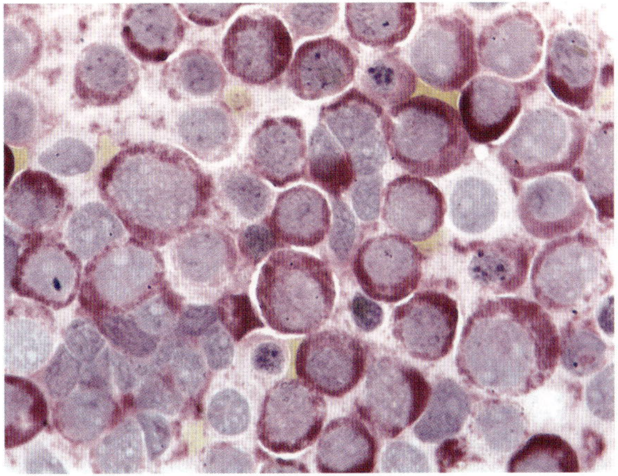

図 I C 1-9
陽性

細胞の種類

一部の骨髄芽球，前骨髄球，骨髄球，後骨髄球，桿状核球，分葉核好中球，異常好酸球

概要

エステラーゼは，基質であるナフトール AS-D クロロアセテートの脂肪族および芳香族エステル結合を加水分解する能力をもっている

赤色から赤紫色で陽性反応を呈する

臨床病態

- 顆粒球をリンパ球や単球と見分ける
- 急性骨髄性白血病：未分化型（FAB 分類 M1）
- 急性骨髄性白血病：分化型（FAB 分類 M2）
- 急性前骨髄球性白血病（FAB 分類 M3）
- 急性骨髄単球性白血病（FAB 分類 M4）
- 異常な骨髄好酸球を有する急性骨髄単球性白血病
- 特定の遺伝子異常を有する急性骨髄性白血病（WHO 分類）
  - t（8;21）を有する急性骨髄性白血病
  - t（15;17）を有する急性骨髄性白血病
  - 16 番染色体逆位を有する急性骨髄性白血病

二重エステラーゼ反応

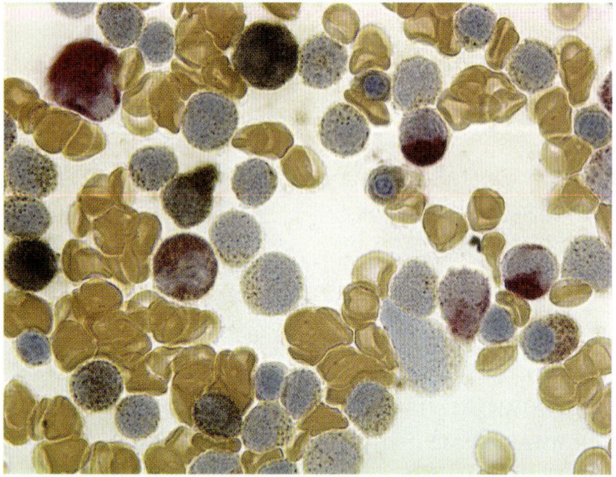

図 I C 1-10
陽性

細胞の種類

顆粒球系と単球系の区別

概要

αナフチルアセテート（非特異的）およびナフチルクロロアセテート（特異的）の両方が基質として用いられる

単球系は非特異的エステラーゼに陽性を示す

顆粒球系は特異的エステラーゼに陽性反応を示す（色は使用する発色剤による）

臨床病態

- 急性骨髄単球性白血病（FAB 分類 M4：顆粒球系と単球系の酵素が同時に表出する）
- 急性単芽球性白血病（FAB 分類 M5a）
- 急性単球性白血病（FAB 分類 M5b）

鉄染色 - プルシアンブルー反応

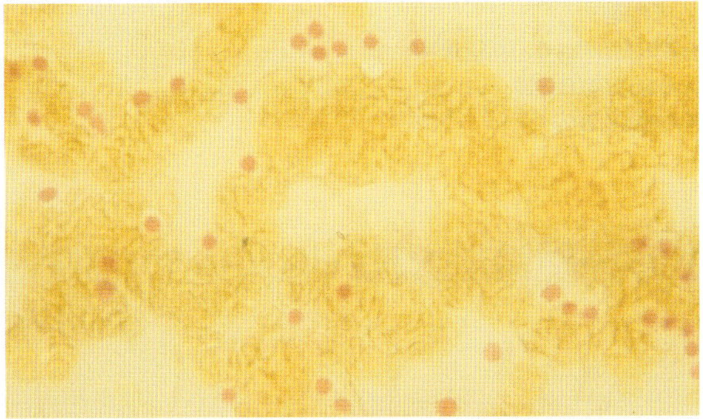

図ＩC 1-11
陰性

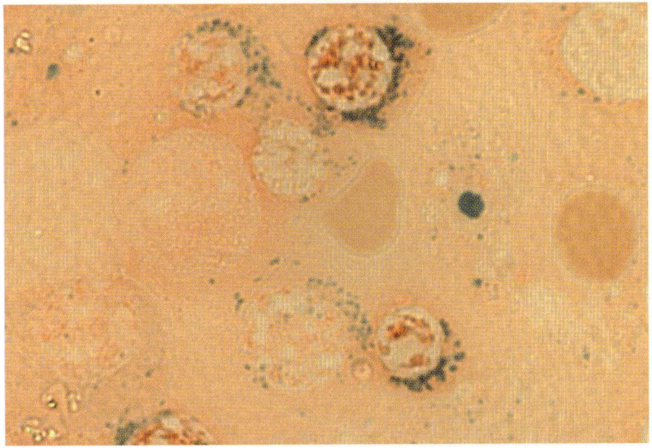

図ＩC 1-12
陽性

細胞の種類

赤芽球，赤血球，マクロファージ，組織球

概要

ヘモジデリン型の鉄は，分化過程の赤芽球や骨髄の単核食細胞系細胞には正常に存在する。ヘモジデリンの鉄イオンが酸性のフェロシアン化物溶液と反応して鉄フェロシアン化合物を形成し，プルシアンブルー色は形成される

陽性像ないし鉄の存在は，青色から青緑色顆粒の存在によって示される

骨髄における鉄貯蔵の有無の決定に用いられることがある

鉄芽球数の増加，ないし赤芽球のミトコンドリアに存在する病的な鉄イオンの存在を示すのに使われる（環状鉄芽球）

臨床病態

- 骨髄異形成症候群
- 急性赤白血病：赤白血病型（FAB 分類 M6a）
- サラセミア
- マクロファージ中の鉄イオンは鉄欠乏では減少し，ヘモクロマトーシス，慢性疾患に伴う貧血では増加する

酸溶出試験（クライハウエル-ベッケ染色）

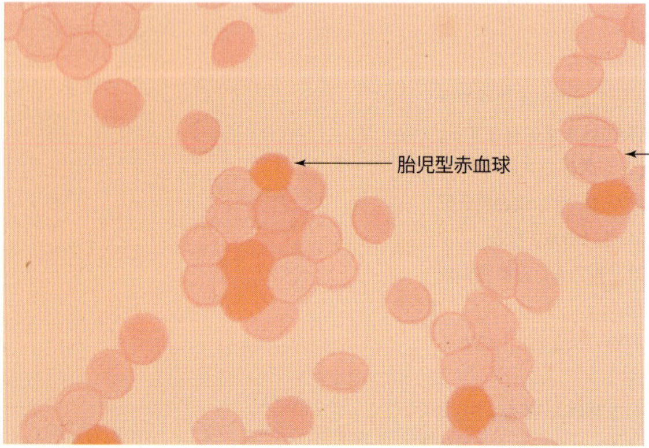
胎児型赤血球
成人型赤血球

図 I C 1-13

細胞の種類

赤血球

概要

ヘモグロビン F を含む細胞は桃色から赤色にみえる

ヘモグロビン F を含まない細胞は，外膜だけ染まってみえる（ゴースト細胞）

臨床病態

- 遺伝性胎児ヘモグロビン遺残症
- 骨髄異形成症候群
- 一部の白血病

好中球アルカリホスファターゼ(NAP)染色

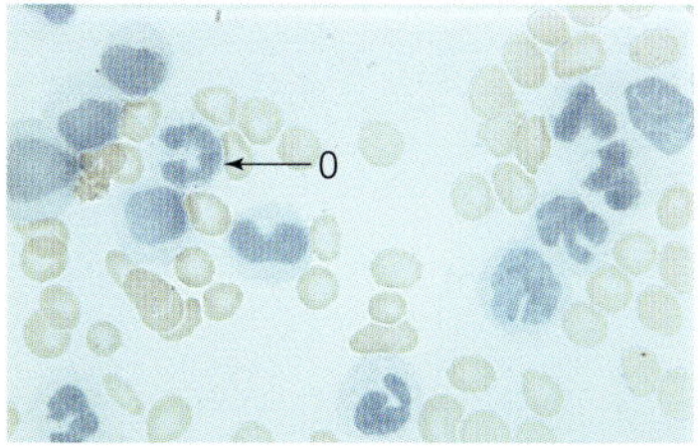
0

図ⅠC 1-14

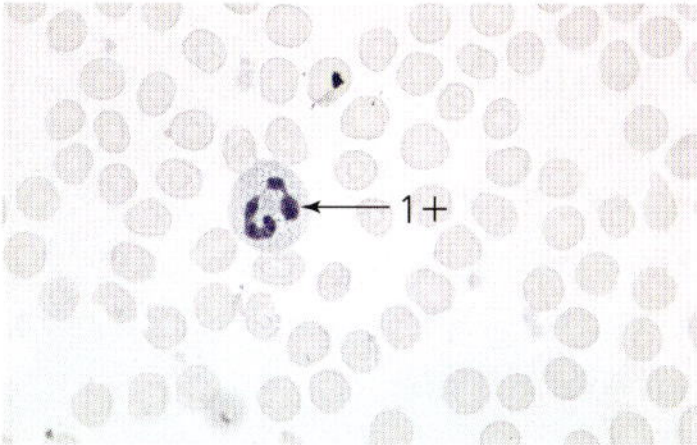
1+

図ⅠC 1-15

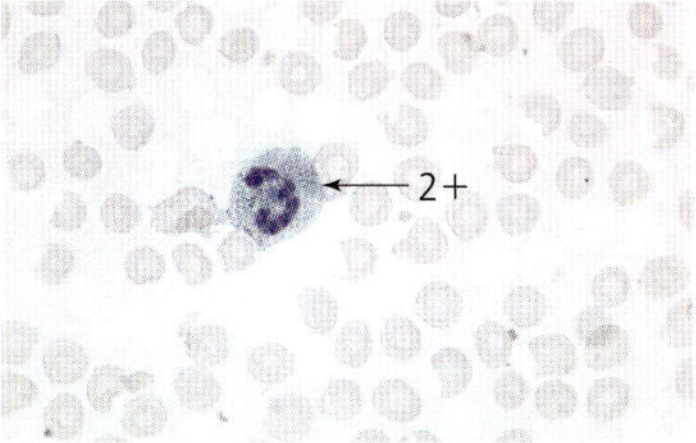
2+

図ⅠC 1-16

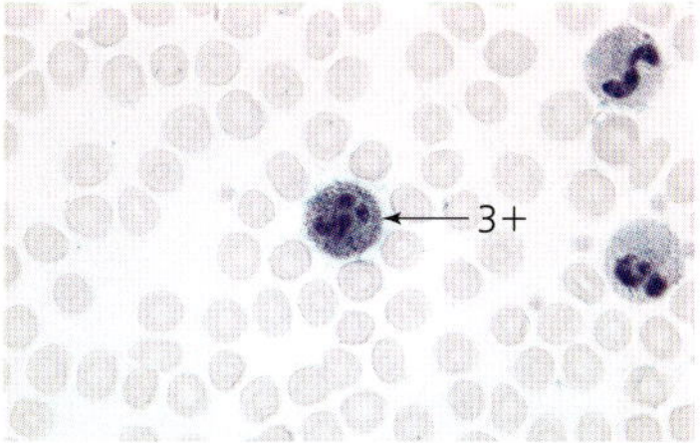
3+

図ⅠC 1-17

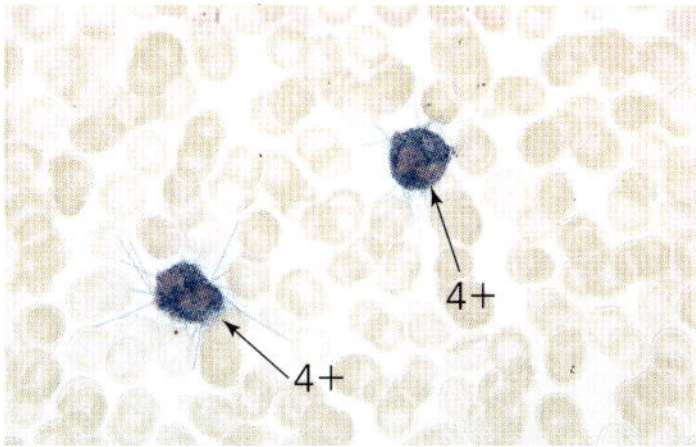
4+
4+

図ⅠC 1-18

細胞の種類

顆粒球で，類白血病反応と慢性骨髄性白血病を区別する

概要

好中球アルカリホスファターゼ(NAP)は特異顆粒と関連する酵素である

NAP 活性の存在は，細胞内代謝活性を示す

陽性は，ルビーのような赤色ないし青紫色で示される

100 個の連続する桿状核球ないし分葉核好中球がつぎのような基準でスコア化され，陽性は定量化される(100 個の細胞のスコアを合算する)

0 点：無色
1 点：びまん性陽性(ときに顆粒を認める)
2 点：びまん性陽性(顆粒数は中等度)
3 点：強陽性(多くの顆粒)
4 点：非常に強い陽性(濃い，融合性顆粒)

臨床病態

高値

- 類白血病反応
- 真性多血症
- 妊娠
- 感染症
- 慢性骨髄性白血病急性転化
- 骨髄線維症

低値

- 慢性骨髄性白血病(慢性期)
- 発作性夜間ヘモグロビン尿症
- 脱顆粒のある一部の骨髄異形成症候群

ニューメチレンブルーおよびブリリアントクレシルブルー染色

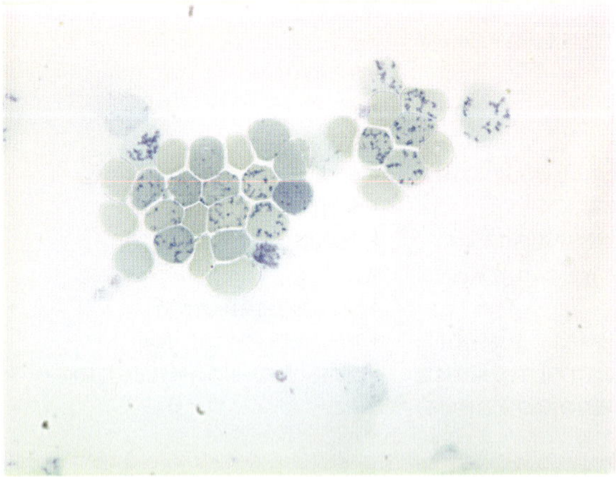

図 I C 1-19

細胞の種類

赤血球

概要

超生体染色は通常，未成熟赤血球(網赤血球)中の RNA 凝集物を明らかにするのに用いられる

パッペンハイマー小体，ハウエル-ジョリー小体，ハインツ小体も染まる

臨床病態

- 溶血性貧血
- 葉酸欠乏
- ビタミン B_{12} 欠乏
- グルコース-6-リン酸脱水素酵素欠損症
- ヘモグロビン H 症(αサラセミアの重症型の 1 つ)
- 骨髄異形成症候群

過ヨウ素酸シッフ（PAS）反応

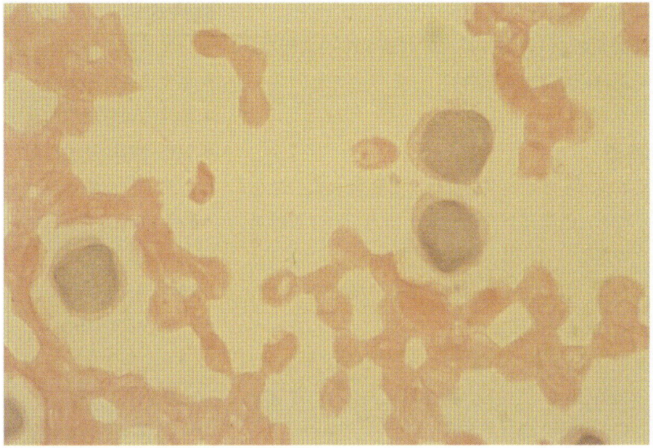

図ＩC 1-20
陰性

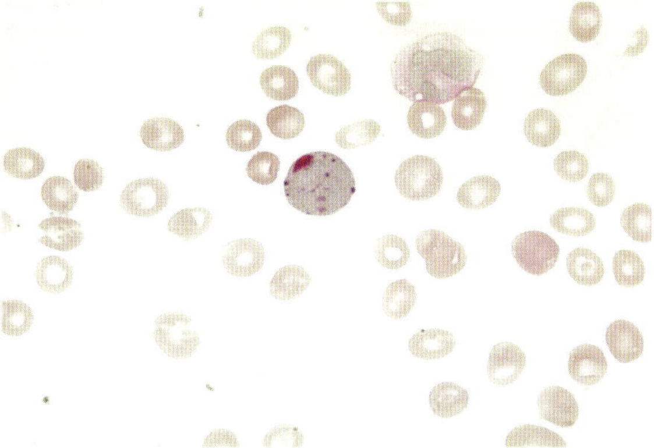

図ＩC 1-21
陽性

細胞の種類

腫瘍性赤芽球，顆粒球，単球，リンパ芽球，巨核球（量は一定しないが，大部分の造血細胞でみられる）

概要

過ヨウ素酸シッフ（PAS）はグリコーゲンを染める

陽性は明るい桃色で表される

リンパ球，顆粒球，単球，巨核球も陽性を示す

正常赤芽球は陰性

臨床病態

- 急性赤白血病（陽性）
- サラセミア，鉄欠乏，鉄芽球性貧血（陽性を示すことがある）
- バーキットリンパ腫細胞（陰性）（FAB 分類 L3）
- 急性リンパ性白血病（塊状の陽性像を示すこともある）（FAB 分類 L1，L2）
- あらゆる重症の赤血球系異形成
- 異常な骨髄好酸球を伴う急性骨髄単球性白血病（顆粒は異常好酸球で陽性）

ペルオキシダーゼ染色

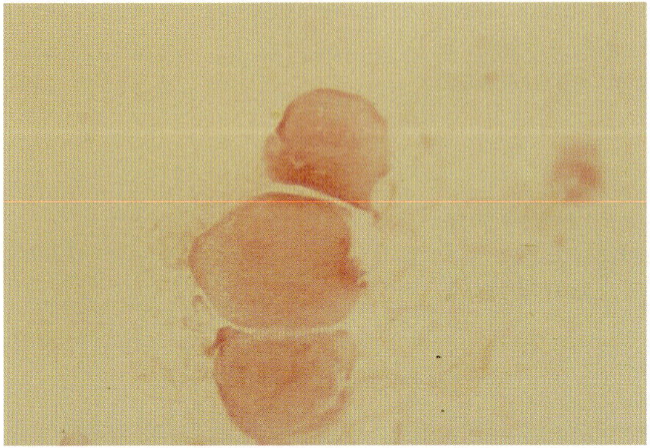

図ＩC 1-22
陰性

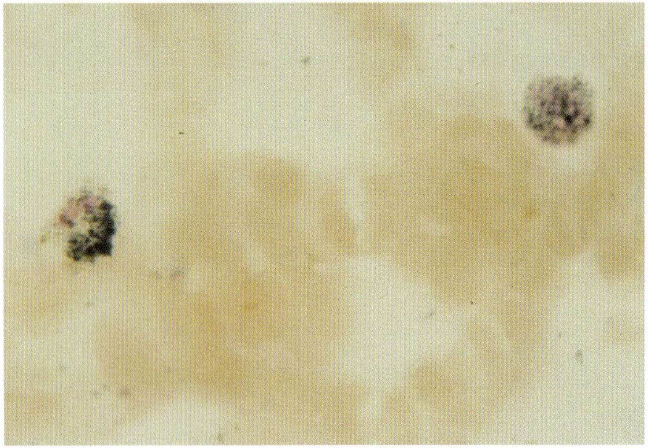

図ＩC 1-23
陽性

細胞の種類

骨髄系細胞（好中球系，好酸球系の一次顆粒。単球はかすかに陽性）

概要

ミエロペルオキシダーゼは，過酸化水素の存在のもと色素基質を酸化する能力を有する酵素である

陽性は，黒ないし赤茶色の顆粒の存在で示される（色は基質による）

陽性は大部分の骨髄芽球，前骨髄球，骨髄球，後骨髄球，好中球，好酸球にみられ，単球ではかすかに陽性である

早期骨髄芽球，好塩基球，形質細胞，リンパ球系細胞，赤血球系細胞は陰性

臨床病態

- 急性骨髄性白血病：未分化型（FAB 分類 M1）
- 急性骨髄性白血病：分化型（FAB 分類 M2）
- 急性前骨髄球性白血病（FAB 分類 M3）
- 急性骨髄単球性白血病（FAB 分類 M4）
- 急性赤白血病（赤白血病型）（FAB 分類 M6a）
- 特定の遺伝子異常を有する急性骨髄性白血病（WHO 分類）
  - t（8;21）を有する急性骨髄性白血病（WHO 分類）
  - t（15;17）を有する急性骨髄性白血病（WHO 分類）
  - 16番染色体逆位を有する急性骨髄性白血病（WHO 分類）

ズダンブラック B 染色

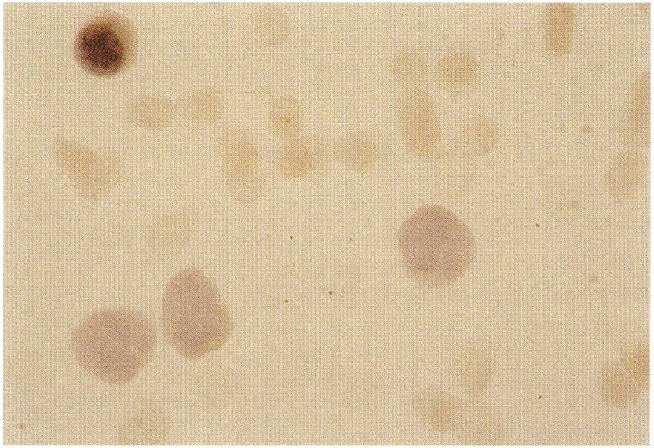

図 I C 1-24
陰性

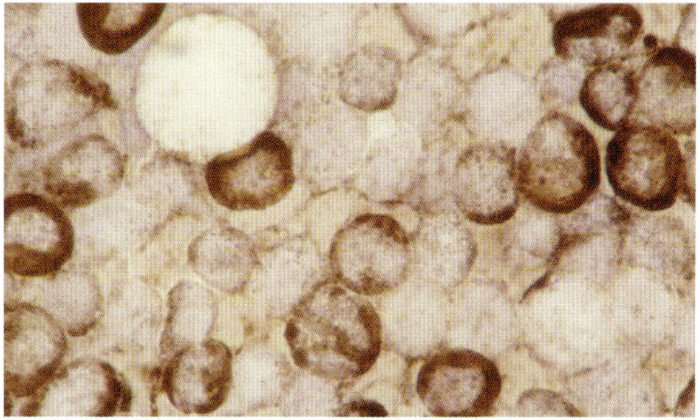

図 I C 1-25
陽性

細胞の種類

好中球系および好酸球系細胞とその前駆細胞。単球は弱陽性

概要

急性骨髄性白血病を急性リンパ性白血病と区別する

ズダンブラック B は一次および二次顆粒にみられる脂質滴を染める。単球系細胞にみられるリソソーム顆粒にも弱陽性

リンパ球にはこれらの顆粒はまれにしかみられない

陽性は，茶色を帯びた黒色の顆粒で示される

臨床病態

- 急性骨髄性白血病：未分化型(FAB 分類 M1)
- 急性骨髄性白血病：分化型(FAB 分類 M2)
- 急性前骨髄球性白血病(FAB 分類 M3)
- 急性骨髄単球性白血病(FAB 分類 M4)
- 急性単芽球性白血病(骨髄芽球が存在する場合，FAB 分類 M5a)
- 急性単球性白血病(骨髄芽球が存在する場合，FAB 分類 M5b)
- 急性赤白血病(赤白血病型)(骨髄芽球が存在する場合，FAB 分類 M6a)
- 特定の遺伝子異常を有する急性骨髄性白血病(WHO 分類)
  - t(8;21)を有する急性骨髄性白血病(WHO 分類)
  - t(15;17)を有する急性骨髄性白血病(WHO 分類)
  - 16 番染色体逆位を有する急性骨髄性白血病(WHO 分類)

末端デオキシヌクレオチド転移酵素（TdT）反応

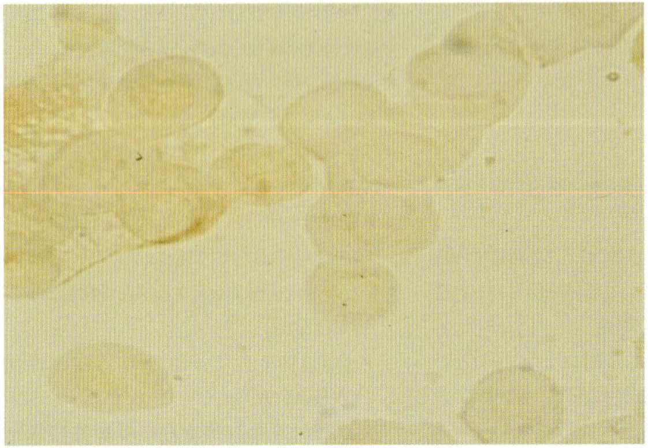

図 I C 1-26
陰性

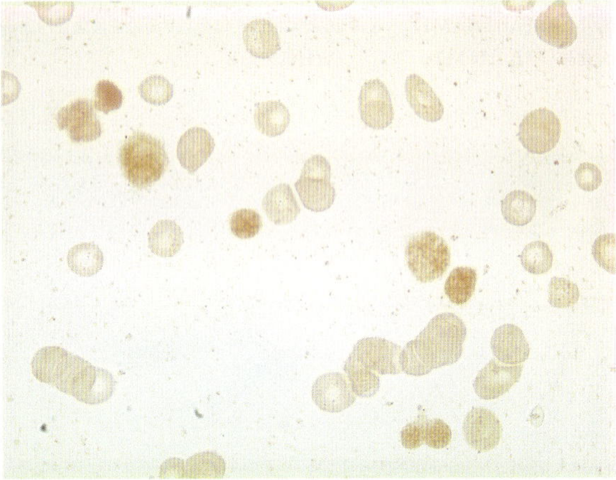

図 I C 1-27
陽性

細胞の種類

未分化リンパ球や腫瘍性細胞

概要

核に酵素〔DNA ポリメラーゼ（複製酵素）〕がみられる

免疫蛍光ないし免疫ペルオキシダーゼ法により示される

陽性はライムグリーンの蛍光，ないし赤色から茶褐色で示される

臨床病態

- T 細胞性急性リンパ芽球性白血病
- B 前駆細胞性急性リンパ性白血病
- リンパ芽球性リンパ腫
- リンパ芽球性転化を伴う慢性骨髄性白血病

トルイジンブルー染色

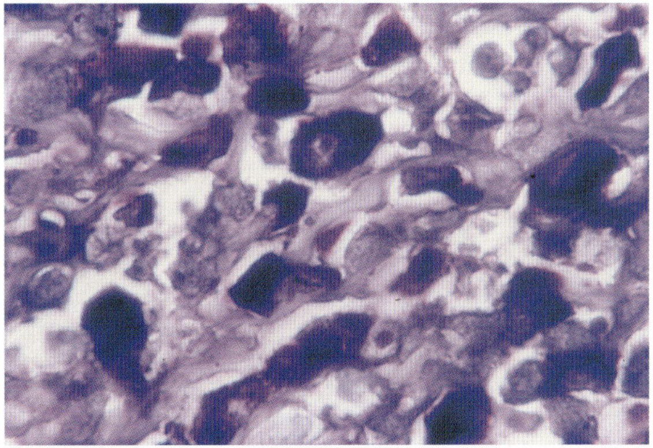

図ＩＣ1-28

細胞の種類

好塩基球と肥満細胞

概要

酸性ムコ多糖（ヘパラン硫酸）と反応し，異染性顆粒を形成する

陽性は赤紫色で示される

これらの細胞の腫瘍性病変では陽性像を示さないかもしれない

臨床病態

- 肥満細胞症
- 好塩基球性白血病

レチクリン染色

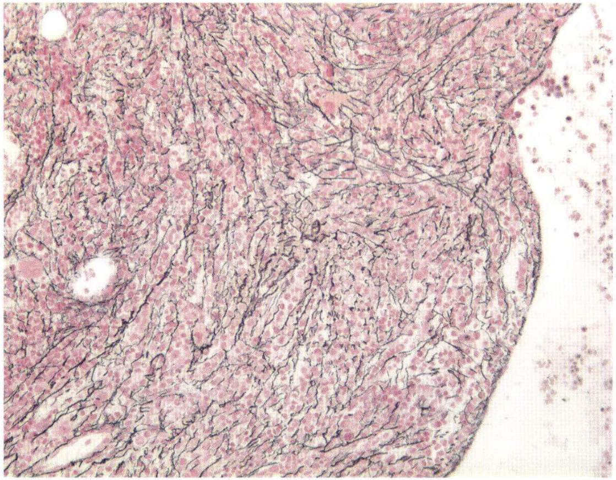

図ＩＣ1-29

細胞の種類

新しく形成されたコラーゲン

概要

新しく形成されたコラーゲンは架橋形成されず，生検切片で染まる

臨床病態

- 巨核球数増加
- 骨髄増殖性疾患
- （濾胞性およびホジキン）リンパ腫
- 巨核球性白血病
- ヘアリーセル（有毛細胞）白血病

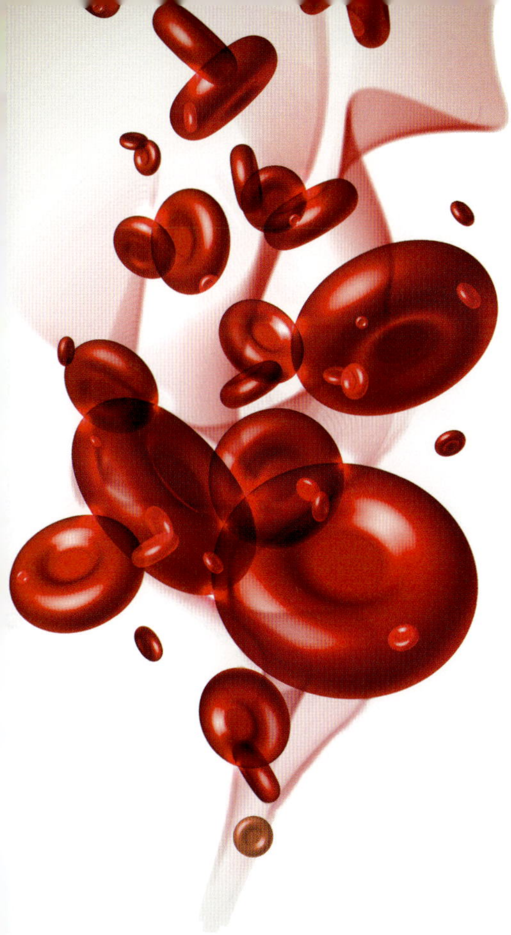

Unit Ⅱ 血液疾患

真性多血症

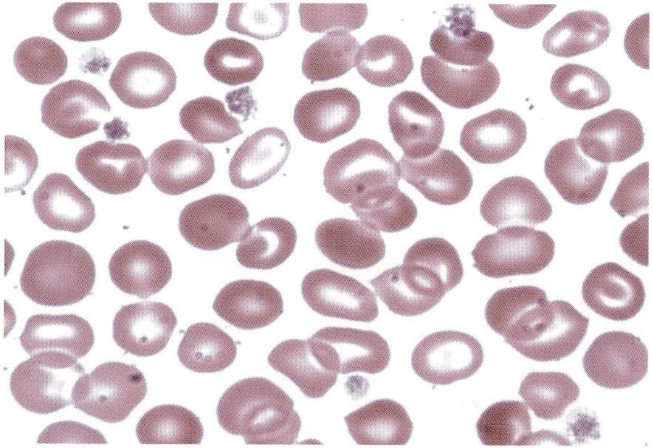

図ⅡA 1-1
末梢血塗抹標本

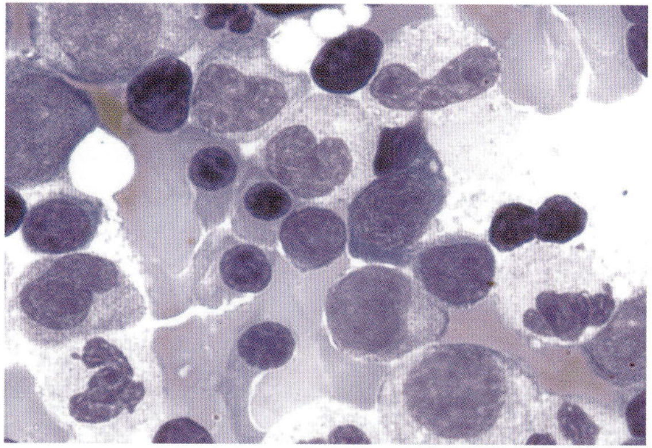

図ⅡA 1-2
骨髄塗抹標本

臨床的特徴

- 通常は 55〜70 歳で診断される
- やや男性優位
- 頭痛，錯乱，精神状態変調，めまい，視覚変化，耳鳴り，知覚異常
- 体重減少，心窩部痛，痛風，皮膚瘙痒，血栓症，出血
- 多血症，高血圧，軽度から中等度の肝脾腫

病理

- 悪性新生物
- 赤血球の骨髄での過剰産生と赤血球総容積の増加
- 白血球と血小板の数も，赤血球ほどではないが増加することがある
- 血液粘度増加
- 血栓症は，症例の半数以上にみられる合併症である
- 骨髄線維症ないし急性骨髄性白血病に進展することもある
- 多血期
- 循環赤血球量増加
- 「消耗（燃え尽き）」期，多血期後骨髄線維症，骨髄化生
- 貧血
- 骨髄線維症
- 髄外造血
- 脾機能亢進症

検査所見の特徴

白血球

- 約 2/3 の患者で増加
- 未熟な血球は，通常はみられない
- 好酸球，好塩基球が増加することがある
- 好中球アルカリホスファターゼ（NAP）は 3/4 の患者で増加

血小板

- 正常から増加

赤血球

- ヘモグロビン値上昇
- ヘマトクリット値上昇
- 赤血球量増加

骨髄

- 過形成
- 赤血球過形成
- 巨核球増加
- 顆粒球過形成
- 多血期後骨髄線維症や骨髄化生では，レチクリン増加
- 鉄の貯蔵はしばしば枯渇している

伝統的な診断基準

3 項目の大基準，ないし 2 項目の大基準と 2 項目の小基準を満たす

大基準

- 循環赤血球量増加
- 脾腫
- 酸素飽和度正常

小基準

- 血小板数：40万/μL超
- 白血球数：12,000/μL超
- NAP活性増加
- ビタミンB_{12}量増加，ないし不飽和ビタミンB_{12}結合能亢進

WHO診断基準

大基準

- ヘモグロビン量が男性では18.5 g/dL超，女性では16.5 g/dL超，ないし他の循環赤血球量増加の証拠
- *JAK2 V617F*変異，ないしJAK2エクソン12変異のような他の機能的に同様な変異

小基準

- 骨髄生検で，赤血球系，顆粒球系，巨核球系の著明な増生を伴い，年齢のわりに3系統の過形成(汎過形成)を認める
- 血清エリスロポエチンは正常域未満
- *in vitro*での内因性赤芽球コロニー形成(エリスロポエチン非存在下における赤芽球コロニー形成)

◎診断概要

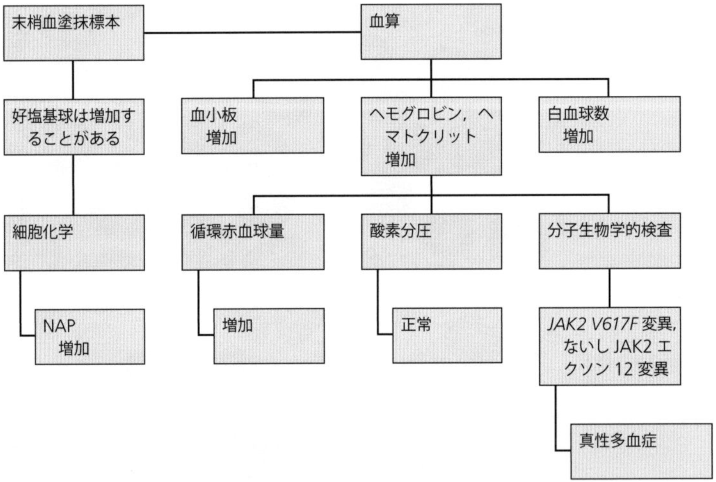

末梢血塗抹標本
血算
好塩基球は増加することがある
血小板増加
ヘモグロビン，ヘマトクリット増加
白血球数増加
細胞化学
循環赤血球量
酸素分圧
分子生物学的検査
NAP増加
増加
正常
*JAK2 V617F*変異，ないしJAK2エクソン12変異
真性多血症

相対的赤血球増加症（ガイスベック症候群）

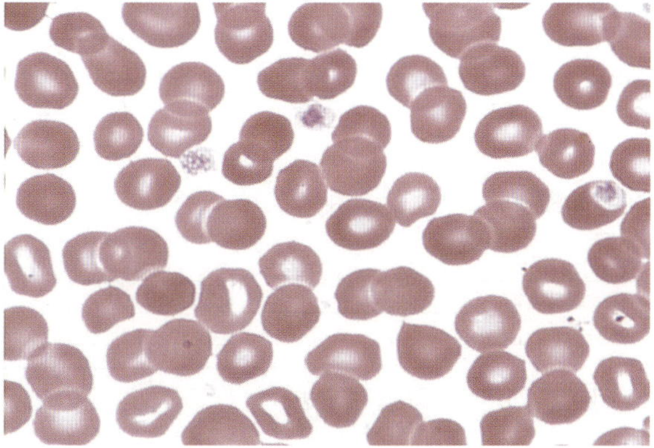

図ⅡA 1-3
末梢血塗抹標本

臨床的特徴

- 通常は45〜55歳の男性にみられる
- 患者は肥満で高血圧を有し，喫煙過多の傾向がある

病理

- 正常循環赤血球量と，明らかに減少した血漿量
- 正常上限域の循環赤血球量，正常下限域の血漿量
- 血漿量の減少の原因は明らかでないが，感情的ストレス，アルコール依存症，過度の喫煙，慢性不安，高血圧を含むさまざまな要因が関連していると考えられる

検査所見の特徴

白血球

- 特記事項なし

血小板

- 特記事項なし

赤血球

- ヘモグロビン値上昇
- ヘマトクリット値上昇
- 赤血球数増加
- 正常循環赤血球量
- 血漿量の減少
- 酸素分圧正常
- エリスロポエチン値正常

◎診断概要

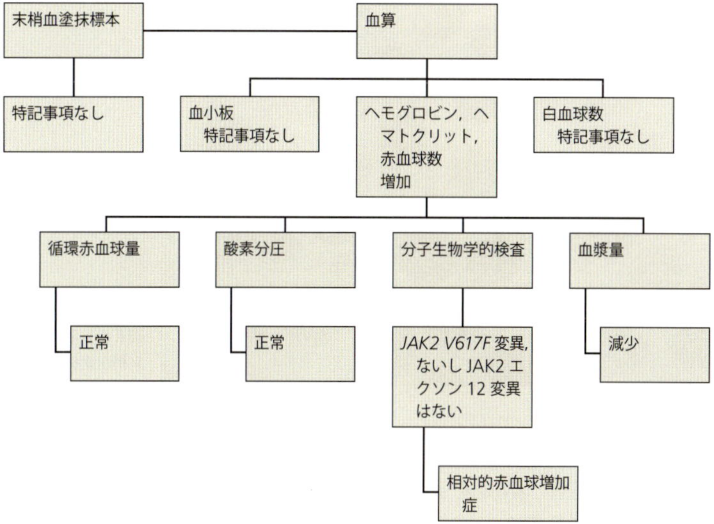
末梢血塗抹標本
血算
特記事項なし
血小板
特記事項なし
ヘモグロビン，ヘマトクリット，赤血球数増加
白血球数
特記事項なし
循環赤血球量
酸素分圧
分子生物学的検査
血漿量
正常
正常
JAK2 V617F 変異，ないし JAK2 エクソン 12 変異はない
減少
相対的赤血球増加症

二次性赤血球増加症

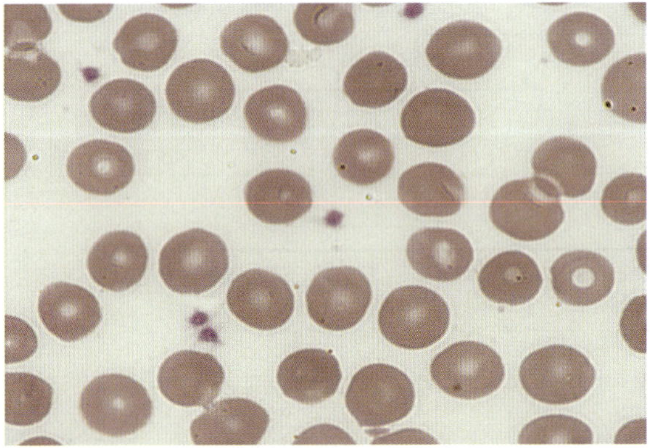

図ⅡA 1-4
末梢血塗抹標本

臨床的特徴

- 赤血球増加の真の原因に関連する
- 多血症，頭痛，めまい，視覚障害，疲労，知覚異常，精神力の低下，肥満，日中の眠気を伴う

病理

- 組織への酸素供給の減少があり，エリスロポエチンの分泌増加に至る状態で二次的に発症する（適切なエリスロポエチン分泌）
- 組織への酸素供給が正常な状態でも起こることがある（不適切なエリスロポエチン分泌）
- 適切なエリスロポエチン分泌と関連する状態
  - 高地在住
  - （酸素と）高親和性のヘモグロビン（例：ヘモグロビン-チェサピーク，-レーニア，-J ケープタウン，-ベセスダ）
  - 一酸化炭素中毒
  - 閉塞性睡眠時無呼吸
  - 薬剤惹起性（例：テストステロン）
  - 肥満-低換気症候群（ピックウィック症候群）
- 不適切なエリスロポエチンの分泌と関連する状態
  - 肝癌
  - 褐色細胞腫
  - 腎細胞癌，腎嚢胞，腎動脈狭窄
  - 小脳血管腫

検査所見の特徴

白血球

- 特記事項なし

血小板

- 特記事項なし

赤血球

- ヘモグロビン値上昇
- ヘマトクリット値上昇
- 赤血球数増加
- 循環赤血球量増加
- エリスロポエチン増加
- 無酸素（低酸素）によるものなら酸素分圧低下。腫瘍によるものなら酸素分圧正常

◎診断概要

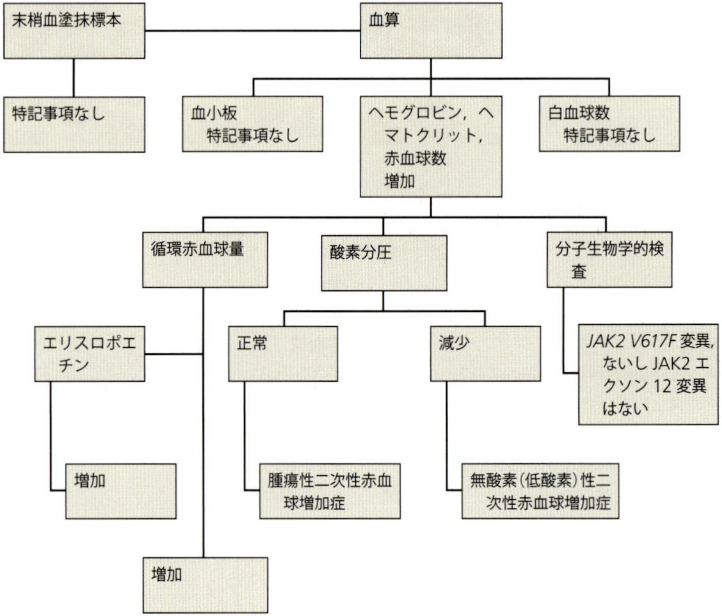
末梢血塗抹標本
血算
特記事項なし
血小板 特記事項なし
ヘモグロビン，ヘマトクリット，赤血球数 増加
白血球数 特記事項なし
循環赤血球量
酸素分圧
分子生物学的検査
エリスロポエチン
正常
減少
JAK2 V617F 変異，ないし JAK2 エクソン 12 変異はない
増加
腫瘍性二次性赤血球増加症
無酸素（低酸素）性二次性赤血球増加症
増加

慢性疾患に伴う貧血

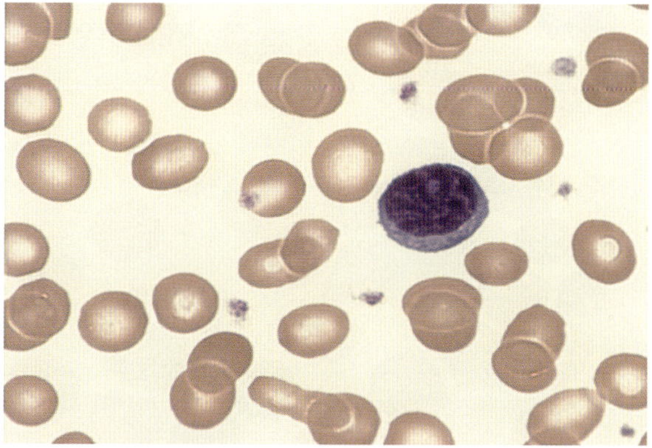

図ⅡA 2-1A
末梢血塗抹標本

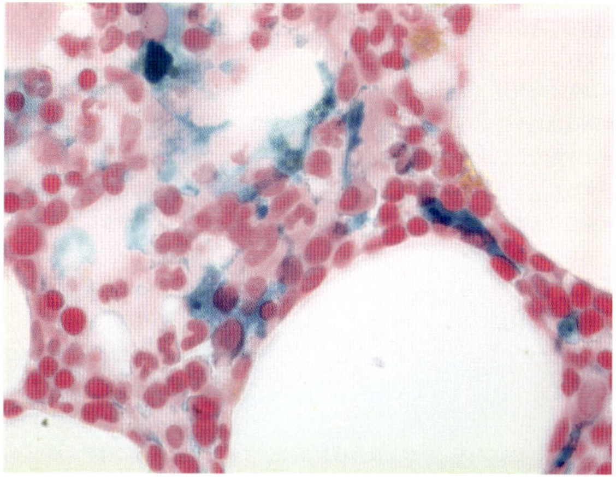

図ⅡA 2-1B
プルシアンブルー染色

臨床的特徴

- 基礎疾患の臨床的特徴：炎症性，悪性腫瘍性，ないし感染性病態

病理

- 低形成性貧血
- ヘモグロビン合成に対する単核食細胞からの鉄放出の不良
- 赤血球寿命の短縮

検査所見の特徴

白血球

- 一貫せず（基礎疾患による）

血小板

- 一貫せず（基礎疾患による）

赤血球

- ヘモグロビン，ヘマトクリット減少
- 正球性正色素性貧血
- 小球性低色素性貧血
- 網赤血球数は正常からやや増加

骨髄

- ヘモジデリンは正常からやや増加
- 鉄芽球減少
- 血清鉄値の低下
- 総鉄結合能は正常ないし低下
- （トランスフェリン）鉄飽和度の低下（通常は15％超）
- 血清フェリチンは正常から増加

◎診断概要

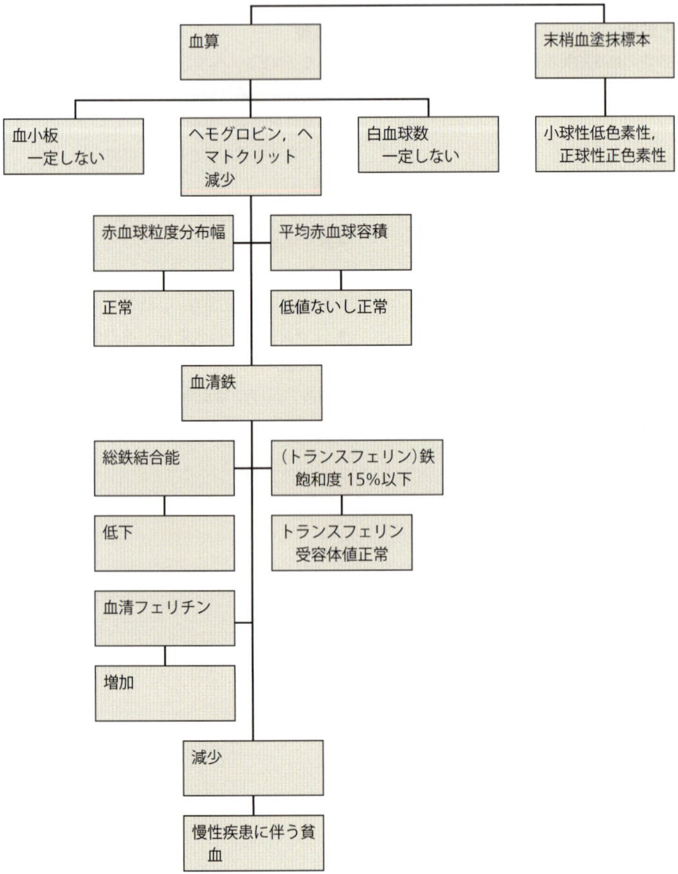
血算
末梢血塗抹標本
血小板
一定しない
ヘモグロビン，ヘマトクリット
減少
白血球数
一定しない
小球性低色素性，正球性正色素性
赤血球粒度分布幅
平均赤血球容積
正常
低値ないし正常
血清鉄
総鉄結合能
（トランスフェリン）鉄飽和度 15%以下
低下
トランスフェリン受容体値正常
血清フェリチン
増加
減少
慢性疾患に伴う貧血

赤血球生成性ポルフィリン症（骨髄性ポルフィリン症，ギュンター病）

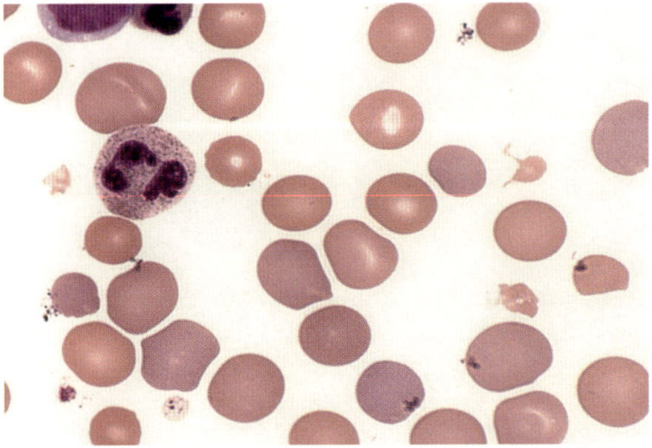

図ⅡA 2-2
末梢血塗抹標本

臨床的特徴

- まれな常染色体劣性遺伝性疾患
- 幼児期に発症
- 尿は桃色から赤みを帯びた茶色
- 小水疱ないし水疱性発疹が体の露出部に出現する
- 瘢痕化が起こり，鼻，耳，眼，指に重度の変形をきたす
- 歯が蛍光を発する
- 多毛が全身におよぶ
- 脾腫

病理

- 組織ウロポルフィリノーゲンⅢ合成酵素減少
- 溶血性貧血

検査所見の特徴

白血球

- 特記事項なし

血小板

- 特記事項なし

赤血球

- 中等度から重度の正球性正色素性貧血
- 多染性
- 有核赤血球が末梢血に出現する
- 赤血球が蛍光を発する
- 網赤血球数は増加する
- 赤血球に過剰なポルフィリンが蓄積する

骨髄

- 赤血球過形成
- 赤芽球が蛍光を発する
- 無効赤血球造血

化学的検査

- 血清鉄値正常
- 血清フェリチン値正常
- 非抱合ビリルビン値上昇
- 尿中，便中ウロビリノーゲン増加
- 尿中，便中に過剰な量のウロポルフィリンⅠやコプロポルフィリンⅠ

◎診断概要

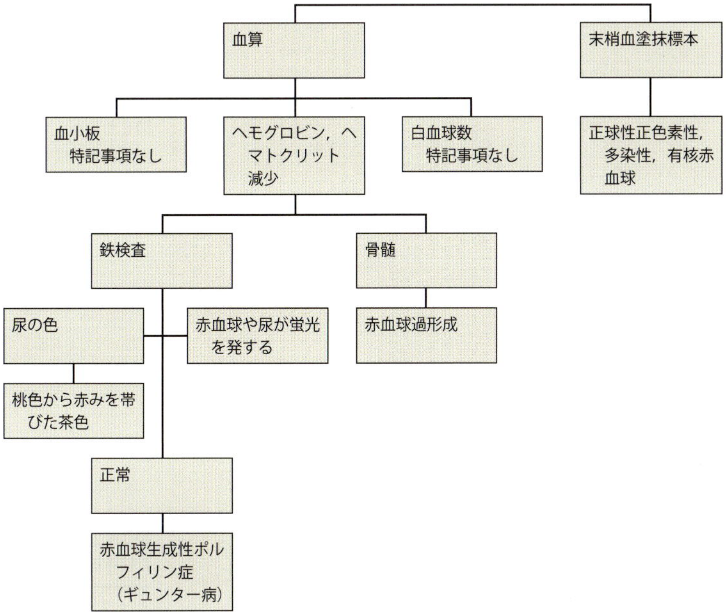

血算
末梢血塗抹標本
血小板 特記事項なし
ヘモグロビン，ヘマトクリット減少
白血球数 特記事項なし
正球性正色素性，多染性，有核赤血球
鉄検査
骨髄
尿の色
赤血球や尿が蛍光を発する
赤血球過形成
桃色から赤みを帯びた茶色
正常
赤血球生成性ポルフィリン症（ギュンター病）

赤血球生成性プロトポルフィリン症

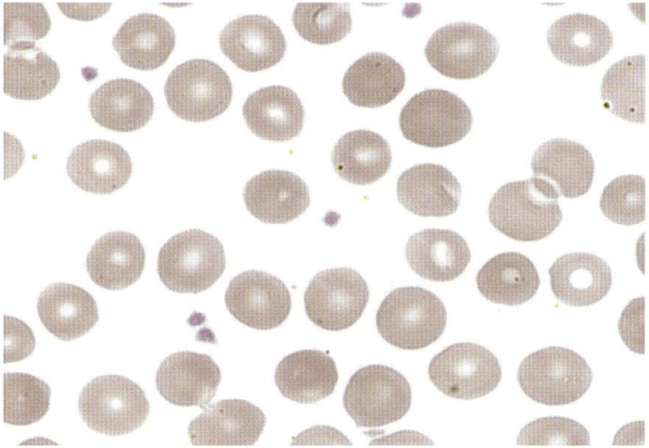

図ⅡA 2-3
末梢血塗抹標本

臨床的特徴

- 常染色体優性ないし劣性遺伝
- 通常は 10 歳になる前に発症する
- 皮膚の灼熱感，発赤，瘙痒，腫脹
- 光線過敏症は重篤ではない
- 比較的軽症の経過

病理

- フェロケラターゼの欠損
- プロトポルフィリンの蓄積

検査所見の特徴

白血球

- 特記事項なし

血小板

- 特記事項なし

赤血球

- 溶血性貧血はない
- 異常は認めない
- 赤血球はプロトポルフィリンを蓄積し，蛍光を発する

骨髄

- 異常は認めない
- 赤芽球の細胞質は強く蛍光を発する

化学的検査

- 赤血球，血漿，便中のプロトポルフィリン値の上昇。尿中では上昇はみられない

◎診断概要

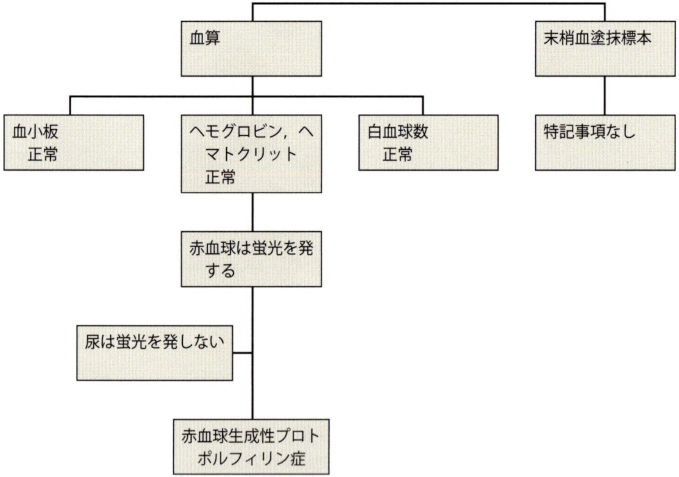
血算
末梢血塗抹標本
血小板
正常
ヘモグロビン，ヘマトクリット
正常
白血球数
正常
特記事項なし
赤血球は蛍光を発する
尿は蛍光を発しない
赤血球生成性プロトポルフィリン症

鉄欠乏性貧血

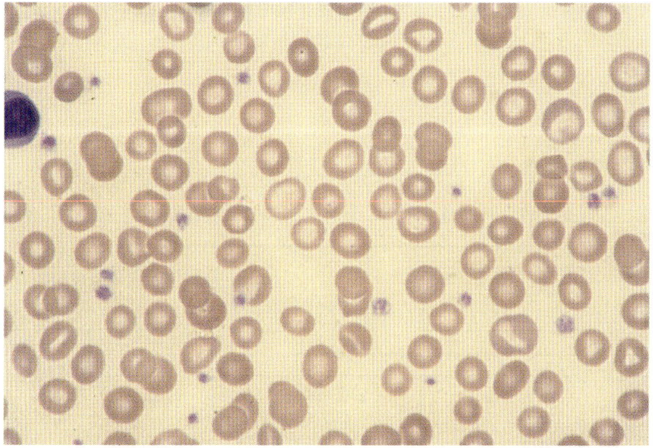

図ⅡA 2-4
末梢血塗抹標本

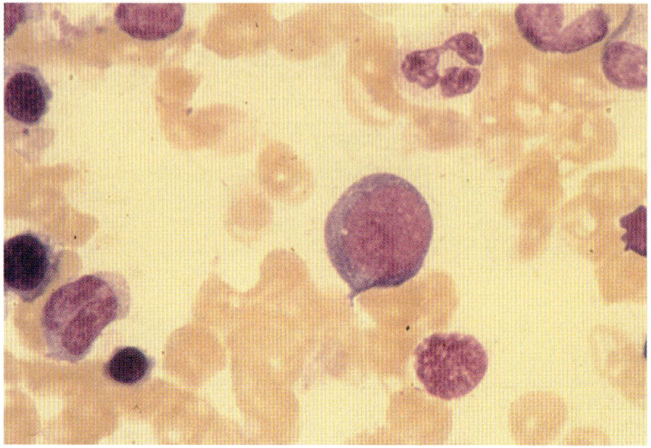

図ⅡA 2-5
骨髄塗抹標本

臨床的特徴

- 疲労，精力減退，運動不耐容
- 成長遅延
- 嗜眠
- めまい
- 蒼白
- 舌炎
- 匙状爪
- 土や絵の具を食べたがる（異食症），氷を食べたがる（氷食症）

病理

- ヘム合成欠乏
- 無効赤血球造血
- 鉄喪失増加
  - 妊娠
  - 月経
  - 胃腸管からの慢性的な失血
- 鉄取り込みの低下
  - 急速な成長期
  - 胃機能不全
  - 無塩酸症
  - 胃切除

検査所見の特徴

白血球

- 特記事項なし

血小板

- 正常ないしやや増加

赤血球

- ヘモグロビン，ヘマトクリット値低下
- 小球性低色素性貧血
- 網赤血球数は正常ないしやや増加
- 赤血球粒度分布幅増加
- 鉛筆状ないし葉巻状赤血球，標的赤血球

骨髄

- 赤芽球過形成
- ヘモジデリンは認めない
- 鉄芽球減少（10％未満）
- 赤芽球は正常より小さく，ヘモグロビン欠乏から細胞質辺縁がギザギザしている

化学的検査

- 血清鉄値の低下
- 総鉄結合能の亢進
- 鉄飽和度低下（15％未満）
- 血清フェリチン値低下
- 亜鉛プロトポルフィリン増加

◎診断概要

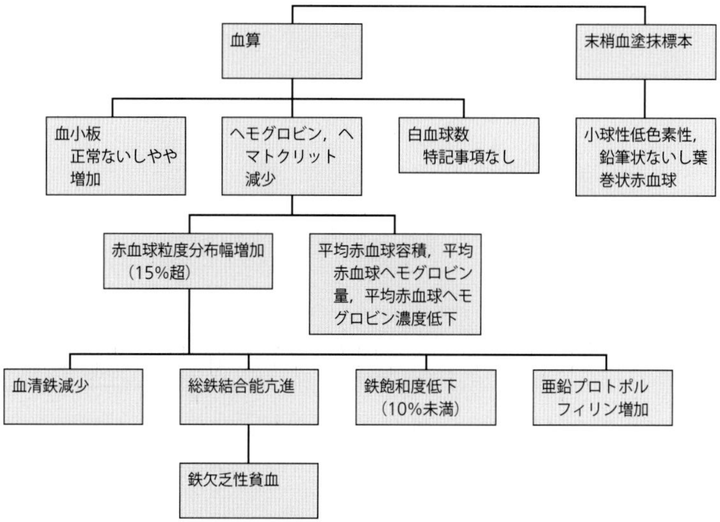
血算
末梢血塗抹標本
血小板 正常ないしやや増加
ヘモグロビン，ヘマトクリット減少
白血球数 特記事項なし
小球性低色素性，鉛筆状ないし葉巻状赤血球
赤血球粒度分布幅増加（15％超）
平均赤血球容積，平均赤血球ヘモグロビン量，平均赤血球ヘモグロビン濃度低下
血清鉄減少
総鉄結合能亢進
鉄飽和度低下（10％未満）
亜鉛プロトポルフィリン増加
鉄欠乏性貧血

鉛中毒

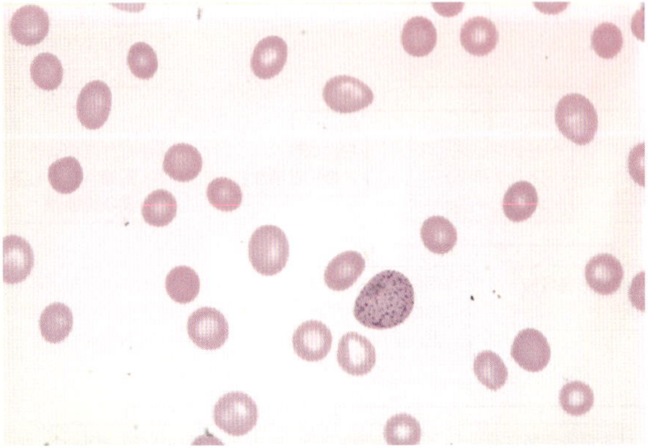

図ⅡA 2-6
末梢血塗抹標本

臨床的特徴

- 腹痛
- 便秘
- 嘔吐
- 筋力低下
- 歯肉の鉛縁（歯肉縁の灰緑色の色素沈着）
- 皮膚病変
- 神経障害

病理

- ヘム合成が障害される
- （鉄利用障害による）ミトコンドリアでの鉄貯留で，鉄芽球性貧血に至る
- 大部分のヘム合成の酵素活性が阻害される
- 無効赤血球造血（RNA 崩壊による溶血）

検査所見の特徴

白血球

- 一貫した所見はない

血小板

- 特記事項なし

赤血球

- 小球性低色素性貧血
- 好塩基性斑点
- 網赤血球数は正常ないし増加

骨髄

- ヘモジデリンは正常
- 赤芽球に好塩基性斑点

化学的検査

- 遊離赤血球プロトポルフィリン増加
- 血清フェリチン値正常
- δ-アミノレブリン酸値上昇
- ポルホビリノーゲン正常
- 血中鉛値上昇

◎診断概要

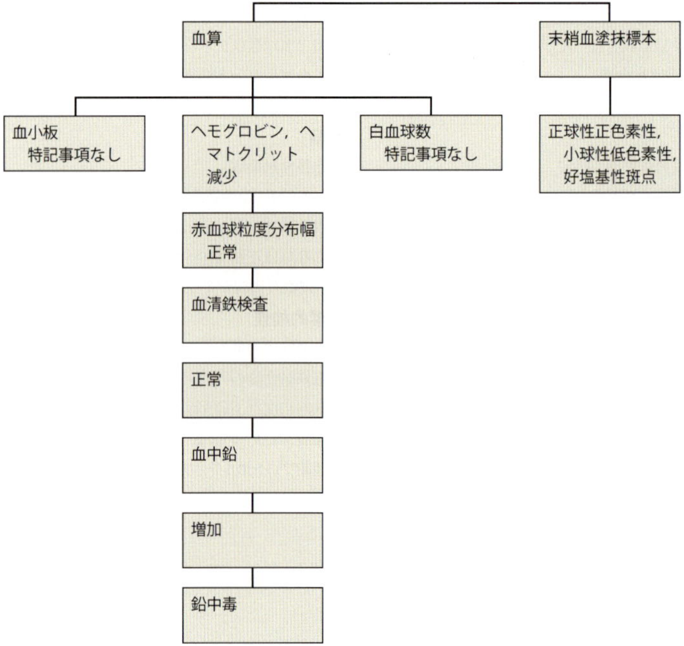

血算
末梢血塗抹標本
血小板
特記事項なし
ヘモグロビン，ヘマトクリット
減少
白血球数
特記事項なし
正球性正色素性，
小球性低色素性，
好塩基性斑点
赤血球粒度分布幅
正常
血清鉄検査
正常
血中鉛
増加
鉛中毒

鉄芽球性貧血

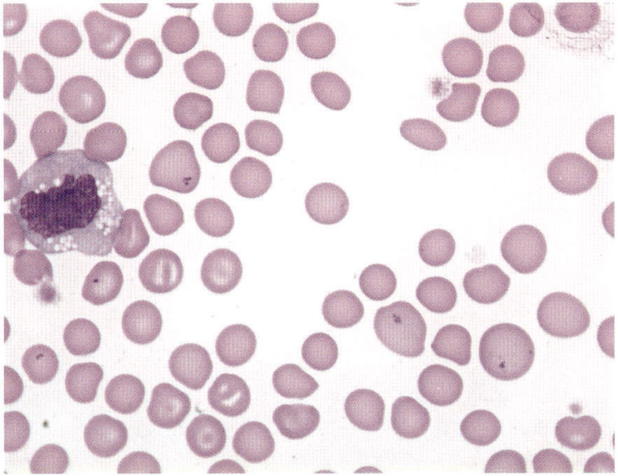

図ⅡA 2-7
末梢血塗抹標本

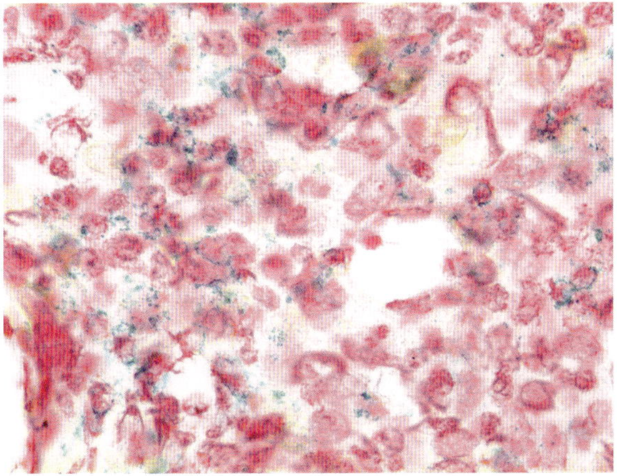

図ⅡA 2-8
プルシアンブルー染色

臨床的特徴

- 肝脾腫
  - 遺伝性
    - 通常は伴性
    - 常染色体性のこともある
  - 後天性
    - 特発性〔骨髄異形成症候群の一種（環状鉄芽球を伴う不応性貧血：RARS）〕
    - 二次性（例：薬剤）

病理

- 共通の特徴
  - 無効赤血球造血
  - 組織鉄増加（環状鉄芽球）
  - 酵素活性の異常によるプロトポルフィリンやヘムの合成不全
- 遺伝性
  - ヘム合成酵素の異常により，症状は早期に現れる
- 特発性
  - クローン性異常
  - 赤血球分布異常
  - ヘム合成酵素の異常
- 二次性
  - 薬剤
    - 酵素抑制

検査所見の特徴

白血球

- 正常から減少

血小板

- 特記事項なし

赤血球

- 通常は小球性低色素性貧血
- 二相性（低色素性と正色素性の 2 種の赤血球が混在する状態）
- 赤血球粒度分布幅増加
- 網赤血球数は正常ないしやや増加
- 好塩基性斑点
- パッペンハイマー小体

骨髄

- 赤血球過形成
- 多数の鉄芽球や環状鉄芽球

化学的検査

- ヘモジデリンは増加
- 血清鉄増加
- 総鉄結合能は正常ないし低下
- 鉄飽和度は正常ないし上昇
- 血清フェリチン値上昇

◎診断概要

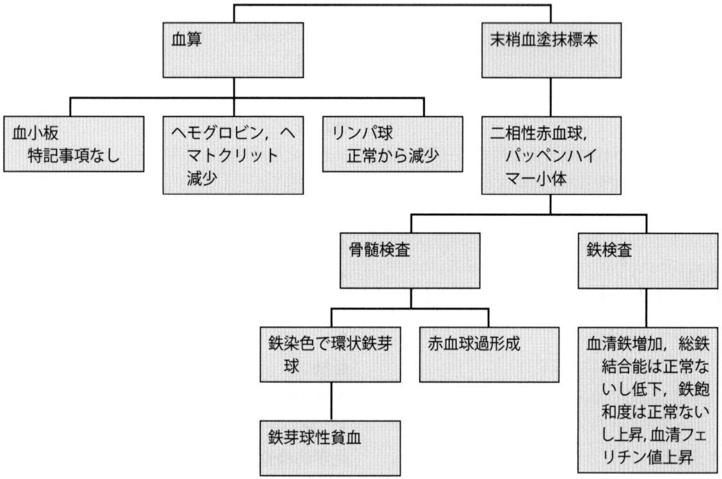
血算
末梢血塗抹標本
血小板 特記事項なし
ヘモグロビン，ヘマトクリット減少
リンパ球 正常から減少
二相性赤血球，パッペンハイマー小体
骨髄検査
鉄検査
鉄染色で環状鉄芽球
赤血球過形成
鉄芽球性貧血
血清鉄増加，総鉄結合能は正常ないし低下，鉄飽和度は正常ないし上昇，血清フェリチン値上昇

葉酸欠乏症

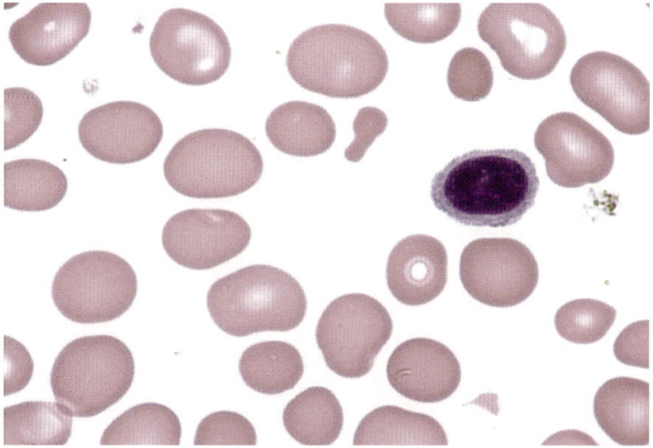

図ⅡA 3-1
末梢血塗抹標本

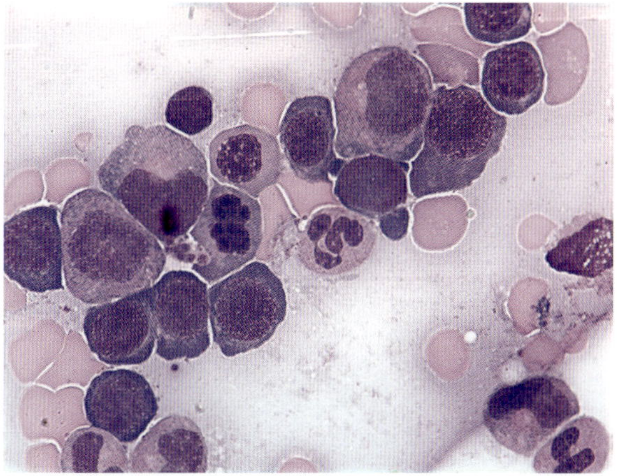

図ⅡA 3-2
骨髄塗抹標本

臨床的特徴

- 通常は造血系と胃腸系に影響をおよぼす
- 神経系はおかされない
- 貧血は葉酸欠乏の2～3カ月後にはじまり，重篤となることがある
- 偏食，アルコール依存症，食事摂取不良の既往
- 舌炎

病理

- 葉酸欠乏によるDNA合成障害
  - 無効造血
  - 摂取不足（1カ月以内の摂取不足でも葉酸値は低下しうる）
  - 必要量の増加（妊娠）
  - 吸収不良
    - 非熱帯性スプルー（グルテン過敏性腸疾患）
    - 熱帯性スプルー
  - 薬剤惹起性
    - フェニトイン
    - メトトレキサート

検査所見の特徴

白血球

- 顆粒球減少
- 過分葉核好中球

血小板

- 血小板減少

赤血球

- 大球性正色素性貧血
- 大卵形赤血球の存在
- 有核赤血球の存在
- ハウエル-ジョリー小体，カボット環，好塩基性斑点
- 網赤血球数は正常ないし減少
- 多染性は認めない
- 赤血球粒度分布幅増加

骨髄

- 巨赤芽球性赤血球前駆細胞
- 巨大な骨髄球や後骨髄球が認められる
- 巨核球は過分葉を呈し，数は増加している

化学的検査

- 間接ビリルビン値上昇
- 血清乳酸脱水素酵素値上昇
- 血清葉酸値低下
- 赤血球葉酸値低下
- メチルマロン酸値は正常
- 血清ビタミンB_{12}値は正常から低下
- ホモシステイン値上昇

◎診断概要

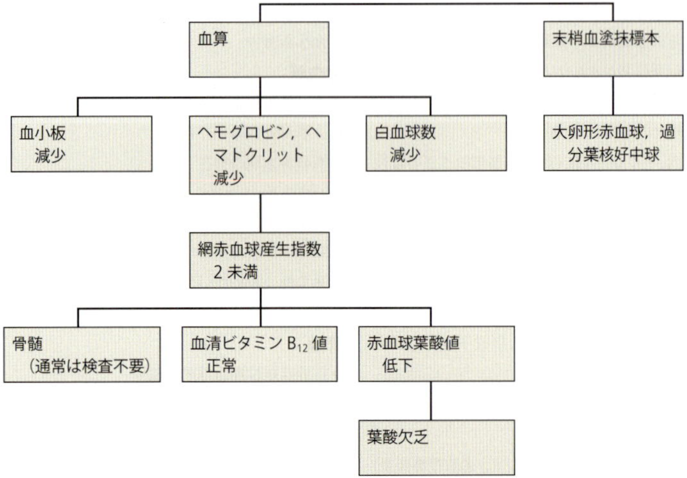
血算
末梢血塗抹標本
血小板 減少
ヘモグロビン，ヘマトクリット 減少
白血球数 減少
大卵形赤血球，過分葉核好中球
網赤血球産生指数 2 未満
骨髄（通常は検査不要）
血清ビタミン B_{12} 値 正常
赤血球葉酸値 低下
葉酸欠乏

ビタミン B_{12} 欠乏症（悪性貧血）

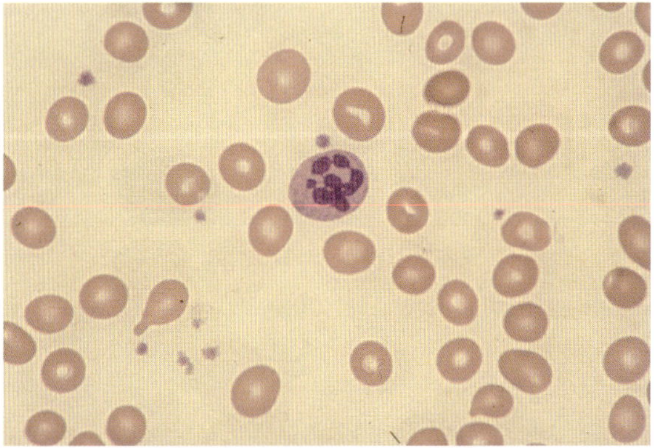

図ⅡA 3-3
末梢血塗抹標本

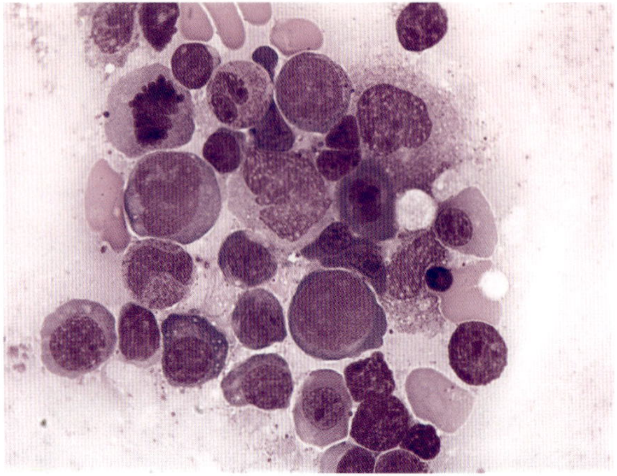

図ⅡA 3-4
骨髄塗抹標本

臨床的特徴

- 通常は60歳以上に発症する
- 潜行性発症
- 疲労，虚弱，黄色を帯びた蝋のように蒼白
- 平滑舌
- 胃腸症状の訴え
- 知覚異常，精神変調，痙性歩行

病理

- DNA合成の異常
  - 無効造血
- 原因
  - ビタミン B_{12} 摂取の欠如（米国ではまれ）
  - 内因子，ないし壁細胞成分に対する抗体
  - 回腸での吸収低下
  - 取り込み低下（解剖学的異常）
  - トランスコバラミンII欠乏
  - 細胞代謝異常〔亜酸化窒素（笑気ガス）〕

検査所見の特徴

白血球

- 好中球減少
- 過分葉核の好中球や好酸球

血小板

- 血小板減少
- 大型血小板が存在する

赤血球

- 大球性正色素性貧血
- 卵形大赤血球
- 大小不同症，奇形赤血球症
- 末梢血に有核赤血球
- ハウエル-ジョリー小体，好塩基性斑点，カボット環
- 網赤血球の相対数は正常であるが，網赤血球産生指数は2未満

骨髄

- 過形成。骨髄球系：赤血球系細胞比はおよそ1：1
- 赤血球系，顆粒球系，巨核球系細胞に，巨赤芽球性変化
- 巨大後骨髄球が存在する

化学的検査

- 乳酸脱水素酵素値上昇
- 非抱合ビリルビン値上昇
- ハプトグロビン値低下
- 鉄値上昇
- ビタミン B_{12} 値低下

◎診断概要

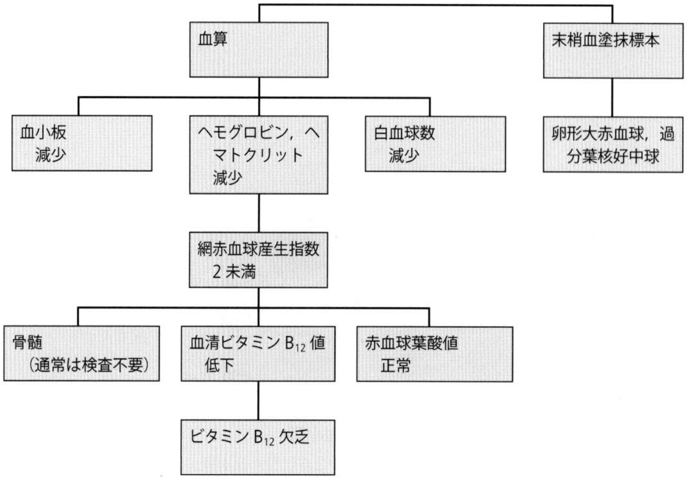

血算
末梢血塗抹標本
血小板 減少
ヘモグロビン，ヘマトクリット 減少
白血球数 減少
卵形大赤血球，過分葉核好中球
網赤血球産生指数 2未満
骨髄（通常は検査不要）
血清ビタミンB12値 低下
赤血球葉酸値 正常
ビタミンB12欠乏

骨髄癆によって引き起こされる貧血

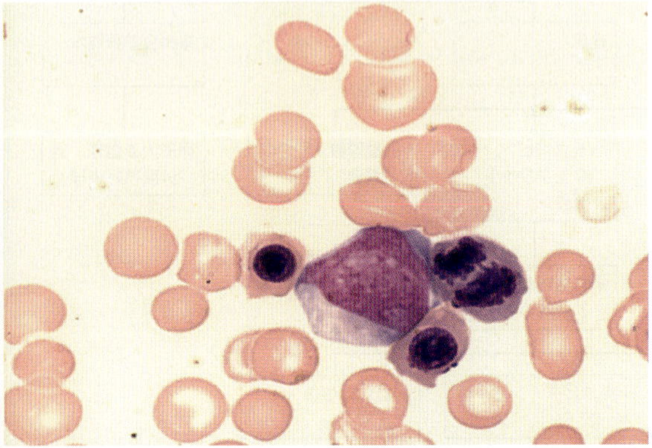

図ⅡA 4-1
末梢血塗抹標本

臨床的特徴

- 虚弱，疲労
- 肝脾腫
- 脾機能亢進症

病理

- 骨髄浸潤（骨髄癆）
  - 腫瘍
  - 原発性骨髄線維症

検査所見の特徴

白血球

- 一定しない
- 未熟な顆粒球が末梢血塗抹標本に認められる

血小板

- ときに巨大血小板
- 正常から減少

赤血球

- 正球性正色素性
- 奇形赤血球症
- 涙滴赤血球
- 有核赤血球が末梢血塗抹標本に認められる

骨髄

- 非特異的変化ないし正常の形態
- 骨髄生検では線維化を示すかもしれない

◎診断概要

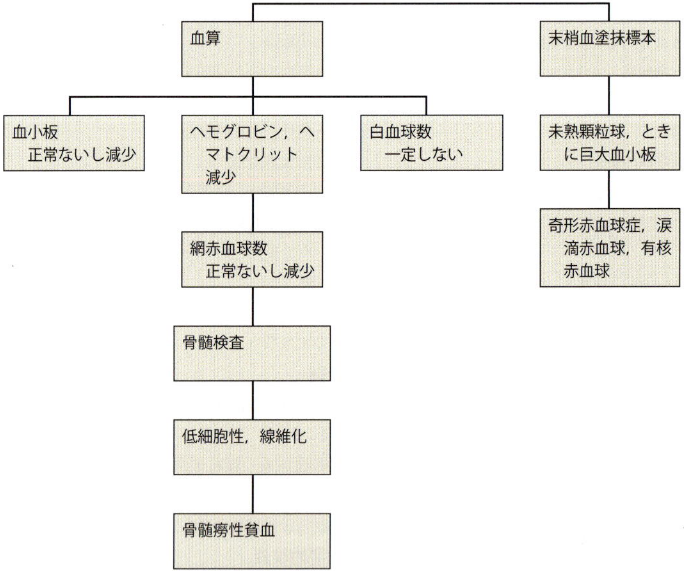
血算
末梢血塗抹標本
血小板 正常ないし減少
ヘモグロビン，ヘマトクリット減少
白血球数 一定しない
未熟顆粒球，ときに巨大血小板
網赤血球数 正常ないし減少
奇形赤血球症，涙滴赤血球，有核赤血球
骨髄検査
低細胞性，線維化
骨髄癆性貧血

後天性再生不良性貧血

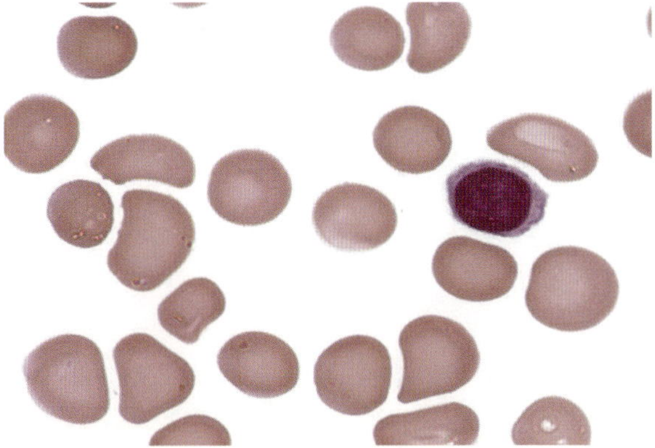

図ⅡA 4-2
末梢血塗抹標本

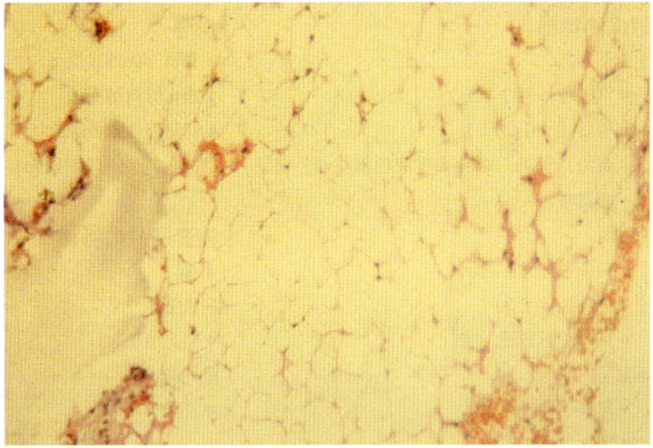

図ⅡA 4-3
骨髄生検

臨床的特徴

- 虚弱
- めまい
- 皮下出血傾向の増大
- 感染症

病理

- 汎血球減少
  - 特発性
  - 化学物質
  - 抗菌薬
  - 免疫異常
  - 放射線照射
  - ウイルス感染症
- CD34 陽性造血幹細胞の減少
- 発作性夜間ヘモグロビン尿症

検査所見の特徴

白血球

- 好中球減少
- リンパ球数は正常

血小板

- 減少

赤血球

- 正球性正色素性貧血であるが，やや大球性のこともある
- 赤血球粒度分布幅正常
- 補正網赤血球数は減少する

骨髄

- 低形成

重症再生不良性貧血の診断基準

- 好中球数：500/μL 未満
- 血小板数：20 万/μL 未満
- 補正網赤血球数は赤血球の 1%未満
- 骨髄細胞性 30%未満
- 他の病理所見なし

◎診断概要

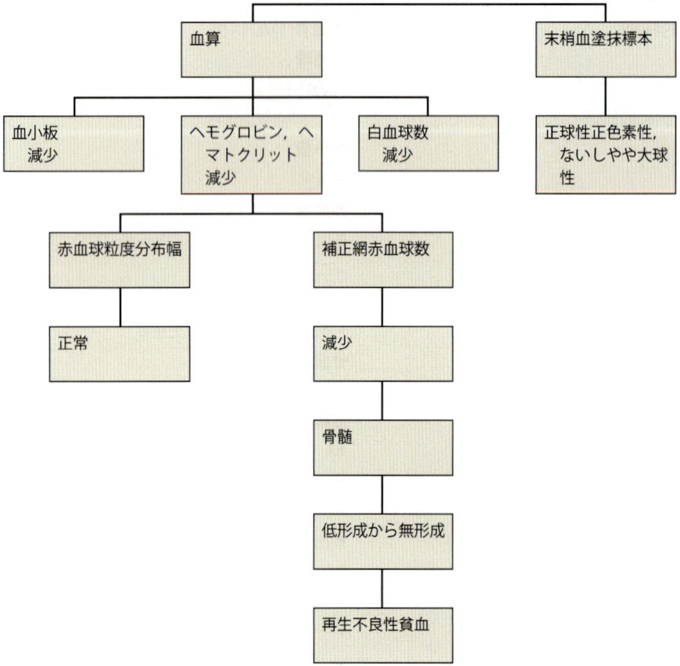

血算
末梢血塗抹標本
血小板減少
ヘモグロビン，ヘマトクリット減少
白血球数減少
正球性正色素性，ないしやや大球性
赤血球粒度分布幅
補正網赤血球数
正常
減少
骨髄
低形成から無形成
再生不良性貧血

先天性赤血球系異形成貧血

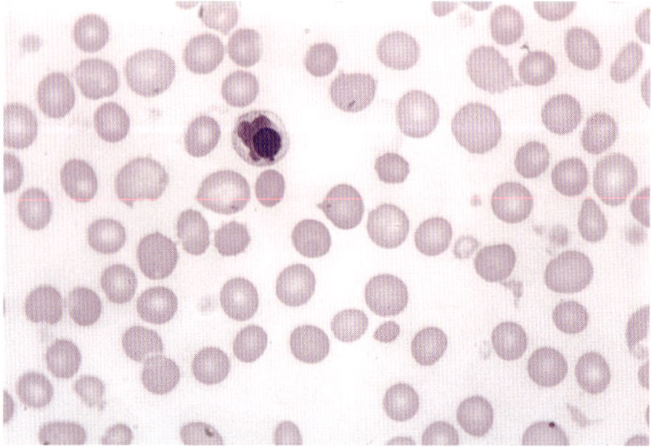

図ⅡA 4-4
末梢血塗抹標本

臨床的特徴

- Ⅰ型
  - 常染色体劣性遺伝
  - 男女比は 1.25：1
  - 黄疸，脾腫，褐色の皮膚色素沈着，指趾の異常
- Ⅱ型
  - 常染色体劣性遺伝
  - 男女比は 1：1
  - 黄疸，肝脾腫，胆石
- Ⅲ型
  - 常染色体優性遺伝
  - 男女比は 1.9：1

病理

- 異常赤血球産生
- 遺伝性骨髄疾患
- 骨髄産生から循環血への赤血球放出に乖離があることによる無効赤血球造血で，貧血に至る

検査所見の特徴

Ⅰ型

白血球

- 特記事項なし

血小板

- 特記事項なし

赤血球

- 軽度の貧血
- 網赤血球数は，赤血球数の 1～7%
- 平均赤血球容積はやや増加
- 大小不同症，奇形赤血球症
- 好塩基性斑点
- 酸性化血清試験は陰性

骨髄

- 赤血球過形成
- 巨赤芽球性
- クロマチン橋形成

II 型

白血球

- 特記事項なし

血小板

- 特記事項なし

赤血球

- 正球性正色素性貧血
- 大小不同症，奇形赤血球症
- 涙滴赤血球
- 好塩基性斑点
- 健常人の酸性化血清では 30%で溶血するが，患者自身の酸性化血清では溶血しない赤血球
- 砂糖水試験は陰性

骨髄

- ゴーシェ細胞様細胞
- 赤血球過形成
- 正赤芽球性
- 2 核，多核

III 型

白血球

- 特記事項なし

血小板

- 特記事項なし

赤血球

- 軽度から中等度の貧血
- 平均赤血球容積は正常からやや増加
- 酸性化血清試験は陰性

骨髄

- 赤血球過形成
- 巨赤芽球性ではない
- 多核

◎診断概要

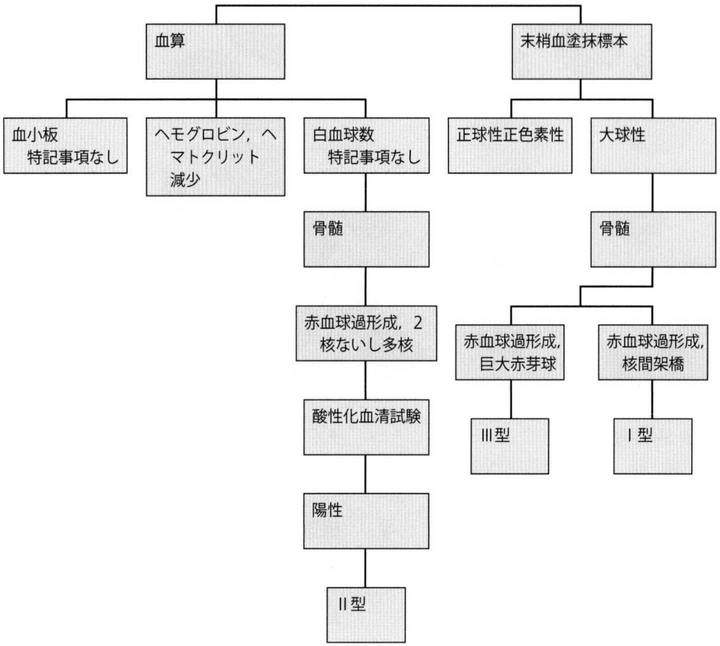

血算
末梢血塗抹標本
血小板
特記事項なし
ヘモグロビン，ヘマトクリット減少
白血球数
特記事項なし
正球性正色素性
大球性
骨髄
骨髄
赤血球過形成，2核ないし多核
赤血球過形成，巨大赤芽球
赤血球過形成，核間架橋
酸性化血清試験
III 型
I 型
陽性
II 型

先天性赤芽球癆(ダイアモンド-ブラックファン貧血)

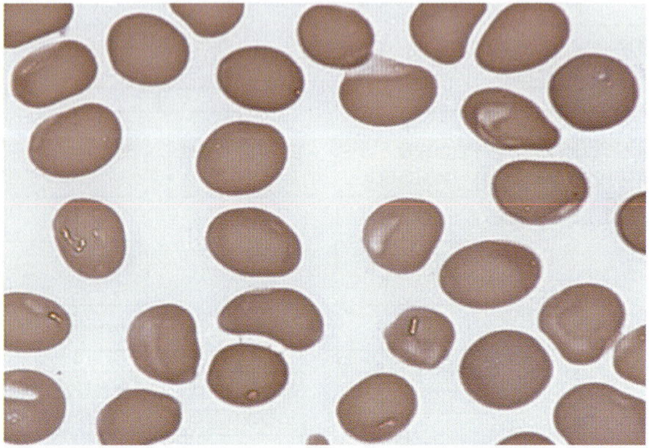

図ⅡA 4-5
末梢血塗抹標本

臨床的特徴

- 腎臓，眼，骨格，心臓の先天性奇形
- 蒼白，無気力，食欲不振，発育不良，息切れを伴ううっ血性心不全に進む
- 肝脾腫

病理

- 病因は基本的には不明
- 赤血球前駆細胞の内因性異常は，アデノシンデアミナーゼやプリンヌクレオシドホスホリラーゼ欠乏と考えられる
- プリンヌクレオシドホスホリラーゼの減少は細胞複製を阻害する毒性代謝物の蓄積に至るだろう
- 赤血球前駆細胞はエリスロポエチンに反応しない

検査所見の特徴

白血球

- 正常からやや減少

血小板

- 正常からやや増加

赤血球

- 減少
- 網赤血球数は減少する
- エリスロポエチン増加

骨髄

- 骨髄系細胞は正常にみえる
- 赤血球前駆細胞は前赤芽球が優位であり，減少する

化学的検査

- 血清鉄値は正常からやや上昇
- 鉄飽和度は上昇

◎診断概要

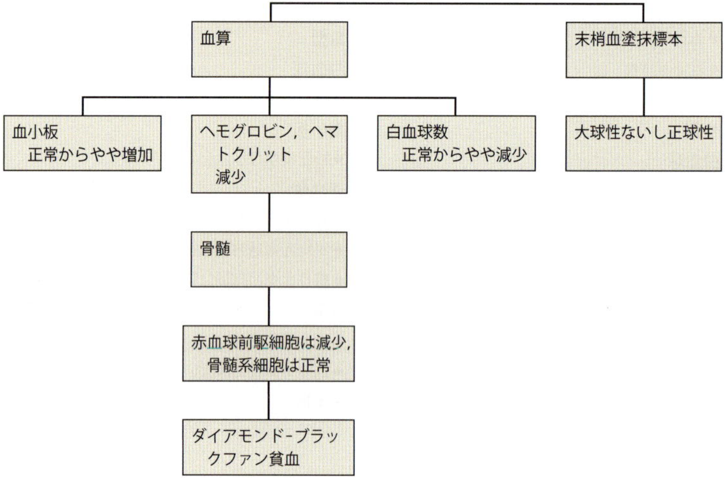
血算
末梢血塗抹標本
血小板
正常からやや増加
ヘモグロビン，ヘマトクリット
減少
白血球数
正常からやや減少
大球性ないし正球性
骨髄
赤血球前駆細胞は減少，骨髄系細胞は正常
ダイアモンド-ブラックファン貧血

ファンコニ貧血

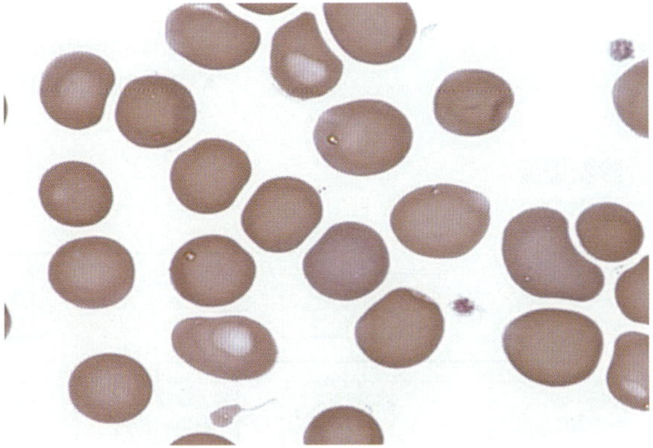

図ⅡA 4-6
末梢血塗抹標本

臨床的特徴

- 低身長
- 皮膚色素沈着
- 腎奇形
- 骨形成不全
- 小頭症
- 精神遅滞
- 感染症
- 男女比は 1：1〜3：1

病理

- 常染色体劣性遺伝
- 根元的な欠陥は完全に明らかなわけではないが，DNA 修復の障害と考えられる
- 染色体異常は，切断，不連続，内部複製（細胞分裂をスキップした DNA 複製），再構成，交換を含む

検査所見の特徴

白血球

- 顆粒球減少

血小板

- 減少

赤血球

- 大球性貧血
- ヘモグロビン F の増加

骨髄

- 低形成
- 赤血球系異形成の可能性もある

◎診断概要

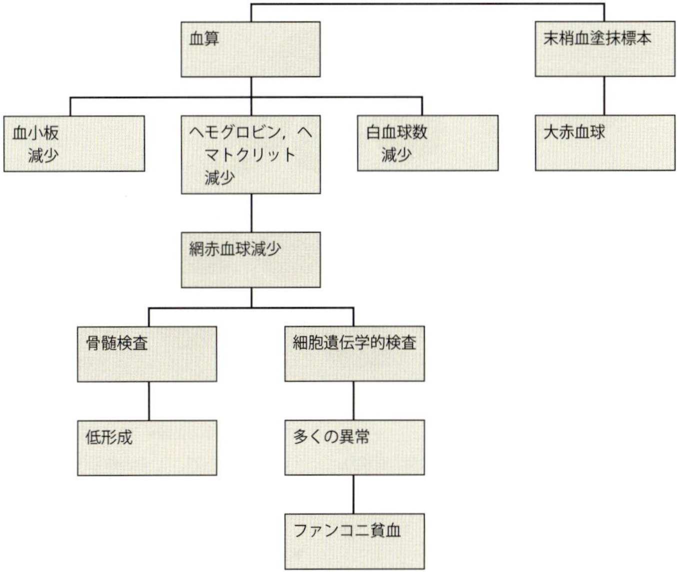
血算
末梢血塗抹標本
血小板減少
ヘモグロビン，ヘマトクリット減少
白血球数減少
大赤血球
網赤血球減少
骨髄検査
細胞遺伝学的検査
低形成
多くの異常
ファンコニ貧血

赤芽球癆

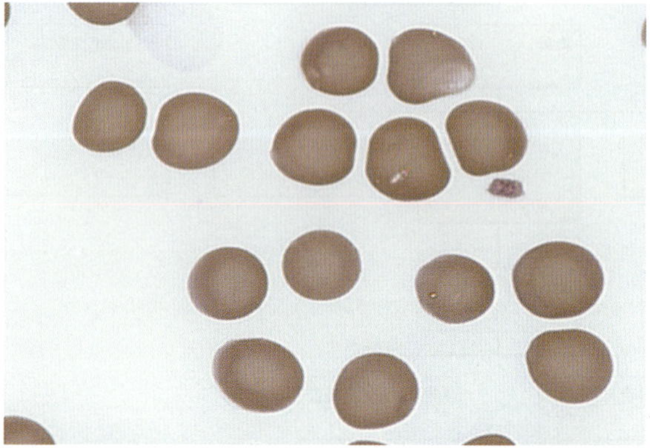

図ⅡA 4-7
末梢血塗抹標本

臨床的特徴

- 重症貧血(虚弱，頭痛，めまい，疲労，耳鳴り，過敏性)
- 一次性
  - 特発性
  - 免疫性
- 二次性
  - 胸腺腫と関連する
  - 悪性新生物
  - 薬剤
  - 感染症

病理

- 赤血球産生はおもに免疫機構で阻害されている
- T 細胞，特に大顆粒リンパ球が，赤血球産生の抑制に関連していると考えられる
- パルボウイルス B19 型による赤血球前駆細胞への特異的な接着
- 骨髄異形成症候群の前駆症状としてのクローン性異常

検査所見の特徴

白血球

- 特記事項なし

血小板

- 特記事項なし

赤血球

- 正球性正色素性貧血
- ヘモグロビン値低下
- ヘマトクリット値低下
- 網赤血球は認めない

骨髄

- 赤血球系細胞が存在しない
- 骨髄系や巨核球系細胞は保たれている

◎診断概要

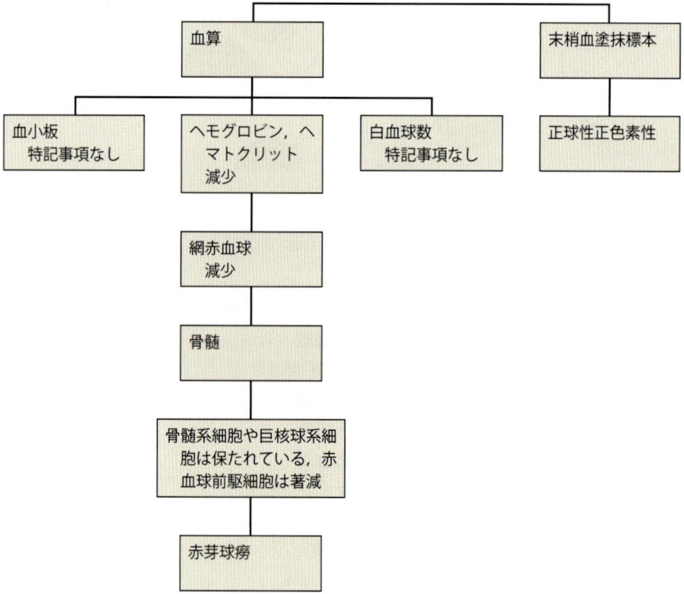

血算
末梢血塗抹標本
血小板
特記事項なし
ヘモグロビン，ヘマトクリット
減少
白血球数
特記事項なし
正球性正色素性
網赤血球
減少
骨髄
骨髄系細胞や巨核球系細胞は保たれている，赤血球前駆細胞は著減
赤芽球癆

αサラセミア（αグロビン遺伝子４座の欠失）

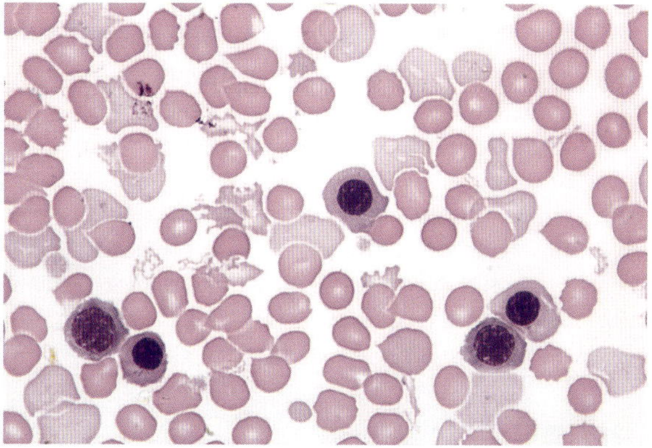

図ⅡA 5-1
臍帯血塗抹標本

臨床的特徴

- 胎児水腫となり，患児は死産ないし生後数時間以内に死亡する
- 著明な肝脾腫
- 著明な貧血

病理

- 両親は通常，αサラセミアのヘテロ接合体（--/αα）である
- α鎖が形成されない（--/--）
- 遊離γ鎖が四量体を形成して，ヘモグロビンが生じる
- ヘモグロビン-バート(酸素親和性が非常に高い)
- 過剰なβ鎖は四量体および赤血球封入体を形成し，寿命を短縮させる

検査所見の特徴

白血球

- 特記事項なし

血小板

- 特記事項なし

赤血球

- 大球性低色素性貧血
- 平均赤血球ヘモグロビン量減少
- 平均赤血球容積増加
- 有核赤血球の増加
- ヘモグロビン-バート（γ鎖が四量体を形成）80〜90％
- ヘモグロビン-ポートランド(δ鎖1対とγ鎖1対からなる）10〜20％
- ヘモグロビンH（β鎖が四量体を形成）の痕跡

◎診断概要

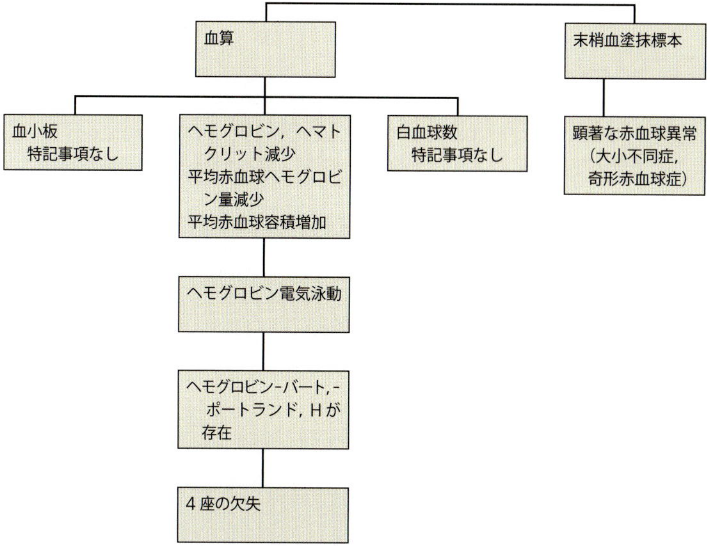
血算
末梢血塗抹標本
血小板
特記事項なし
ヘモグロビン，ヘマトクリット減少
平均赤血球ヘモグロビン量減少
平均赤血球容積増加
白血球数
特記事項なし
顕著な赤血球異常
（大小不同症，奇形赤血球症）
ヘモグロビン電気泳動
ヘモグロビン-バート，-ポートランド，Hが存在
4座の欠失

αサラセミア〔αグロビン遺伝子 3 座の欠失（ヘモグロビン H 症）〕

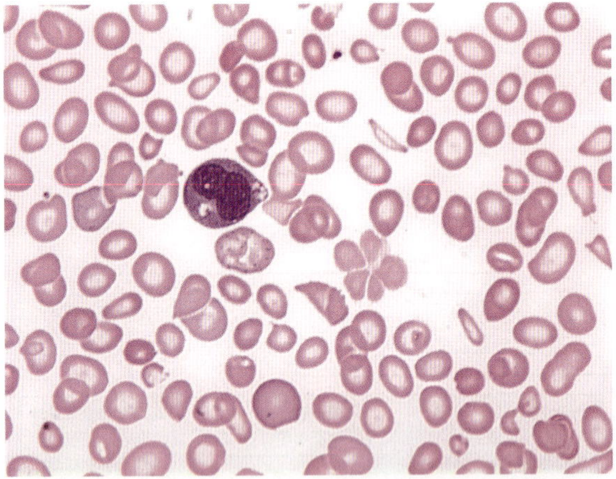

図ⅡA 5-2
末梢血塗抹標本

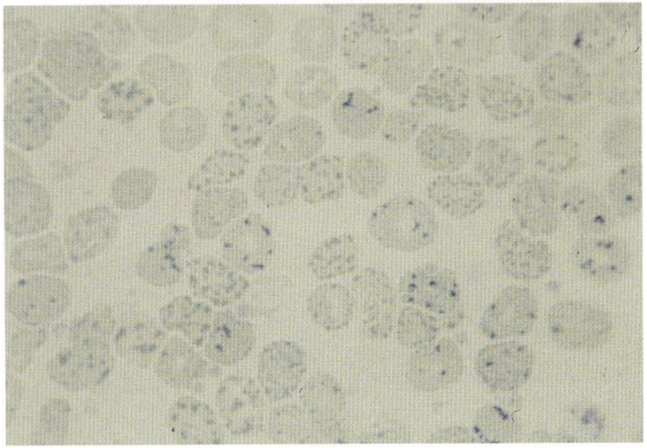

図ⅡA 5-3
ブリリアントクレシルブルー染色

臨床的特徴

- 脾腫
- 貧血は一定しない。妊娠，感染症，酸化剤へ曝露した際により重症化する

病理

- αグロビン遺伝子 3 座の欠失（--/-α）
  - ヘモグロビン A の減少とそれによる酸素供給の減少
- 過剰な対をなさない β 鎖が存在し，不安定な四量体（β_4）を形成する（ヘモグロビン H）
  - ヘモグロビン H は高い酸素親和性を有するため，酸素供給が減少することになる
- 四量体は赤血球代謝，膜機能，変形能の障害を引き起こし，慢性溶血性貧血となる

検査所見の特徴

白血球

- 特記事項なし

血小板

- 特記事項なし

赤血球

- ヘモグロビン値：8.0～10.0 g/dL
- 網赤血球数は，赤血球数の 5～10％
- 小球性低色素性貧血
- 赤血球粒度分布幅増加
- 奇形赤血球症
- 多染性

◎診断概要

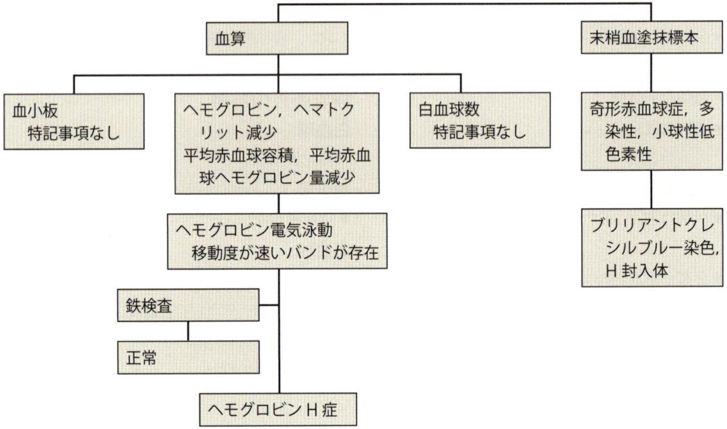

血算
末梢血塗抹標本
血小板
特記事項なし
ヘモグロビン，ヘマトクリット減少
平均赤血球容積，平均赤血球ヘモグロビン量減少
白血球数
特記事項なし
奇形赤血球症，多染性，小球性低色素性
ヘモグロビン電気泳動
移動度が速いバンドが存在
ブリリアントクレシルブルー染色，H 封入体
鉄検査
正常
ヘモグロビン H 症

軽症型αサラセミアと無症候性保因者

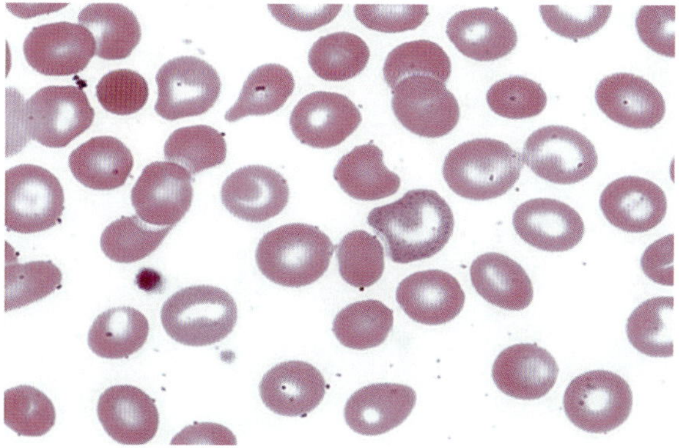

図ⅡA 5-4
末梢血塗抹標本

臨床的特徴

- 軽症型や無症候性保因者では臨床症状はない

病理

軽症型

- αグロビン鎖産生減少
- 2 種類が存在する
  - α^0 サラセミアのヘテロ接合体（--/αα）
  - α^+ サラセミアのホモ接合体（-α/-α）
- 両型とも東南アジア人，中国人，フィリピン人によくみられる
- ホモ接合体はアフリカ系米国人によくみられる（約 3%）

無症候性保因者

- α^+ サラセミアのヘテロ接合体（-α/αα）は東南アジア人，中国人，フィリピン人によくみられる
- アフリカ系米国人の約 28%は，α^+ サラセミアのヘテロ接合体を有する

検査所見の特徴

軽症型

白血球

- 特記事項なし

血小板

- 特記事項なし

赤血球

- 小球性で，やや低色素性の貧血
- 奇形赤血球症
- 標的赤血球
- 赤血球粒度分布幅正常からやや増加
- ヘモグロビン H 封入体が，ときにブリリアントクレシルブルー染色でみられる
- ヘモグロビン-バートが臍帯血で，5～15%みられる（生後約 3 カ月以降は正常）

無症候性保因者

白血球

- 特記事項なし

血小板

- 特記事項なし

赤血球

- 血液学的異常なし
- ヘモグロビン-バートが 5～15%，生下時にみられる
- ヘモグロビン H 封入体が，まれにブリリアントクレシルブルー染色でみられる

◎診断概要

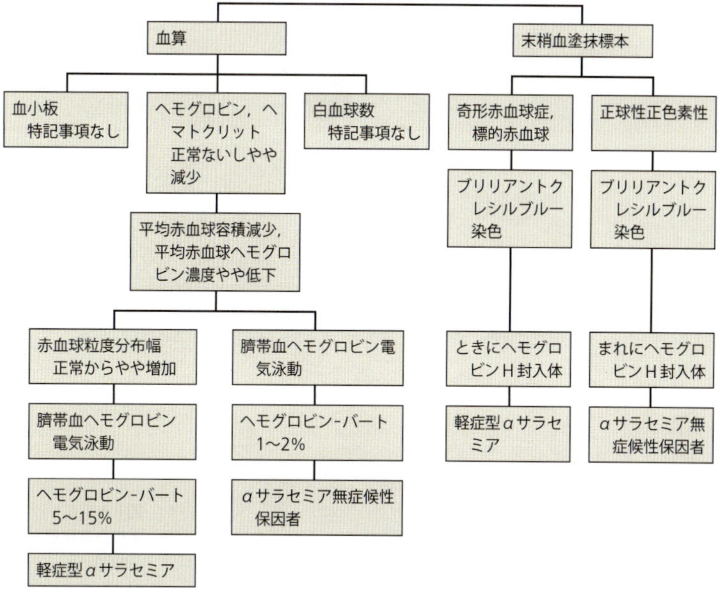
血算
末梢血塗抹標本
血小板 特記事項なし
ヘモグロビン，ヘマトクリット 正常ないしやや減少
白血球数 特記事項なし
奇形赤血球症，標的赤血球
正球性正色素性
平均赤血球容積減少，平均赤血球ヘモグロビン濃度やや低下
ブリリアントクレシルブルー染色
ブリリアントクレシルブルー染色
赤血球粒度分布幅 正常からやや増加
臍帯血ヘモグロビン電気泳動
ときにヘモグロビンH封入体
まれにヘモグロビンH封入体
臍帯血ヘモグロビン電気泳動
ヘモグロビン-バート 1～2%
軽症型αサラセミア
αサラセミア無症候性保因者
ヘモグロビン-バート 5～15%
αサラセミア無症候性保因者
軽症型αサラセミア

βサラセミア

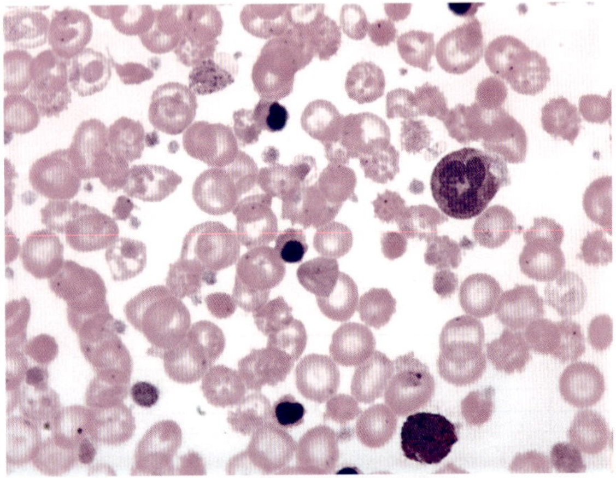

図ⅡA 5-5
末梢血塗抹標本
（重症型）

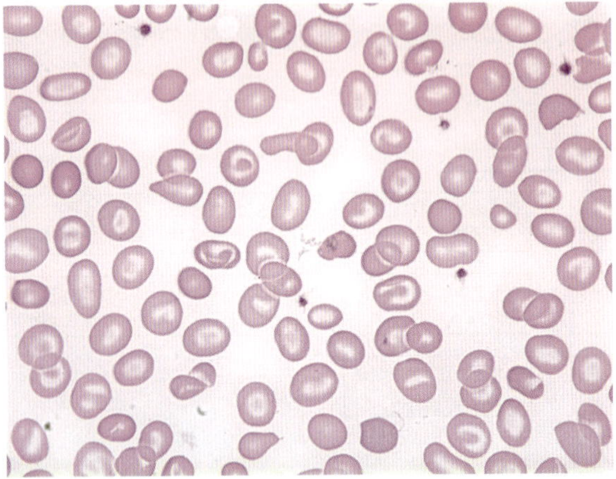

図ⅡA 5-6
末梢血塗抹標本
（中間型）

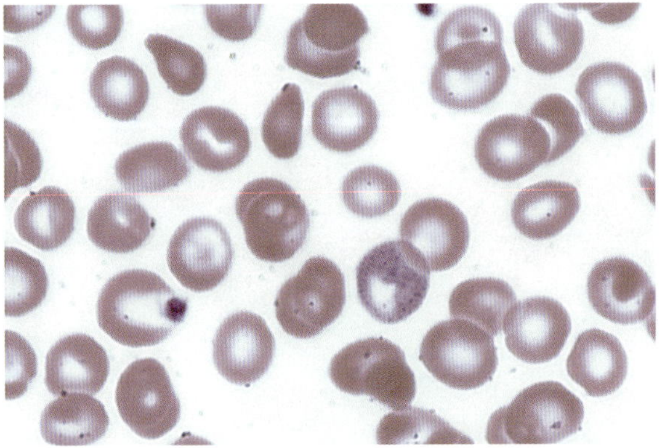

図ⅡA 5-7
末梢血塗抹標本
（軽症型）

臨床的特徴

- 重症型
  - 重症貧血
  - 輸血依存性
  - 成長遅延
  - 著明な肝脾腫
  - 重症無効赤血球造血
  - 鉄過剰による早期死亡
- 中間型
  - 中等度の貧血
  - 脾腫
  - 中等度の無効赤血球造血
- 軽症型
  - 軽度の貧血
  - 通常は症状なし

病理

- β鎖の産生は欠如するか減少する（β鎖が多く産生されるほど症状は軽くなる）
- 対をなさないα鎖が蓄積し，凝集する
  - 無効赤血球造血
  - 慢性溶血機転
- 赤血球ヘモグロビン産生減少

検査所見の特徴

白血球

- 特記事項なし

血小板

- 特記事項なし

赤血球

- 有核赤血球が末梢血塗抹標本に存在する（重症型および中間型でみられる）
- 小球性低色素性貧血
- 標的赤血球が存在する
- ゆがんだ赤血球
- 好塩基性斑点
- 赤血球粒度分布幅正常からやや増加
- ヘモグロビン，ヘマトクリットに比べて赤血球数が増加する

骨髄

- αグロビン鎖の蓄積による無効赤血球造血
- 極度に過形成

ヘモグロビン電気泳動

- β^0サラセミアでは，ヘモグロビンFとヘモグロビンA_2のみがみられる
- β^+サラセミアでは，少量のヘモグロビンAがみられる
- ヘモグロビンA_2の増加はβサラセミアを示唆する

◎診断概要

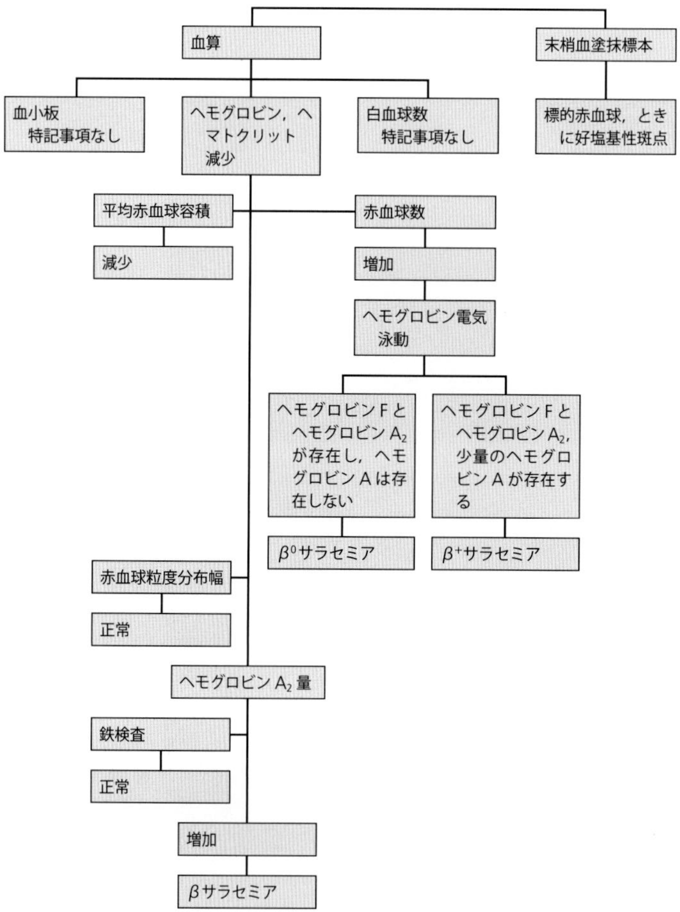

血算
末梢血塗抹標本
血小板 特記事項なし
ヘモグロビン，ヘマトクリット 減少
白血球数 特記事項なし
標的赤血球，ときに好塩基性斑点
平均赤血球容積
減少
赤血球数
増加
ヘモグロビン電気泳動
ヘモグロビンFとヘモグロビンA2が存在し，ヘモグロビンAは存在しない
ヘモグロビンFとヘモグロビンA2，少量のヘモグロビンAが存在する
β0サラセミア
β+サラセミア
赤血球粒度分布幅
正常
ヘモグロビンA2量
鉄検査
正常
増加
βサラセミア

ヘモグロビン C

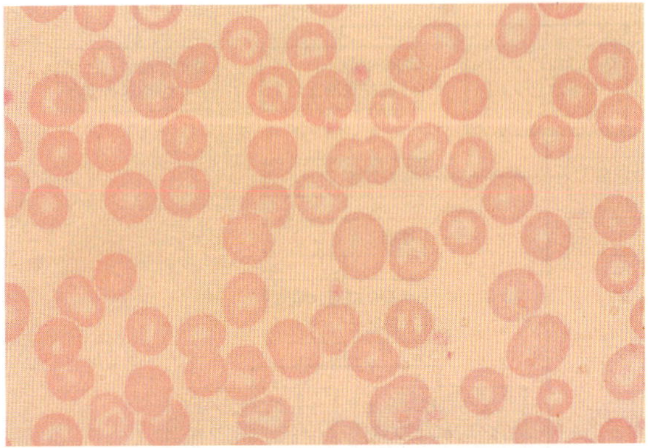

図ⅡA 5-8
末梢血塗抹標本
（ヘテロ接合体）

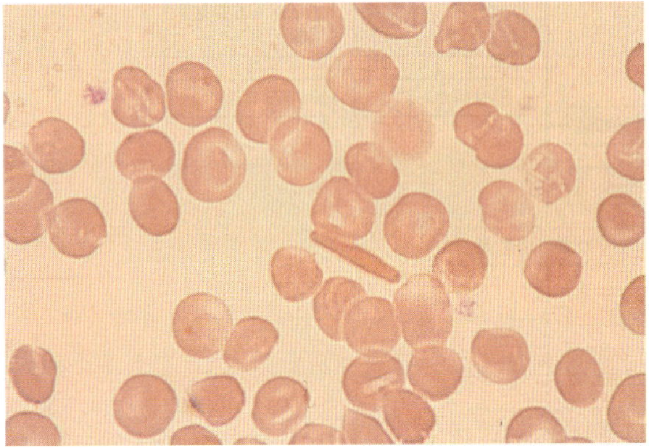

図ⅡA 5-9
末梢血塗抹標本
（ホモ接合体）

臨床的特徴

- 軽度から中等度の溶血
- 触知できるほどの脾腫
- 胆石症や無形成性発作が起こることがある
- 関節痛はよくみられる
- 腹痛を呈することもある
- ヘモグロビン C ヘテロ接合体では臨床的症状を呈さない

病理

- α_2/β_2（β 鎖 6 番目のアミノ酸であるグルタミン酸がリジンに置換される）
- ヘモグロビン C は比較的不溶性であるため，赤血球が柔軟性に欠けるようになる
- カリウムや細胞水和を失う
- 赤血球が断片化し膜物質を失い，結果として小球状赤血球となる

検査所見の特徴

白血球

- 特記事項なし

血小板

- 特記事項なし

赤血球

- 小球状赤血球が存在する
- 網赤血球数は 4〜8％
- ヘマトクリット値：0.25〜0.37 L/L（25〜37％）
- 標的赤血球約 30〜100％
- オキシヘモグロビン状態では，ヘモグロビン C 結晶がみられる

ヘモグロビン電気泳動

- ホモ接合体：ヘモグロビン C が約 100％
- ヘテロ接合体：ヘモグロビン C が 30〜40％，A が 50〜60％，A_2 はやや増加

◎診断概要

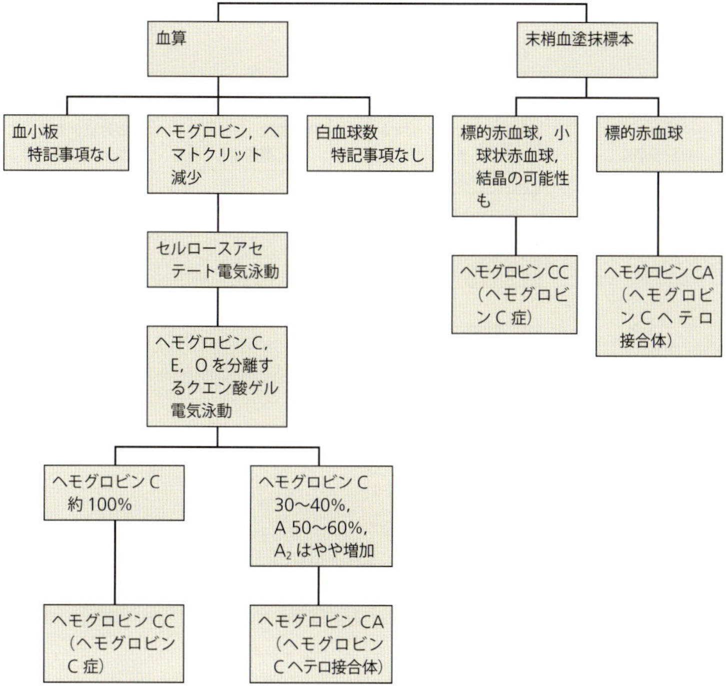

血算
末梢血塗抹標本
血小板 特記事項なし
ヘモグロビン，ヘマトクリット減少
白血球数 特記事項なし
標的赤血球，小球状赤血球，結晶の可能性も
標的赤血球
セルロースアセテート電気泳動
ヘモグロビンCC（ヘモグロビンC症）
ヘモグロビンCA（ヘモグロビンCヘテロ接合体）
ヘモグロビンC，E，Oを分離するクエン酸ゲル電気泳動
ヘモグロビンC 約100%
ヘモグロビンC 30～40%，A 50～60%，A2はやや増加
ヘモグロビンCC（ヘモグロビンC症）
ヘモグロビンCA（ヘモグロビンCヘテロ接合体）

ヘモグロビンコンスタントスプリング症候群

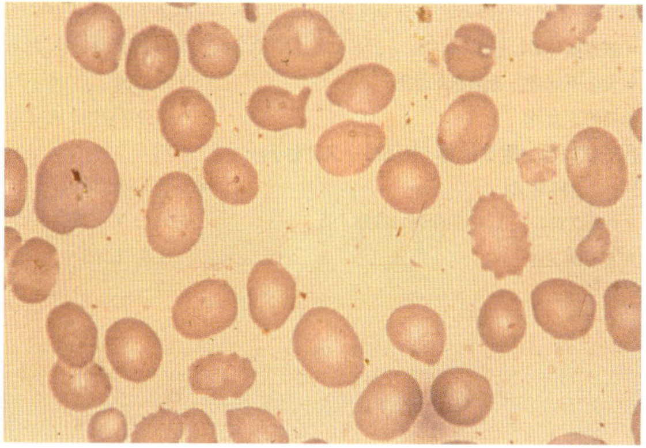

図ⅡA 5-10
末梢血塗抹標本

臨床的特徴

- ホモ接合体では軽症型 α サラセミアに似た状態を呈す（軽度の貧血，軽度の黄疸，脾腫）
- ヘテロ接合体では通常，臨床的異常を呈さない
- タイ，中国，ギリシャの α サラセミア家系でよくみられる
- 東南アジアのヘモグロビンH症の約40％に起こる

病理

- 4つの異なる型のヘモグロビン
- ヘモグロビンコンスタントスプリングは，C末端にアミノ酸が31個延長した構造異常をもつ2つの α 鎖と，2つの正常な β 鎖との組み合わせによって構成される
- 異常な α 鎖によりメッセンジャーRNA翻訳機構の安定性が落ちるために，合成が低下する
- α 鎖合成異常が α サラセミア様の症候群を引き起こす

検査所見の特徴

白血球

- 特記事項なし

血小板

- 特記事項なし

赤血球

- 軽度の小球性低色素性貧血

- ヘモグロビン値は通常，9.0〜11.0 g/dL
- 網赤血球数は 3.5〜7.5%
- 大小不同症，奇形赤血球症
- 標的赤血球

ヘモグロビン電気泳動（セルロースアセテート：pH 8.4）

- ヘモグロビン A_2 の陰極側に移動する
- ホモ接合体
    - 生下時にヘモグロビン-バートが存在する
    - ヘモグロビンコンスタントスプリング：5〜7%
    - ヘモグロビン A_2 およびヘモグロビン F は正常
- ヘテロ接合体
    - ヘモグロビンコンスタントスプリング：0.2〜1.7%

◎診断概要

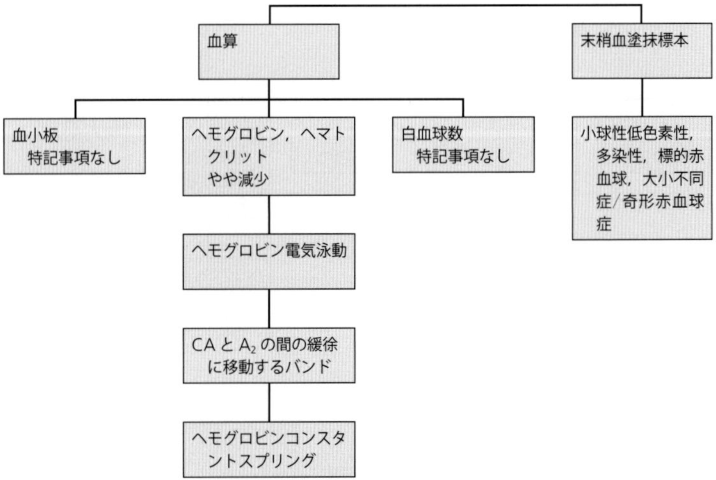

血算
末梢血塗抹標本
血小板 特記事項なし
ヘモグロビン，ヘマトクリット やや減少
白血球数 特記事項なし
小球性低色素性，多染性，標的赤血球，大小不同症/奇形赤血球症
ヘモグロビン電気泳動
CA と A2 の間の緩徐に移動するバンド
ヘモグロビンコンスタントスプリング

ヘモグロビン D

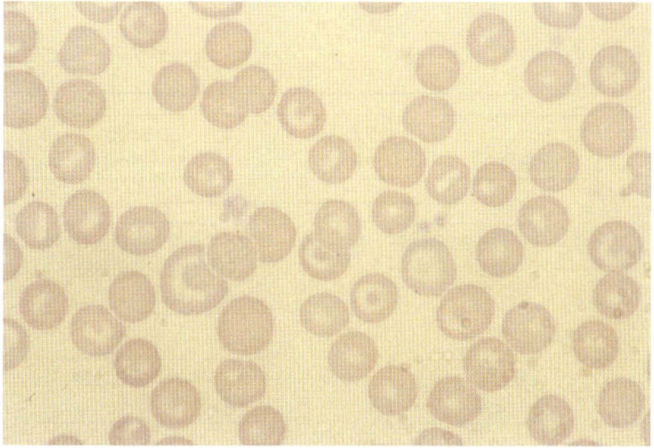

図ⅡA 5-11
末梢血塗抹標本

臨床的特徴

- 疾患はまれ
- ホモ接合体患者は軽度の貧血を有することがある
- ホモ接合体，ヘテロ接合体患者ともに無症状である

病理

- α/β_2（β 鎖 121 番目のアミノ酸であるグルタミン酸がグリシンに置換される）
- 多くの変異が見出されている
  - ヘモグロビン D-パンジャブと-ロサンゼルスがアフリカ系米国人のヘモグロビン D 症で最もよくみられる（0.02％）

検査所見の特徴

白血球

- 特記事項なし

血小板

- 特記事項なし

赤血球

- ホモ接合体患者のヘモグロビン値は正常で，溶血の証拠はないだろう
- 赤血球指数は正常
- 標的赤血球を認めることもある
- 浸透圧脆弱性試験で減少を認めることもある

ヘモグロビン電気泳動

- ホモ接合体
  - ヘモグロビン D 95％とヘモグロビン A_2 正常
- ヘモグロビン D は pH 8.6 でヘモグロビン S とともに移動するが，鎌状赤血球にはならない
- ヘモグロビン D は酸性電気泳動でヘモグロビン A とともに移動する

◎診断概要

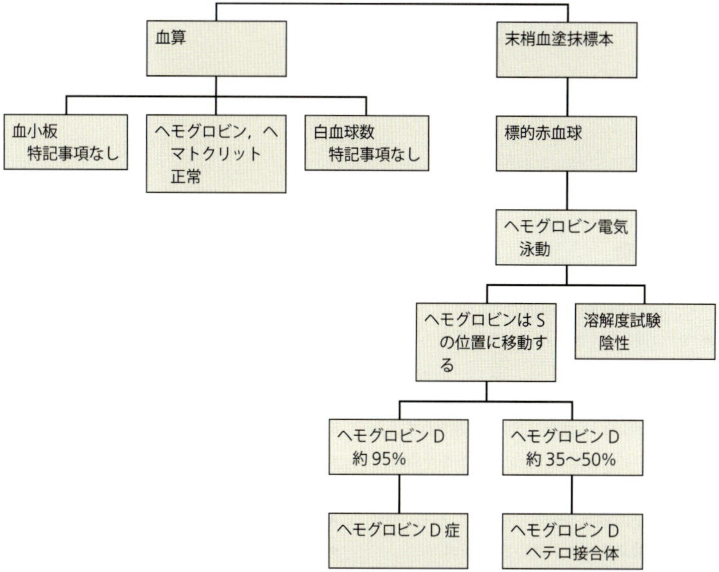

血算
末梢血塗抹標本
血小板 特記事項なし
ヘモグロビン，ヘマトクリット 正常
白血球数 特記事項なし
標的赤血球
ヘモグロビン電気泳動
ヘモグロビンは S の位置に移動する
溶解度試験 陰性
ヘモグロビン D 約 95％
ヘモグロビン D 約 35～50％
ヘモグロビン D 症
ヘモグロビン D ヘテロ接合体

ヘモグロビン E

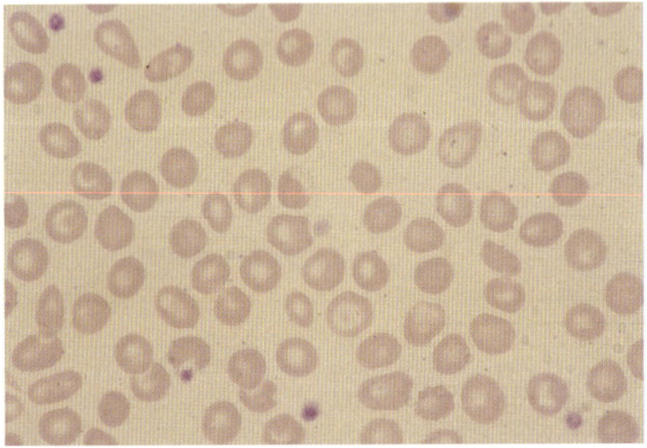

図ⅡA 5-12
末梢血塗抹標本

臨床的特徴

- ホモ接合体：軽症ないし無症状の小球性貧血で，赤血球寿命の短縮を伴う
- ヘテロ接合体：無症状，小赤血球症

病理

- β鎖のグルタミン酸がリジンに置換される
- ヘモグロビンは酸化ストレスにやや不安定である
- 酸素解離曲線はやや右に移動し，ヘモグロビン E の酸素親和性が低いことを示す

検査所見の特徴

白血球

- 特記事項なし

血小板

- 特記事項なし

赤血球

- ヘモグロビン値：12.0〜13.0 g/dL
- 平均赤血球容積減少
- 標的赤血球が存在する
- 赤血球数増加
- 網赤血球数は正常ないし減少

ヘモグロビン電気泳動

- ヘモグロビン E が存在する

◎診断概要

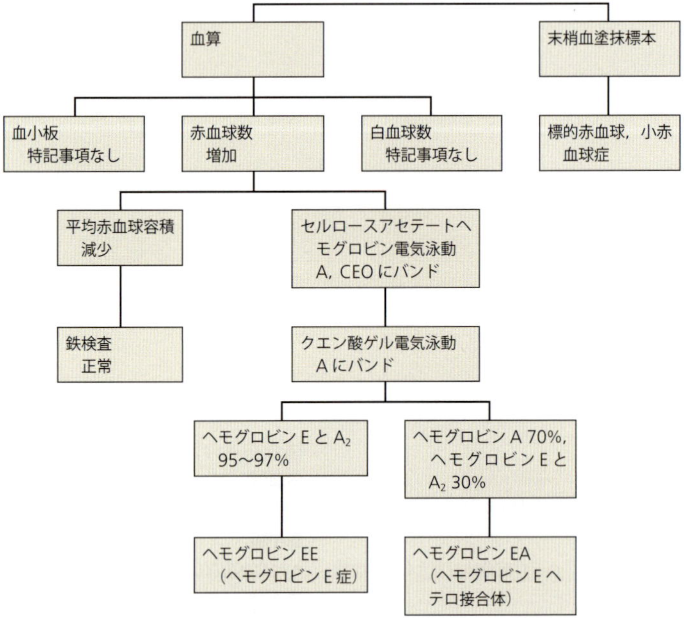
血算
末梢血塗抹標本
血小板 特記事項なし
赤血球数 増加
白血球数 特記事項なし
標的赤血球，小赤血球症
平均赤血球容積 減少
セルロースアセテートヘモグロビン電気泳動 A，CEO にバンド
鉄検査 正常
クエン酸ゲル電気泳動 A にバンド
ヘモグロビン E と A_2 95〜97%
ヘモグロビン A 70%，ヘモグロビン E と A_2 30%
ヘモグロビン EE（ヘモグロビン E 症）
ヘモグロビン EA（ヘモグロビン E ヘテロ接合体）

ヘモグロビンE/βサラセミア

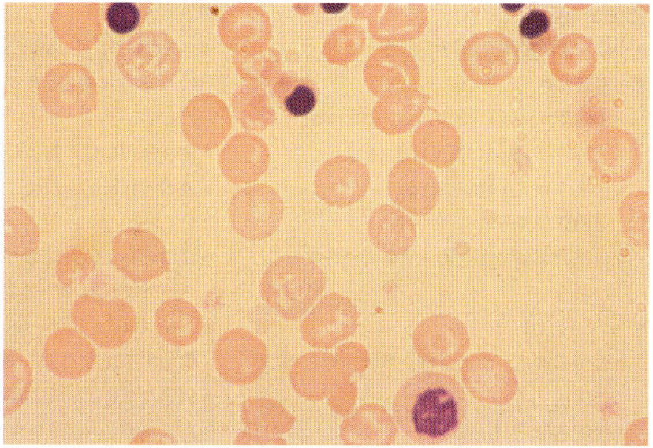

図ⅡA 5-13
末梢血塗抹標本

臨床的特徴

- 中等度から重度の貧血
- 最重症型はE/β^0である
- 貧血は一般にヘモグロビンS/β患者より重症である
- 貧血はヘモグロビンE患者より重症である
- 脾腫

病理

- 東南アジアでは最も一般的な複合型である
- ヘモグロビンEとβサラセミアの複合ヘテロ接合体

検査所見の特徴

白血球

- 特記事項なし

血小板

- 特記事項なし

赤血球

- ヘモグロビン，ヘマトクリット値低下
- 小球性低色素性貧血
- 有核赤血球の存在

ヘモグロビン電気泳動（セルロースアセテート：pH 8.4）

- A，F，CEOにバンド

◎診断概要

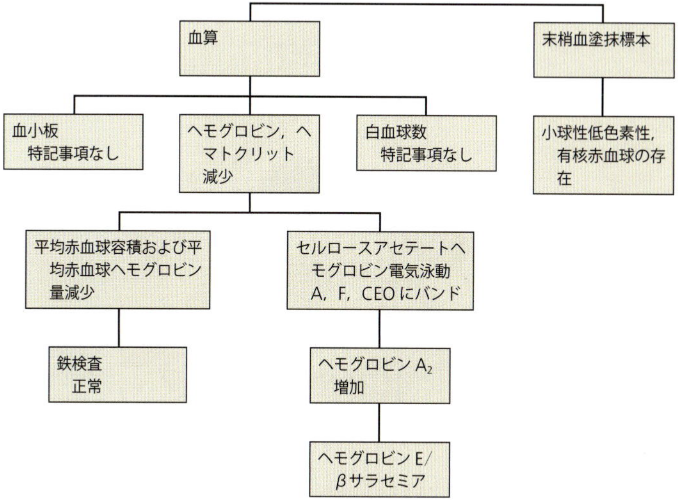

血算
末梢血塗抹標本
血小板 特記事項なし
ヘモグロビン，ヘマトクリット減少
白血球数 特記事項なし
小球性低色素性，有核赤血球の存在
平均赤血球容積および平均赤血球ヘモグロビン量減少
セルロースアセテートヘモグロビン電気泳動 A，F，CEOにバンド
鉄検査 正常
ヘモグロビンA_2 増加
ヘモグロビンE/βサラセミア

ヘモグロビンレポール症候群

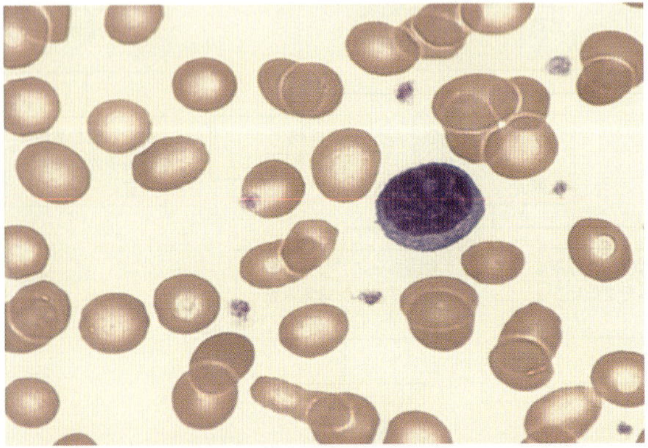

図ⅡA 5-14
末梢血塗抹標本
（ヘテロ接合体）

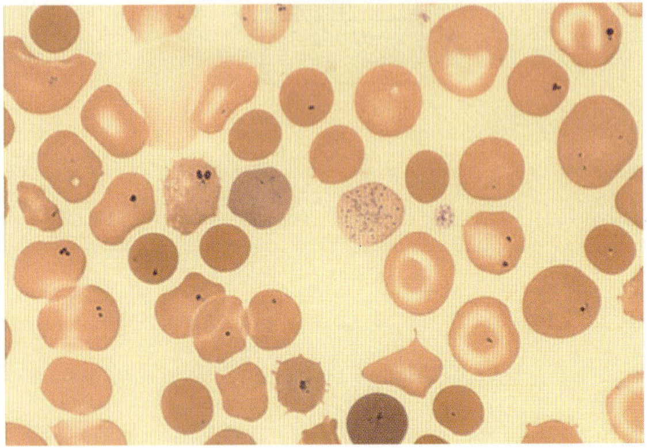

図ⅡA 5-15
末梢血塗抹標本
（ホモ接合体）

臨床的特徴

- 中欧および東欧でよくみられる
- ホモ接合体
  - 中間型サラセミアと似た症状とされる
  - 人種により貧血の程度はさまざま
  - 生後 5 年で症状が現れる
  - 著明な肝脾腫
  - 骨格異常が成長遅延とともに存在することがある
- ヘテロ接合体
  - 軽度の貧血，および軽症型サラセミアに似た症状
  - 無症状のこともある
  - 軽度の脾腫

病理

- ヘモグロビン非 α 鎖は，δ 鎖の N 末端が β 鎖の C 末端に融合した δ－β グロビンハイブリッド鎖である
- 細胞分裂中に，離れた染色体上にある δ 鎖と β 鎖の異常結合が起こることで生じると信じられている
- 2 つのハイブリッド鎖が 2 つの α 鎖と結合してヘモグロビンレポールを形成する
- ヘモグロビンレポールは安定で，やや酸素が増加する以外は正常の機能を有している
- 異常なグロビン鎖は無効合成され，過剰な α 鎖は沈殿し，変形できずに細胞膜傷害に至る（結果として溶血性貧血となる）

検査所見の特徴

ホモ接合体

- ヘモグロビン値は通常，4.0〜11.0 g/dL
- 小球性低色素性貧血
- 大小不同症，奇形赤血球症，標的赤血球，好塩基性斑点，パッペンハイマー小体

ヘテロ接合体

- ヘモグロビン値はやや低下する
- 小球性低色素性貧血

骨髄

- 骨髄赤血球系が膨張し，異常赤血球を産生する
- 無効赤血球造血によって異常赤血球が破壊され，貧血となる

ヘモグロビン電気泳動（セルロースアセテート：pH 8.4）

- ホモ接合体
  - ヘモグロビン A：0%
  - ヘモグロビン A_2：0%
  - ヘモグロビン F：75%
  - ヘモグロビンレポール：25%（ヘモグロビンレポールはヘモグロビン S のように移動する）
- ヘテロ接合体
  - ヘモグロビン A：75〜85%
  - ヘモグロビン A_2：約 2%
  - ヘモグロビン F：1〜6%
  - ヘモグロビンレポール：7〜15%

◎診断概要

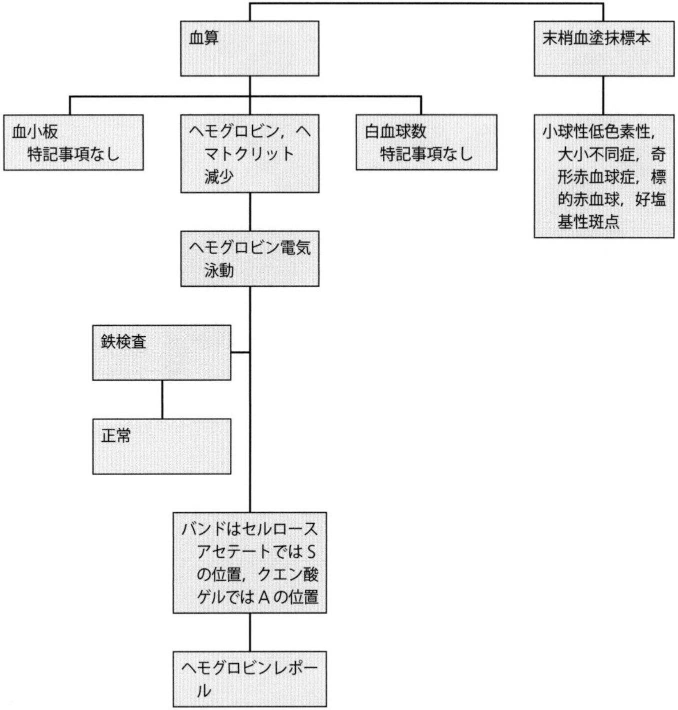

血算
末梢血塗抹標本
血小板 特記事項なし
ヘモグロビン，ヘマトクリット減少
白血球数 特記事項なし
小球性低色素性，大小不同症，奇形赤血球症，標的赤血球，好塩基性斑点
ヘモグロビン電気泳動
鉄検査
正常
バンドはセルロースアセテートではSの位置，クエン酸ゲルではAの位置
ヘモグロビンレポール

遺伝性胎児ヘモグロビン遺残症

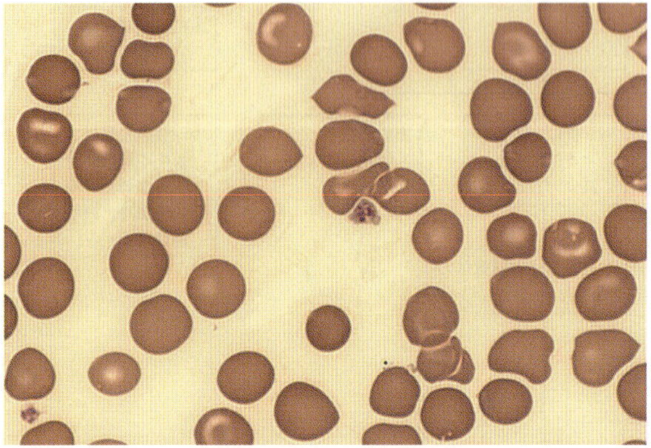

図ⅡA 5-16
末梢血塗抹標本

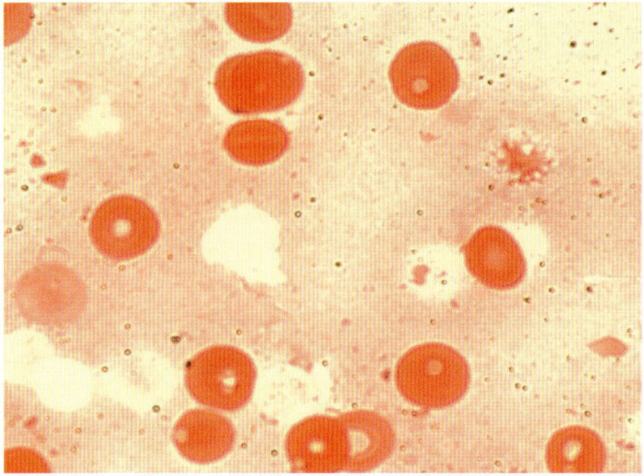

図ⅡA 5-17
クライハウエル-ベツケ染色

臨床的特徴

- 通常，貧血はないかごくわずか
- ホモ接合体では，サラセミアを示唆するような所見（成長異常，脾腫）はない

病理

- δおよびβ鎖の欠失，不活化
- δおよびβ鎖合成の欠落は成人期にγ鎖産生の増加で代償され，ヘモグロビンF値の上昇を引き起こす
- 2つの型が存在する
  - 全血球性（黒人型，ギリシャ型）
  - 異種細胞型〔スイス型（ヘモグロビンFの分布が不均一）〕
- ヘモグロビンFの酸素親和性は正常ないしやや高い。そのため，患者は通常は無症候性である
- 酸素親和性のわずかな増加が，赤血球産生を亢進させる

検査所見の特徴

白血球

- 特記事項なし

血小板

- 特記事項なし

赤血球

- 小球性低色素性貧血
- 赤血球の軽度増加
- 平均赤血球容積減少
- 大小不同症
- 奇形赤血球症
- 標的赤血球が存在する

ヘモグロビン電気泳動

- ホモ接合体
  - ヘモグロビン F：100％
- ヘテロ接合体
  - ヘモグロビン F：10～30％
  - ヘモグロビン A_2：1～2％

◎診断概要

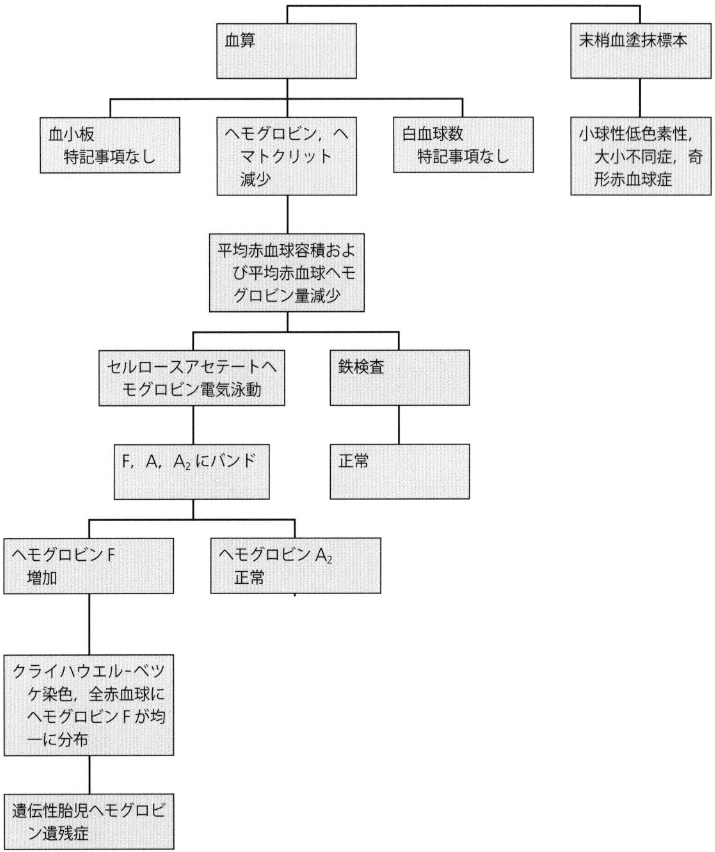

血算
末梢血塗抹標本
血小板 特記事項なし
ヘモグロビン，ヘマトクリット減少
白血球数 特記事項なし
小球性低色素性，大小不同症，奇形赤血球症
平均赤血球容積および平均赤血球ヘモグロビン量減少
セルロースアセテートヘモグロビン電気泳動
鉄検査
F，A，A2 にバンド
正常
ヘモグロビン F 増加
ヘモグロビン A2 正常
クライハウエル-ベツケ染色，全赤血球にヘモグロビン F が均一に分布
遺伝性胎児ヘモグロビン遺残症

ヘモグロビン S

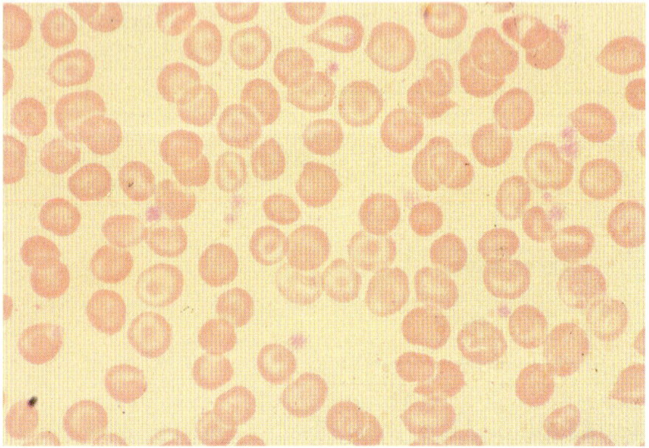

図ⅡA 5-18
末梢血塗抹標本
（ヘテロ接合体）

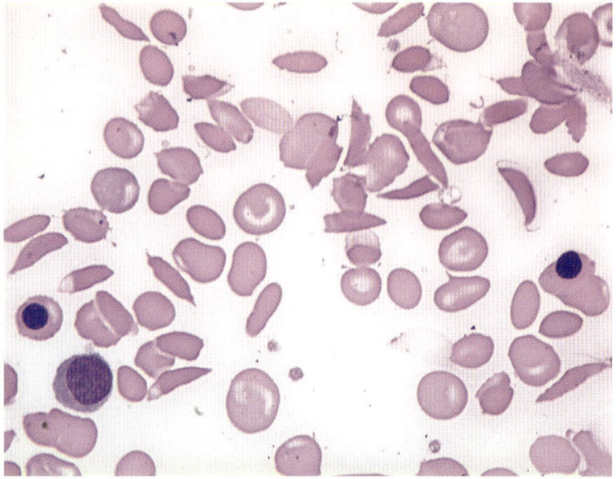

図ⅡA 5-19
末梢血塗抹標本
（ホモ接合体）

臨床的特徴

- ホモ接合体
  - アフリカ系米国人の約 0.3〜1.3%に起こる
  - 患者は発熱，関節浸出液，骨変形，腎機能喪失，持続勃起症，肝腫大，眼症状，下肢潰瘍，感染症の頻発，脾機能低下，妊娠合併症，脳血管障害を呈する可能性がある
  - 急性症状が現れることがある
- ヘテロ接合体
  - 患者は 1 つの正常 β 遺伝子と 1 つの S 遺伝子を有する
  - アフリカ系米国人では，頻度は約 8%である
  - 臨床症状を呈さないが，血尿が起こることがある

病理

- β グロビン鎖の 6 番目のアミノ酸合成に関与するコドンの一塩基変異の結果，グルタミン酸がバリンに置換される
- デオキシヘモグロビンは赤血球内で重合する
- 慢性溶血性貧血の原因となる，鎌状赤血球の血管外溶血が起こる

検査所見の特徴

ホモ接合体

白血球

- 発作時は，通常は増加する。25,000/μL まで達することもある

血小板

- 正常から増加

赤血球

- 正球性正色素性貧血
- ヘモグロビン値：6.5〜10.0 g/dL
- 網赤血球数は増加する（10〜20%）
- 赤血球粒度分布幅増加
- 塗抹標本では，多染性，標的赤血球，ハウエル-ジョリー小体，有核赤血球，鎌状赤血球がみられる

骨髄

- 慢性溶血によって起こる赤血球過形成

ヘモグロビン電気泳動

- ヘモグロビン A：0%
- ヘモグロビン S：80〜99%
- ヘモグロビン A_2：やや増加
- ヘモグロビン F：1〜20%

ヘテロ接合体

白血球

- 特記事項なし

血小板

- 特記事項なし

赤血球

- 標的赤血球
- ヘモグロビン，ヘマトクリット値正常

骨髄

- 特記事項なし

ヘモグロビン電気泳動

- ヘモグロビン A：50〜65%
- ヘモグロビン S：30〜45%
- ヘモグロビン A_2：正常からやや増加
- ヘモグロビン F：正常

◎診断概要

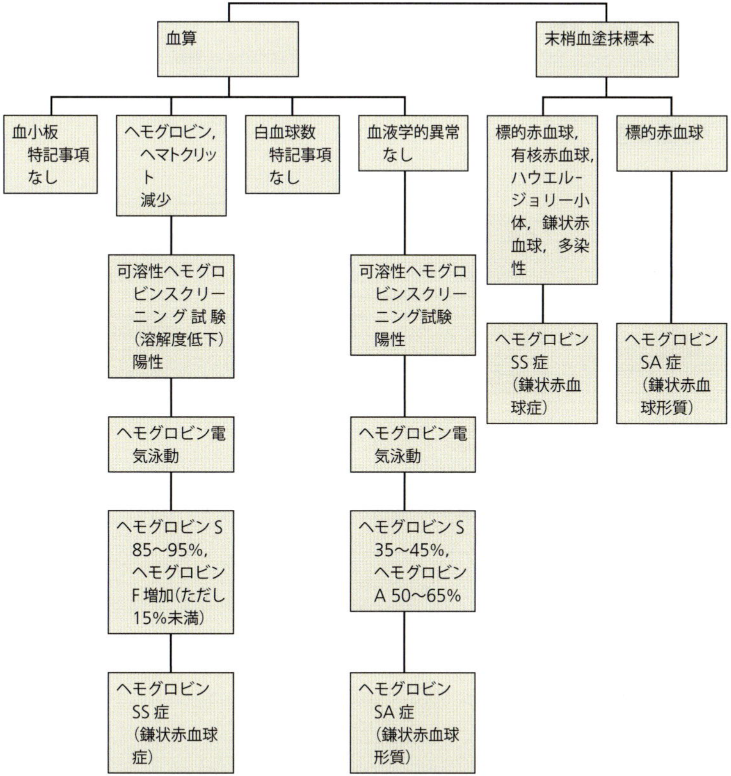
血算
末梢血塗抹標本
血小板 特記事項なし
ヘモグロビン，ヘマトクリット減少
白血球数 特記事項なし
血液学的異常なし
標的赤血球，有核赤血球，ハウエル-ジョリー小体，鎌状赤血球，多染性
標的赤血球
可溶性ヘモグロビンスクリーニング試験（溶解度低下）陽性
可溶性ヘモグロビンスクリーニング試験陽性
ヘモグロビン SS 症（鎌状赤血球症）
ヘモグロビン SA 症（鎌状赤血球形質）
ヘモグロビン電気泳動
ヘモグロビン電気泳動
ヘモグロビン S 85〜95%，ヘモグロビン F 増加（ただし 15%未満）
ヘモグロビン S 35〜45%，ヘモグロビン A 50〜65%
ヘモグロビン SS 症（鎌状赤血球症）
ヘモグロビン SA 症（鎌状赤血球形質）

ヘモグロビン S/βサラセミア

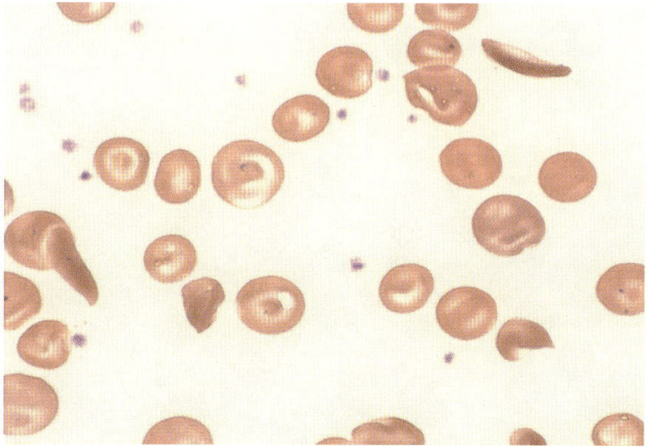

図 II A 5-20
末梢血塗抹標本

臨床的特徴

- S/β^0：鎌状赤血球貧血に匹敵する重症度
- S/β^+：ヘモグロビン SC 症より軽い臨床経過
- 脾腫

病理

- βサラセミア遺伝子は β^A 鎖の合成率を低下させ，結果として β^S 鎖が優位となる

検査所見の特徴

白血球

- 特記事項なし

血小板

- 特記事項なし

赤血球

- 小球性低色素性貧血
- 平均赤血球容積減少

ヘモグロビン電気泳動

- S/β^0：大部分がヘモグロビン S。A_2 は増加，F は一定しない，A はなし
- S/β^+：ヘモグロビン S は約 11%，A_2 は約 6%

ヘモグロビン SC 症

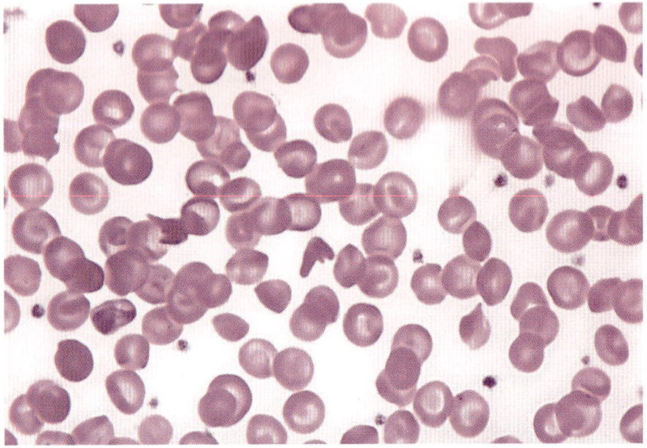

図ⅡA 5-21
末梢血塗抹標本

臨床的特徴

- 脾腫
- 増殖性網膜症
- 長管骨の無菌性壊死
- 筋肉，骨，関節痛
- 血尿
- 急性肺疾患
- 脾梗塞
- 妊娠，手術，医学的緊急時の血管閉塞発作

病理

- 両 β 鎖の異常
- 鎌状赤血球貧血よりは頻度が低く，軽度である
- 鎌状赤血球形質や C 形質より重篤

検査所見の特徴

白血球

- 特記事項なし

血小板

- 特記事項なし

赤血球

- 三面くぼみ赤血球，有口赤血球，標的赤血球が存在する
- 平均赤血球ヘモグロビン量増加
- 小球性貧血
- 鎌状赤血球化はめだたない
- ヘモグロビン SC 結晶

骨髄

- 正赤芽球過形成

ヘモグロビン電気泳動

- ヘモグロビン S とヘモグロビン C：同量
- ヘモグロビン F：1～2%
- ヘモグロビン A_2：微量

◎診断概要

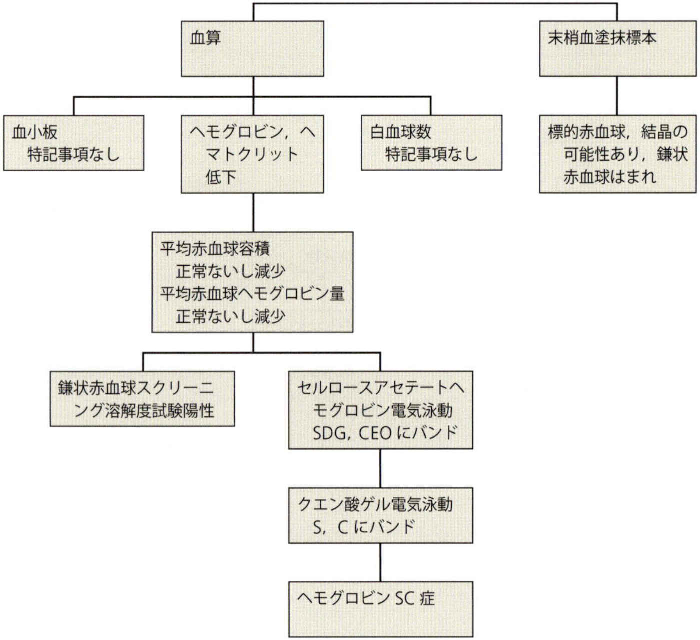
血算
末梢血塗抹標本
血小板 特記事項なし
ヘモグロビン，ヘマトクリット低下
白血球数 特記事項なし
標的赤血球，結晶の可能性あり，鎌状赤血球はまれ
平均赤血球容積 正常ないし減少
平均赤血球ヘモグロビン量 正常ないし減少
鎌状赤血球スクリーニング溶解度試験陽性
セルロースアセテートヘモグロビン電気泳動 SDG，CEO にバンド
クエン酸ゲル電気泳動 S，C にバンド
ヘモグロビン SC 症

不安定ヘモグロビン症

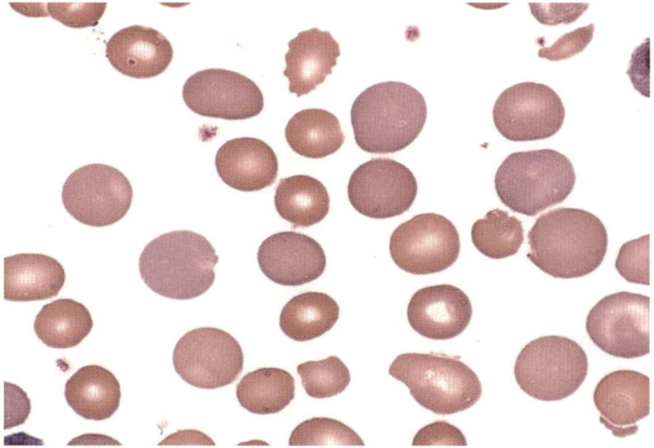

図ⅡA 5-22
末梢血塗抹標本

臨床的特徴

- ヘモグロビン変性や溶血が自然に起こる
- 症状は薬剤投与，感染症，ないし他の正常環境の変化の後にだけ起こることがある
- 赤血球溶解の増加のために黄疸や脾腫が起こる
- 黒っぽい尿の排泄
- チアノーゼはスルフヘモグロビンの形成による
- メトヘモグロビン

病理

- グロビン鎖内の重要部分におけるアミノ酸置換
- 異常ヘモグロビンはハインツ小体として沈殿して赤血球膜の内側面に結合し，細胞硬化，膜損傷，赤血球溶解を引き起こす
- ホモ接合体は致死的である
- アミノ酸置換の場所によって，酸素安定性は亢進ないし減弱する
- 酸素親和性が高いヘモグロビンは通常，赤血球増加を伴う
  - 酸素解離曲線は左に移動する
  - 組織への酸素放出量の減少とエリスロポエチン値の低下
- 酸素親和性が低いヘモグロビンは無症候性である
  - 酸素解離曲線は右に移動する
  - 組織への酸素放出量の増加

検査所見の特徴

白血球

- 特記事項なし

血小板

- 特記事項なし

赤血球

- 正球性正色素性貧血
- 平均赤血球容積と平均赤血球ヘモグロビン濃度の軽度低下
- 網赤血球数は増加する
- 好塩基性斑点，咬傷赤血球，小さく萎縮した赤血球が存在するかもしれない
- 24 時間培養後の浸透圧脆弱性試験異常
- 熱不安定試験（熱変性試験）陽性
- イソプロパノール安定性テストは陽性
- ヘモグロビン電気泳動は約 45％の例で異常である（ヘモグロビン A_2 や F はときに増加する）
- ハインツ小体がブリリアントクレシルブルー染色でみられる

◎診断概要

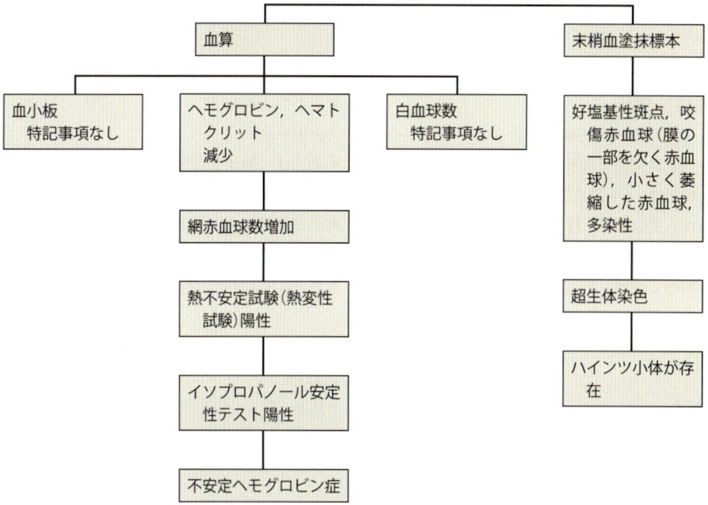
血算
末梢血塗抹標本
血小板 特記事項なし
ヘモグロビン，ヘマトクリット 減少
白血球数 特記事項なし
網赤血球数増加
熱不安定試験（熱変性試験）陽性
イソプロパノール安定性テスト陽性
不安定ヘモグロビン症
好塩基性斑点，咬傷赤血球（膜の一部を欠く赤血球），小さく萎縮した赤血球，多染性
超生体染色
ハインツ小体が存在

寒冷凝集素症

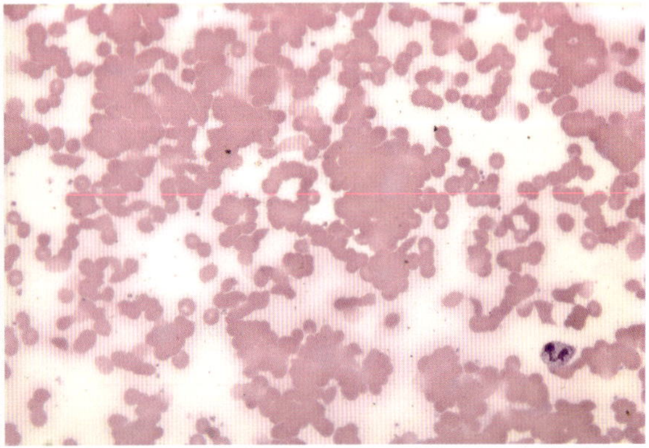

図ⅡA 6-1
末梢血塗抹標本

臨床的特徴

- 発症のピークは 50 歳以上
- 発症は突然で重篤かもしれないが，通常，症候群は 1～3 週より長くは続かない
- 成人では通常，貧血は緩徐で，小児より軽い
- 寒冷曝露による指趾，鼻，耳，ないし他の末梢部での紫がかった変色
- 寒冷曝露時の四肢の感覚麻痺
- 脾腫

病理

- リンパ増殖性疾患，伝染性単核球症，ないしマイコプラズマ感染症の患者に二次的に起こりうる
- 患者では赤血球の I ないし i 抗原への抗体が出現する
- 通常は，補体を活性化して溶血を引き起こす IgM 抗体が出現する
- 小児や若年成人では，この症候群はウイルス感染症で引き起こされる
- 感染症により赤血球産生が減少する

検査所見の特徴

白血球

- 正常，ないし偽性増加

血小板

- 特記事項なし

赤血球

- 平均赤血球容積は血液が室温まで冷えると増加する
- 網赤血球数は増加する
- 凝集による赤血球連銭形成
- 軽度から中等度の大小不同症，奇形赤血球症
- 多染性
- 偽性赤血球数減少
- 偽性ヘマトクリット減少により，平均赤血球ヘモグロビン濃度の偽性上昇がみられる

骨髄

- 赤血球過形成

血清検査

- ポリクローナル抗（グロブリン）血清と抗 C3d を用いた直接クームス試験陽性
- 4°C 生理食塩水中で寒冷凝集素価 1,000 以上

◎診断概要

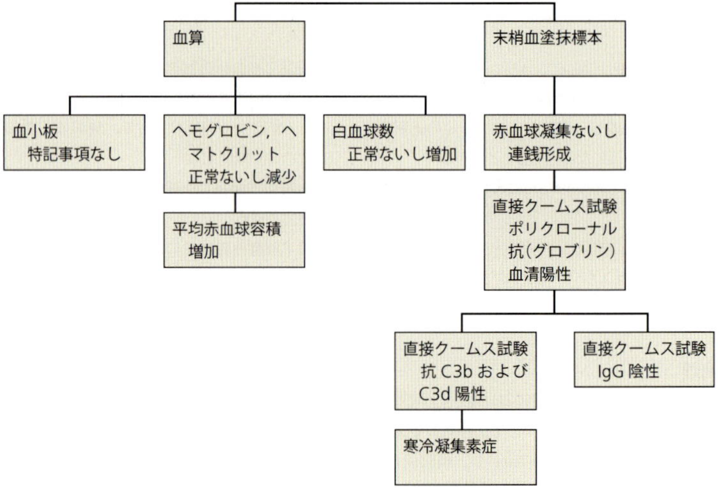
血算
末梢血塗抹標本
血小板 特記事項なし
ヘモグロビン，ヘマトクリット 正常ないし減少
白血球数 正常ないし増加
平均赤血球容積 増加
赤血球凝集ないし連銭形成
直接クームス試験 ポリクローナル抗（グロブリン）血清陽性
直接クームス試験 抗 C3b および C3d 陽性
直接クームス試験 IgG 陰性
寒冷凝集素症

グルコース-6-リン酸脱水素酵素欠損症

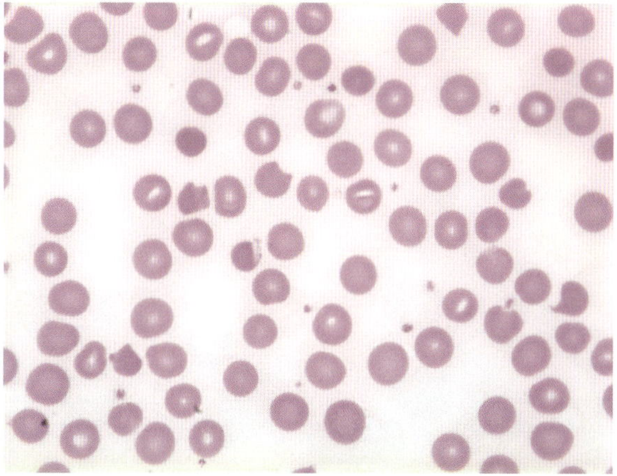

図ⅡA 6-2
末梢血塗抹標本

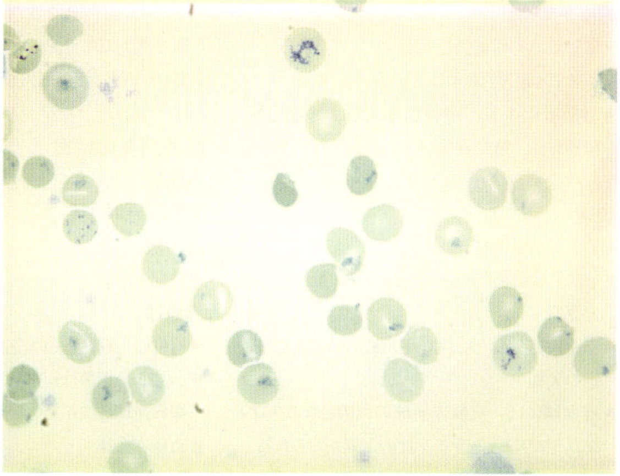

図ⅡA 6-3
ブリリアントクレシルブルー染色

臨床的特徴

- 酸化作用のある化学物質や薬剤，ないし重症感染症への曝露がなければ臨床的には無症状
- 慢性溶血
- 黄疸はめだたない
- 腹部および背部痛
- ヘモグロビン尿症により，尿は黒ずんでいる
- 分類は溶血の程度や酵素の欠損にもとづく
- Ⅰ，Ⅱ，Ⅲ型が臨床的に重要である

病理

- グルコース-6-リン酸脱水素酵素遺伝子はX染色体上に位置する
- グルコース-6-リン酸脱水素酵素欠損赤血球は酸化や溶血を受けやすい
- ニコチンアミドアデニンジヌクレオチドリン酸(NADPH)産生が障害される
- 細胞酸化物の蓄積は，赤血球損傷および溶血をもたらす
- ヘモグロビンはメトヘモグロビンに酸化され，ハインツ小体の形で凝集する
- ハインツ小体は赤血球膜に接着し，陽イオン透過性，浸透圧脆弱性，細胞硬化性を増す
- 赤血球は硬い細胞壁を有し，ヘモグロビンは細胞質基質の一部に限られる

検査所見の特徴

白血球

- 発作時は増加

血小板

- 正常

赤血球

- 正球性正色素性貧血
- 溶血発作後，網赤血球数は増加する
- ハインツ小体
- 多染性
- ときに球状赤血球
- 咬傷赤血球(膜の一部を欠く赤血球)
- グルコース-6-リン酸脱水素酵素欠損症の蛍光スクリーニング試験陽性
- グルコース-6-リン酸脱水素酵素に対する定量的直接酵素分析で，減少を示す
- ハインツ小体試験陽性

化学的検査

- 間接ビリルビン値や乳酸脱水素酵素値は上昇するだろう
- ハプトグロビン値は発作時，低下

◎診断概要

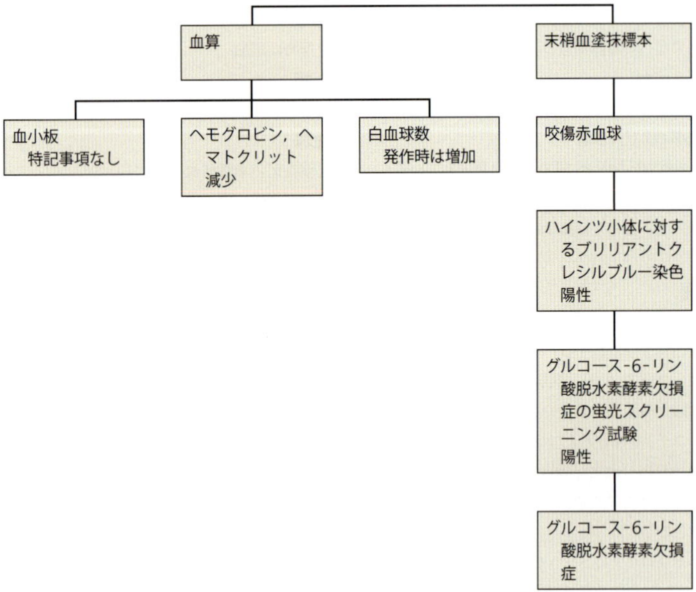

血算
末梢血塗抹標本
血小板 特記事項なし
ヘモグロビン，ヘマトクリット 減少
白血球数 発作時は増加
咬傷赤血球
ハインツ小体に対するブリリアントクレシルブルー染色陽性
グルコース-6-リン酸脱水素酵素欠損症の蛍光スクリーニング試験陽性
グルコース-6-リン酸脱水素酵素欠損症

遺伝性有棘赤血球症

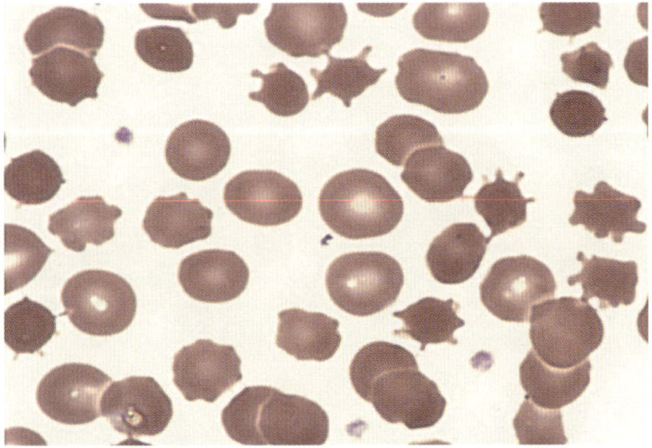

図ⅡA 6-4
末梢血塗抹標本

臨床的特徴

- 常染色体劣性遺伝性疾患
- ビタミンE欠乏による主症状
- 脂肪吸収不良，網膜色素変性，神経障害，精神遅滞，成長遅延

病理

- アポ蛋白の欠損
- βリポ蛋白粒子の会合不良や腸，肝臓での分泌異常
- 脂溶性ビタミンA，D，E，Kの吸収および輸送の欠如
- 赤血球には，有棘赤血球の原因となるスフィンゴミエリン：レシチン比の上昇がみられる
- アポリポ蛋白Bを含んだリポ蛋白の会合や肝臓や腸からの分泌に必要なミクロソームトリグリセリド輸送蛋白の欠損

検査所見の特徴

白血球

- 特記事項なし

血小板

- 特記事項なし

赤血球

- 軽度の正球性正色素性貧血
- (赤血球)指数は正常
- 網赤血球数は正常ないしやや増加
- 有棘赤血球

- 浸透圧脆弱性が増加

化学的検査

- トリグリセリド減少
- コレステロール値は通常，50 mg/dL 未満
- 低比重リポ蛋白，超低比重リポ蛋白，カイロミクロン減少

◎診断概要

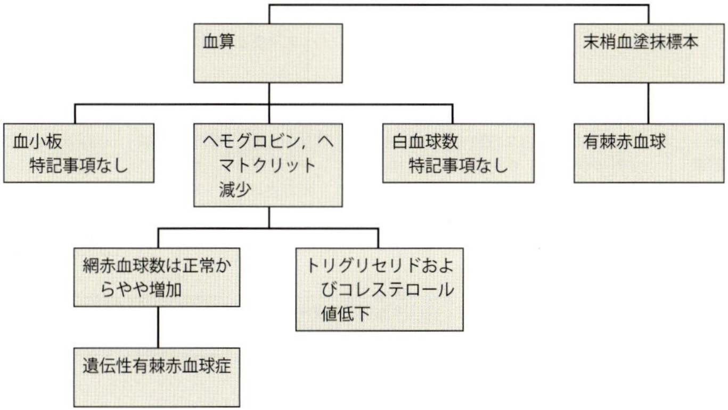
血算
末梢血塗抹標本
血小板
特記事項なし
ヘモグロビン，ヘマトクリット
減少
白血球数
特記事項なし
有棘赤血球
網赤血球数は正常からやや増加
トリグリセリドおよびコレステロール値低下
遺伝性有棘赤血球症

遺伝性楕円赤血球症

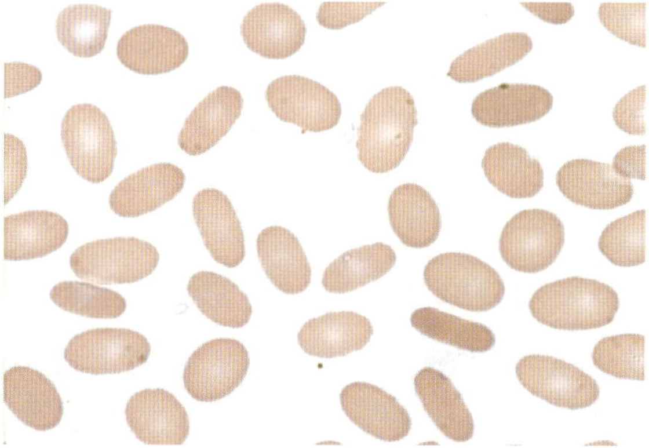

図ⅡA 6-5
末梢血塗抹標本
（遺伝性楕円赤血球症）

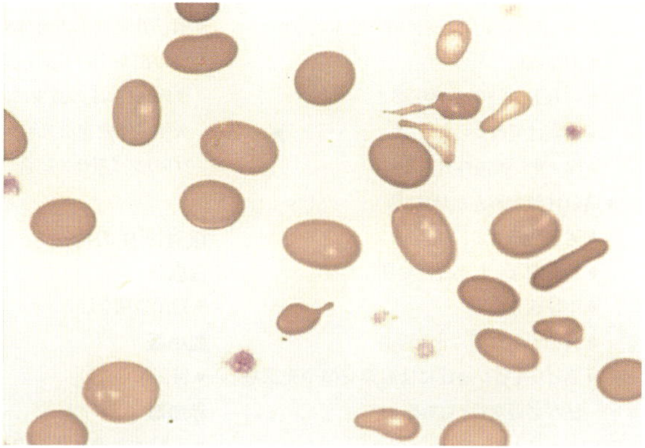

図ⅡA 6-6
末梢血塗抹標本
（遺伝性熱変形赤血球症）

臨床的特徴

- 患者の約90%には明らかな溶血の症状はない
- 溶血は通常は軽度で，骨髄によってよく代償されている
- 形態学的分類
  - 一般的な遺伝性楕円赤血球症
    - 常染色体優性遺伝
    - 無症状から重篤な臨床症状を呈するものまである
  - 球状赤血球的遺伝性楕円赤血球症
    - 常染色体優性遺伝
    - 溶血が存在
  - 有口赤血球的遺伝性楕円赤血球症（メラネシア，ないし東南アジア型卵形赤血球症）
    - 劣性遺伝
    - 約0.2～0.5%の発症率
    - 溶血は軽度からなし
    - 陽イオン透過性亢進
  - 遺伝性熱変形赤血球症
    - 劣性遺伝
    - 幼児期ないし小児期早期に発症
    - 小球状赤血球
    - 強い赤血球断片化と溶血
    - 高ビリルビン血症には血漿交換や光線療法が必要なこともある

病理

- 異常は細胞膜にある骨格蛋白の1つに存在し，循環血中で獲得される（水平膜蛋白質反応）
  - スペクトリン鎖の異常により，スペクトリン二量体が四量体を形成するための結合が減少する
  - スペクトリンがアクチンに結合するのを助ける，バンド4.1蛋白の欠損ないし分子異常
  - 内在性膜蛋白（グリコフォリンCやバンド3蛋白）の異常
- 膜の断片化は細胞表面の減少，細胞変形能の低下，寿命の短縮をもたらす
- ナトリウム透過性の異常，およびそれによるアデノシン三リン酸需要が高まる
- 遺伝性熱変形赤血球症ではαスペクトリンないしβスペクトリン変異分子が存在し，αスペクトリン合成の減少によるスペクトリンの部分欠損や不安定なスペクトリンの欠損によりスペクトリン二量体の結合が強く阻害される

検査所見の特徴

白血球

- 特記事項なし

血小板

- 特記事項なし

赤血球

- 一般的な遺伝性楕円赤血球症：軽度の楕円赤血球症（15%）から強い断片化や奇形赤血球
- 球状赤血球的遺伝性楕円赤血球症：球状赤血球と楕円赤血球の中間形態
- 有口赤血球的遺伝性楕円赤血球症：円形で裂け目のある楕円赤血球
- 遺伝性熱変形赤血球症：奇形赤血球症，小球状赤血球，膜が突出した赤血球

◎診断概要

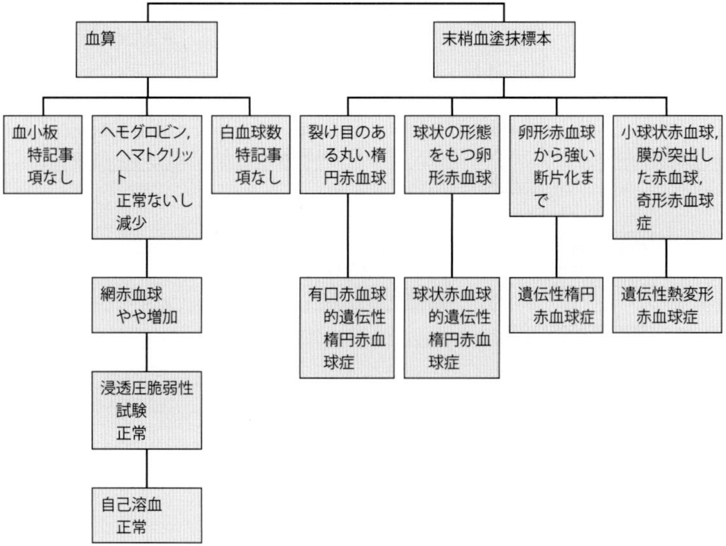

血算
末梢血塗抹標本
血小板 特記事項なし
ヘモグロビン，ヘマトクリット 正常ないし減少
白血球数 特記事項なし
裂け目のある丸い楕円赤血球
球状の形態をもつ卵形赤血球
卵形赤血球から強い断片化まで
小球状赤血球，膜が突出した赤血球，奇形赤血球症
網赤血球 やや増加
浸透圧脆弱性試験 正常
自己溶血 正常
有口赤血球的遺伝性楕円赤血球症
球状赤血球的遺伝性楕円赤血球症
遺伝性楕円赤血球症
遺伝性熱変形赤血球症

遺伝性球状赤血球症

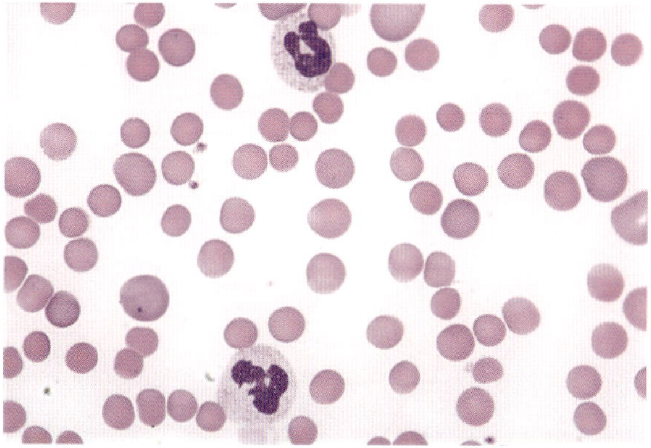

図ⅡA 6-7
末梢血塗抹標本

臨床的特徴

- 通常は常染色体優性遺伝だが，劣性遺伝のこともある
- 典型的には，患者には貧血，黄疸，脾腫がある。しかしながら症状は一定しない
- 胆石形成は一般的である

病理

- 赤血球膜の異常
  - スペクトリン欠損
  - アンキリン欠損
  - 3 蛋白欠損
  - 4.1 蛋白欠損
  - 4.2 蛋白欠陥
- 膜の異常により小球状赤血球が形成され，変形できずに脾臓にとどまる
- 溶血性貧血が結果として起こるだろう

検査所見の特徴

白血球

- 通常は正常

血小板

- 通常は正常

赤血球

- 平均赤血球ヘモグロビン濃度上昇
- 平均赤血球容積正常から減少
- 平均赤血球ヘモグロビン量正常
- 網赤血球数は増加する(5〜20%)
- びまん性に好塩基性赤血球，球状赤血球，大小不同症，奇形赤血球症が塗抹標本でみられる
- 浸透圧脆弱性が増加

骨髄

- 赤血球過形成

化学的検査

- 間接ビリルビン値上昇
- 尿中，便中ウロビリノーゲン増加
- 乳酸脱水素酵素値上昇
- ハプトグロビン値低下

◎診断概要

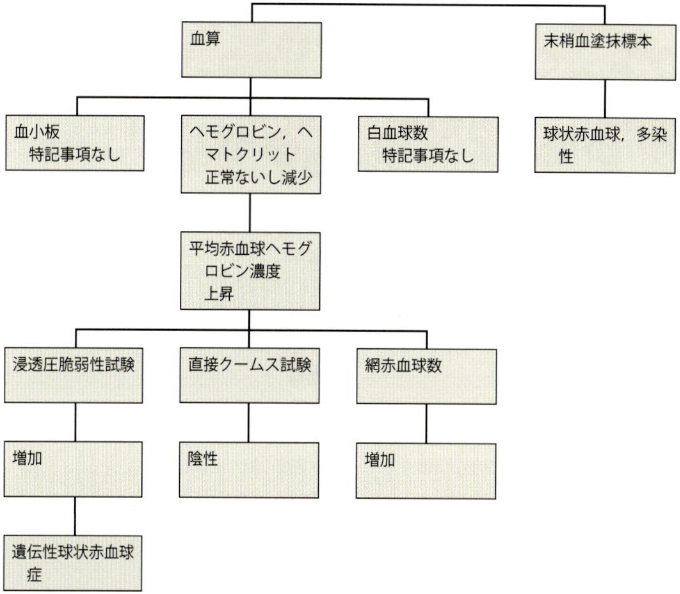
血算
末梢血塗抹標本
血小板 特記事項なし
ヘモグロビン，ヘマトクリット 正常ないし減少
白血球数 特記事項なし
球状赤血球，多染性
平均赤血球ヘモグロビン濃度 上昇
浸透圧脆弱性試験
直接クームス試験
網赤血球数
増加
陰性
増加
遺伝性球状赤血球症

遺伝性有口赤血球症

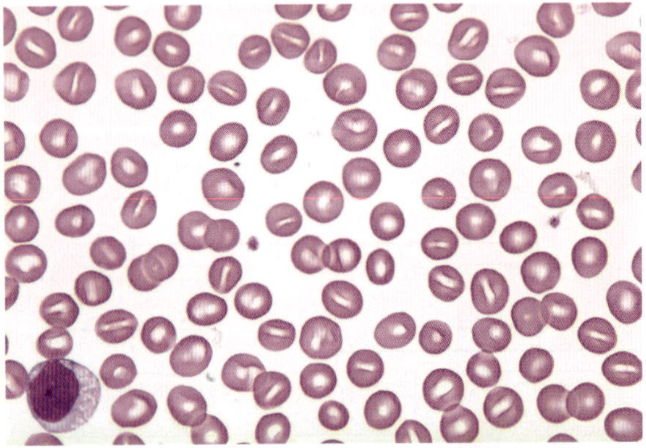

図ⅡA 6-8
末梢血塗抹標本

臨床的特徴

- ときに脾臓が触知されることがある

病理

- ナトリウムイオン（Na^+）の受動的流入がカリウムイオン（K^+）の流失を上回る
- Na^+, K^+アデノシン三リン酸ホスファターゼ（Na^+, K^+-ATPase）が（Na^+汲み出しのために働いて）使われ，細胞の水容量は増加する
- 表面積/容積比は低下する
- 最も一般的な異常は，赤血球膜蛋白の 1 つであるバンド 7.2 b（ストマチン）にある
- 赤血球は，血栓症を増加させる作用がある

検査所見の特徴

白血球

- 特記事項なし

血小板

- 特記事項なし

赤血球

- 軽度から中等度の貧血
- 有口赤血球が存在する
- 中等度の網赤血球増加
- ビリルビン値上昇
- 浸透圧脆弱性が増加
- 自己溶血増加

◎診断概要

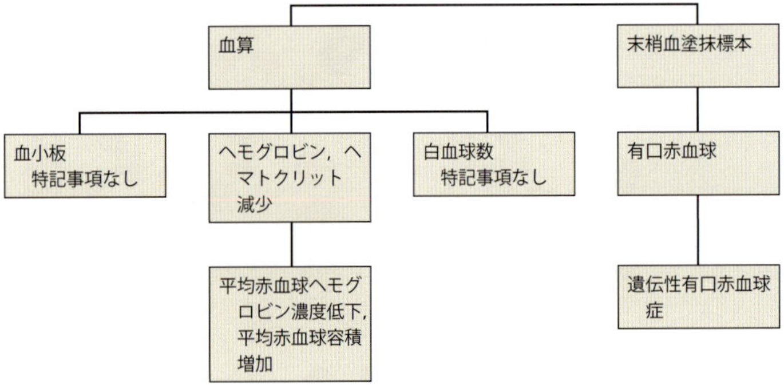
血算
末梢血塗抹標本
血小板 特記事項なし
ヘモグロビン，ヘマトクリット減少
白血球数 特記事項なし
有口赤血球
平均赤血球ヘモグロビン濃度低下，平均赤血球容積増加
遺伝性有口赤血球症

免疫性溶血性貧血

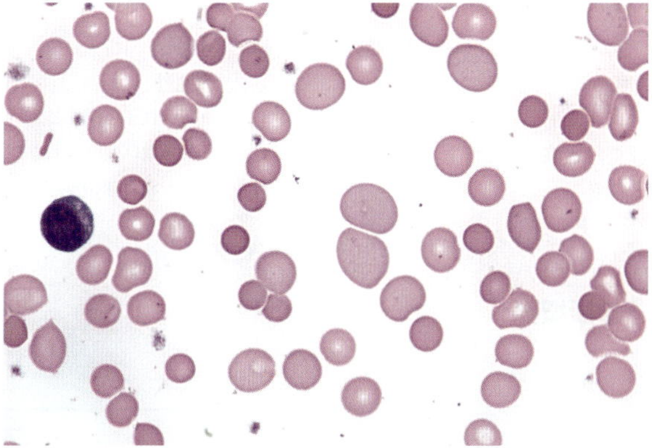

図ⅡA 6-9
末梢血塗抹標本

臨床的特徴

- 組織への酸素供給の減少により，軽度の疲労感から呼吸困難，失神，狭心症まで生じる
- 蒼白
- 黄疸

病理

- 自己抗体による赤血球破壊
- 自己抗体による赤血球の破壊は，おもに免疫粘着反応に依存する機序でもたらされる

検査所見の特徴

白血球

- 好中球の増加により増加することがある
- 白血球数は 3 万/μL に達することもある

血小板

- 通常は正常

赤血球

- ヘモグロビン，ヘマトクリット減少
- 正球性正色素性貧血
- 網赤血球数は増加する
- 平均赤血球容積の増加は，網赤血球の著しい増加による
- 球状赤血球

骨髄

- 赤血球前駆細胞過形成

◎診断概要

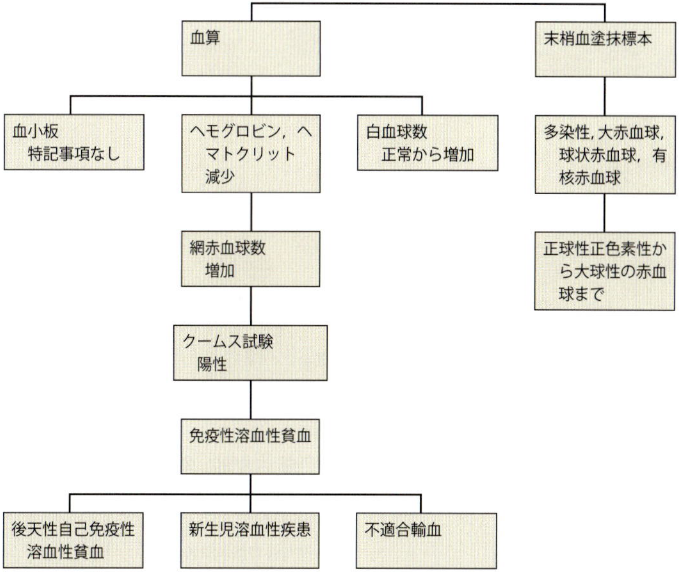
血算
末梢血塗抹標本
血小板 特記事項なし
ヘモグロビン，ヘマトクリット減少
白血球数 正常から増加
多染性，大赤血球，球状赤血球，有核赤血球
網赤血球数 増加
正球性正色素性から大球性の赤血球まで
クームス試験 陽性
免疫性溶血性貧血
後天性自己免疫性溶血性貧血
新生児溶血性疾患
不適合輸血

微小血管症性溶血性貧血

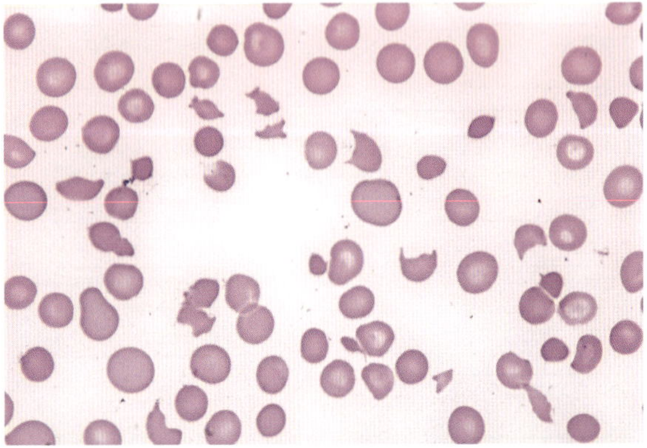

図ⅡA 6-10
末梢血塗抹標本

臨床的特徴

- 溶血（血管内）
- 血栓性血小板減少性紫斑病
  - 若年成人にしばしば起こる
  - 組織への出血
  - 発熱
  - 腎機能障害
  - 神経学的異常
- 溶血性尿毒症症候群
  - ほとんどの場合，ウイルス感染症後の小児に発症する
  - 発熱
  - 腎不全
  - 神経学的所見を呈することもある
- 播種性血管内凝固
  - 外傷，大量輸血，産科的合併症，敗血症，癌，その他と関連する
  - 出血傾向
  - 進行性腎機能障害

病理

- 炎症を起こした組織ないし新生物組織内に血液を供給する際に，細動脈内腔をフィブリン鎖が架橋するような局所性の血管内凝固
- フィブリン鎖によって断片化し，膜でシールされ，ゆがんだ赤血球が残る
- 血栓性血小板減少性紫斑病では，小血小板血栓がさまざまな臓器の毛細血管や細動脈を閉塞する

検査所見の特徴

白血球

- 特記事項なし

血小板

- 減少

赤血球

- 正球性正色素性貧血
- 網赤血球数は増加する
- 分裂赤血球（破砕赤血球，断片化赤血球）
- 多染性

◎診断概要

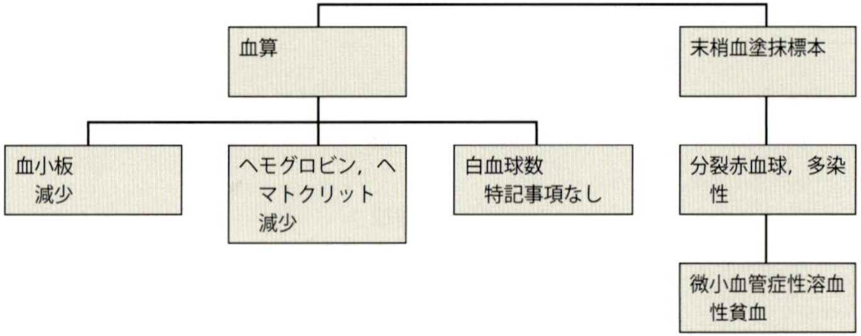
血算
末梢血塗抹標本
血小板 減少
ヘモグロビン，ヘマトクリット 減少
白血球数 特記事項なし
分裂赤血球，多染性
微小血管症性溶血性貧血

非免疫性溶血性貧血

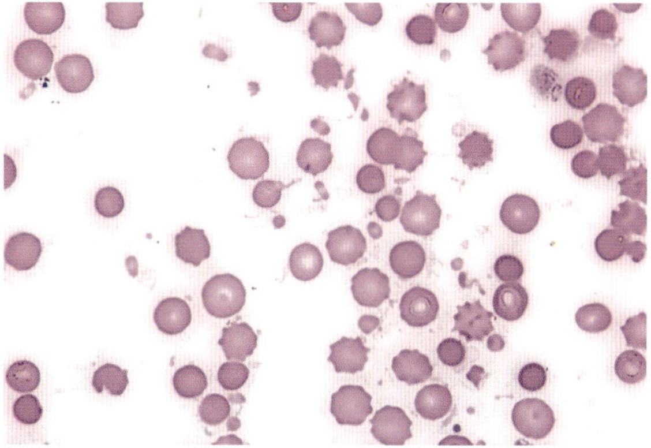

図ⅡA 6-11
末梢血塗抹標本

臨床的特徴

- 溶血（血管内，ないし血管外）
- 溶血の証拠（黄疸，ヘモグロビン尿症，ヘモグロビン血症）
- 赤血球は強い伸展力，ないしずり応力にさらされると崩壊する
- 行軍ヘモグロビン尿症は，長時間の行進ないし走行により起こり，赤血球が足の血管内で破壊される

病理

- 熱傷
  - 血管内の赤血球は約 50°C 以上の温度にさらされると即座に血管内断片化，溶血をきたし，破壊される
  - 毛細血管透過性の亢進により血漿が血管から失われ，結果として血液濃縮をきたす
- 機械的損傷

検査所見の特徴

熱傷

白血球

- 増加

血小板

- 特記事項なし

赤血球

- 小球状赤血球
- 膜の突出

機械的損傷

白血球

- 特記事項なし

血小板

- 特記事項なし

赤血球

- 分裂赤血球
- 有角赤血球
- 網赤血球数は増加する

◎診断概要

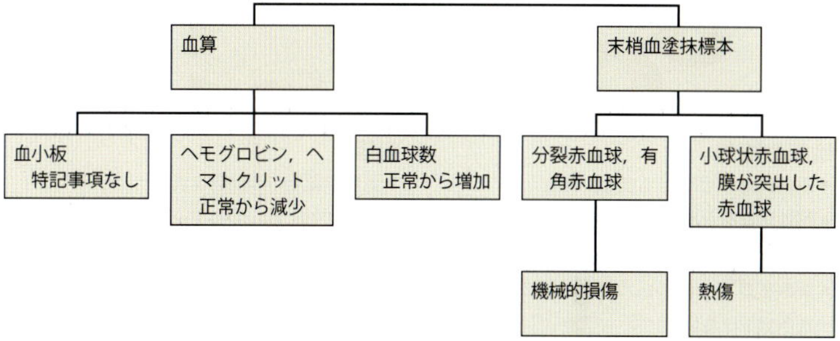

血算
末梢血塗抹標本
血小板
特記事項なし
ヘモグロビン，ヘマトクリット
正常から減少
白血球数
正常から増加
分裂赤血球，有角赤血球
小球状赤血球，膜が突出した赤血球
機械的損傷
熱傷

発作性夜間ヘモグロビン尿症

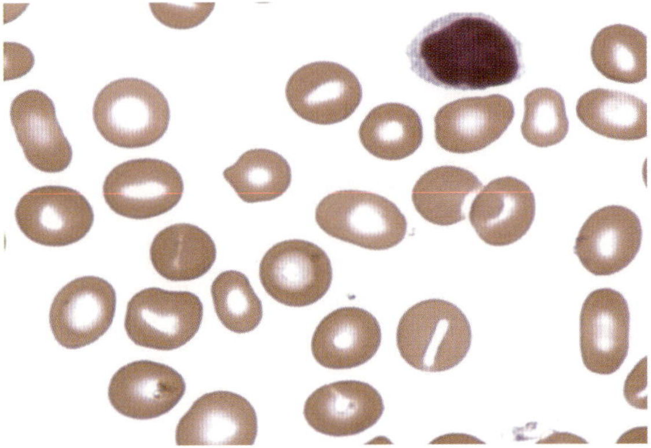

図ⅡA 6-12
末梢血塗抹標本

臨床的特徴

- 重症貧血が起こりうるまれな疾患
- 慢性溶血を背景に血管内溶血の急性発作が重なる
- 睡眠後排尿時のヘモグロビン尿症は，普遍的な所見ではない
- 再発を繰り返す静脈血栓は肺塞栓症，肝静脈血栓症，腸間膜静脈血栓症につながることがある
- 手術，輸血，感染症で悪化することがある
- 3 つの型の発作性夜間ヘモグロビン尿症（PNH）細胞が観察される。PNH 細胞は疾患の重症度と関連する

病理

- 骨髄幹細胞の体細胞変異
- ホスファチジルイノシトールグリカン-クラス A の欠損による造血のクローン性異常
- 補体媒介溶血に対する感受性異常
- C3 転換酵素の活性を制御する補体崩壊促進因子は欠損蛋白の 1 つである
- グリコシルホスファチジルイノシトール結合蛋白の欠損による細胞膜蛋白質結合の喪失
- 急性骨髄性白血病や骨髄異形成に進行することがある

検査所見の特徴

白血球

- 好中球減少
- 好中球アルカリホスファターゼ（NAP）活性の減少

血小板

- 血小板減少
- 血小板機能異常

赤血球

- 溶血性貧血
- 慢性溶血に伴い鉄欠乏も進展する
- アセチルコリンエステラーゼ活性減少

骨髄

- 骨髄低形成

免疫表現型

- CD55，CD59 発現の低下

化学的検査

- 血清ハプトグロビン値低下
- メトヘムアルブミン値上昇
- ヘモグロビン尿症
- ヘモジデリン尿症
- ハムテスト陽性
- 砂糖水試験は最も一般的なスクリーニング試験である

◎診断概要

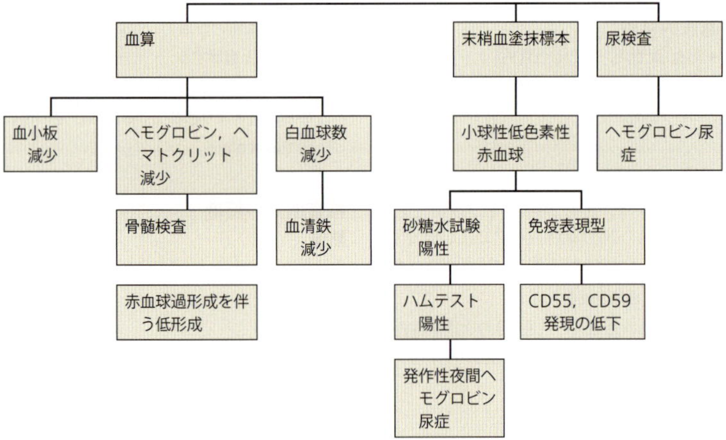
血算
末梢血塗抹標本
尿検査
血小板減少
ヘモグロビン，ヘマトクリット減少
白血球数減少
小球性低色素性赤血球
ヘモグロビン尿症
骨髄検査
血清鉄減少
砂糖水試験陽性
免疫表現型
赤血球過形成を伴う低形成
ハムテスト陽性
CD55，CD59 発現の低下
発作性夜間ヘモグロビン尿症

ピルビン酸キナーゼ欠損症

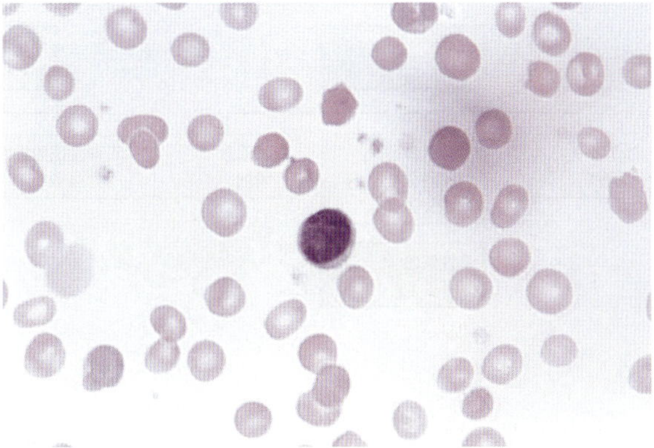

図ⅡA 6-13
末梢血塗抹標本

臨床的特徴

- 常染色体劣性遺伝
- 最重症型は幼児期に発症する
- ホモ接合体が臨床症状を呈する
- 後天性ピルビン酸キナーゼ欠損症も報告されている
- 重症度は重症新生児貧血から無症候性までさまざまである
- 脾腫，黄疸，胆石を認めることもある

病理

- エムデン-マイヤーホフ経路の最も頻度が高い酵素欠損症であり，赤血球酵素欠損では 2 番目に頻度が高い
- アデノシン三リン酸（ATP）が正常レベルに維持できず，赤血球膜が変化する
- カリウムイオンが失われ，脱水が起こる
- いが状赤血球が形成され，脾索で変形できない（結果として溶血をきたす）

検査所見の特徴

白血球

- 特記事項なし

血小板

- 特記事項なし

赤血球

- 特徴的な赤血球はない
- いが状赤血球や大赤血球を認めることがある
- 網赤血球数は増加する
- 正球性正色素性貧血
- 浸透圧脆弱性は正常

骨髄

- 赤血球過形成

◎診断概要

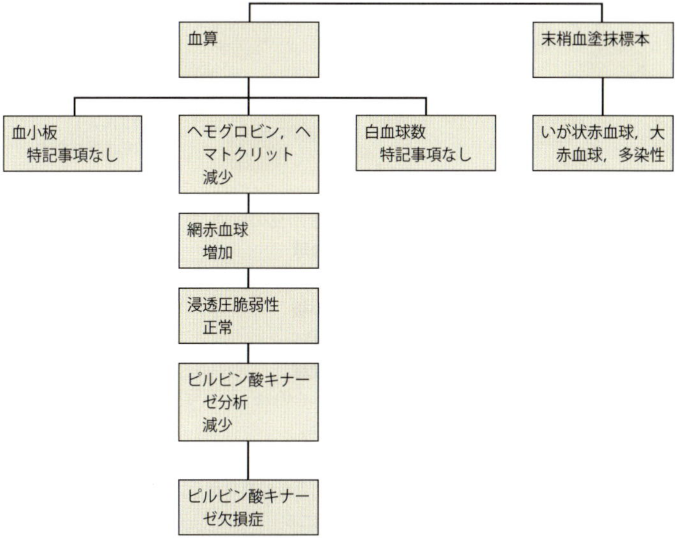

血算
末梢血塗抹標本
血小板 特記事項なし
ヘモグロビン，ヘマトクリット 減少
白血球数 特記事項なし
いが状赤血球，大赤血球，多染性
網赤血球 増加
浸透圧脆弱性 正常
ピルビン酸キナーゼ分析 減少
ピルビン酸キナーゼ欠損症

急性失血による貧血

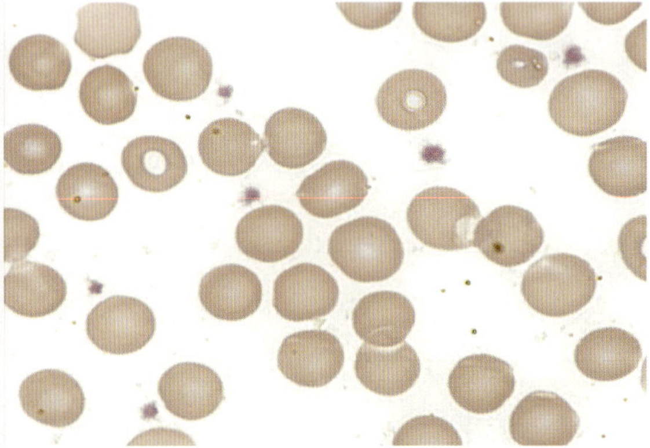

図ⅡA 7-1
末梢血塗抹標本

臨床的特徴

- 症状は失血量や失血速度に依存する
- 意識朦朧，低血圧，速脈
- 冷たくべとべとした皮膚
- 意識喪失および激しいショック
- 死

病理

- 血液が血管から周囲の組織や体外にでるような創傷
- 全血液量の20％超が失われると組織への酸素灌流が妨げられ，細胞死に至る

検査所見の特徴（急性失血後3〜4時間）

白血球

- 左方移動を伴って増加

血小板

- 増加

赤血球

- ヘモグロビン，ヘマトクリット値は低下しはじめる
- 正球性正色素性貧血
- 網赤血球数の増加は急性失血後2〜5日に起こる

骨髄

- 赤血球過形成

◎診断概要

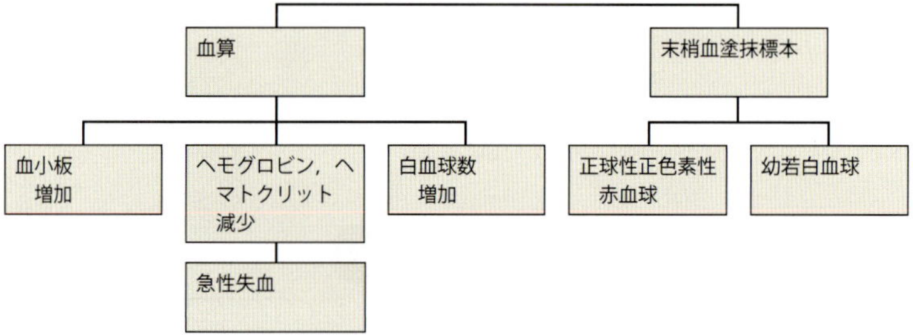
血算
末梢血塗抹標本
血小板
増加
ヘモグロビン，ヘマトクリット
減少
白血球数
増加
正球性正色素性
赤血球
幼若白血球
急性失血

慢性腎疾患

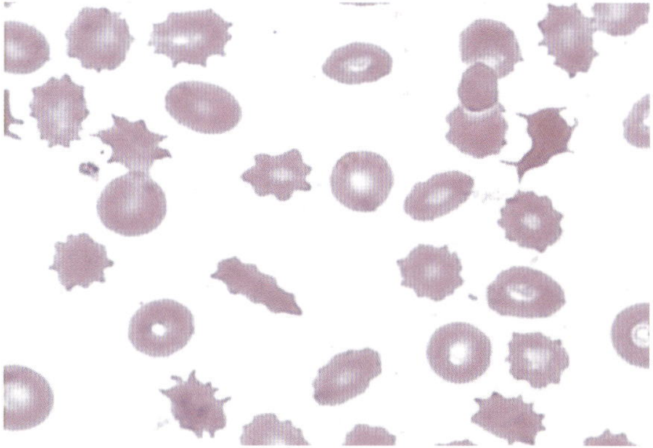

図ⅡA 8-1
末梢血塗抹標本

臨床的特徴

- 症状は貧血の重症度に依存する
- 消化管出血ないし婦人科的出血が生じることがある
- 疲労

病理

- 腎臓の排出機能不全と血漿中の老廃物の蓄積はつぎの病態を引き起こす
  - 赤血球寿命の短縮と軽度の溶血性貧血
  - 腎臓でのエリスロポエチン産生不全
  - エリスロポエチン放出不全

検査所見の特徴

白血球

- 特記事項なし

血小板

- 正常からやや増加
- 機能異常のこともある

赤血球

- 正球性正色素性貧血
- バー細胞（いが状赤血球）
- 網赤血球数は正常

◎診断概要

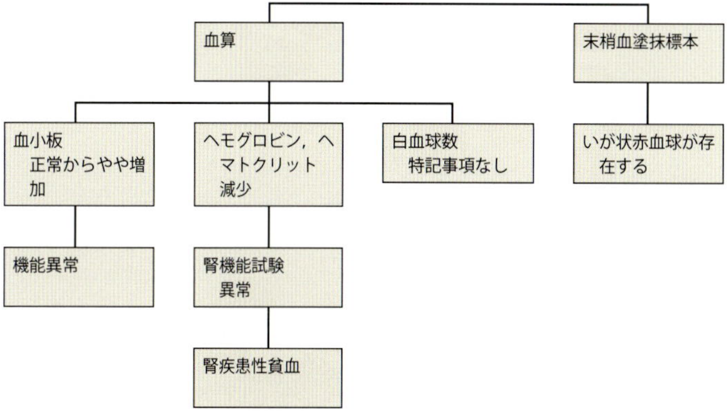
血算
末梢血塗抹標本
血小板 正常からやや増加
ヘモグロビン，ヘマトクリット 減少
白血球数 特記事項なし
いが状赤血球が存在する
機能異常
腎機能試験 異常
腎疾患性貧血

内分泌疾患

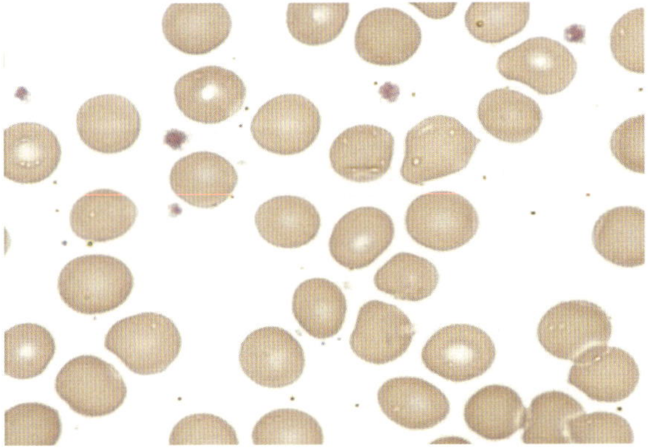

図ⅡA 8-2
末梢血塗抹標本

臨床的特徴

- 症状は内分泌疾患の型に特異的である
  - 甲状腺機能亢進症
  - 甲状腺機能低下症
  - 副腎皮質機能亢進症
  - 副腎皮質機能低下症
  - アンドロゲン低下症
  - 糖尿病

病理

- 甲状腺機能亢進症
  - 赤芽球バースト形成細胞（BFU-E）の増殖から二次的に起こる循環赤血球量の増加
  - 赤血球産生の増加に応じた葉酸必要量の増加
- 甲状腺機能低下症
  - 酸素必要量の減少に伴う循環赤血球量の減少
- 副腎皮質機能亢進症
  - アンドロゲンの増加による軽度の多血状態
- 副腎皮質機能低下症
  - ナトリウム保持ホルモンの欠如により，正常からやや増加したヘマトクリットを伴う血液濃縮状態
- 性腺機能低下症
  - アンドロゲン値低下による貧血
- 糖尿病
  - ケトアシドーシスで急性溶血が起こることがある

検査所見の特徴

- 甲状腺機能亢進症
  - 大球性貧血
- 甲状腺機能低下症
  - 通常は大球性貧血
  - 月経過多があると，鉄欠乏性貧血が起こることがある
- 副腎皮質機能亢進症
  - 軽度の多血状態
- 副腎皮質機能低下症
  - ヘマトクリット値正常からやや上昇
- アンドロゲン低下症
  - 軽度の正球性正色素性貧血
- 糖尿病
  - 偽性ヘマトクリット上昇

◎診断概要

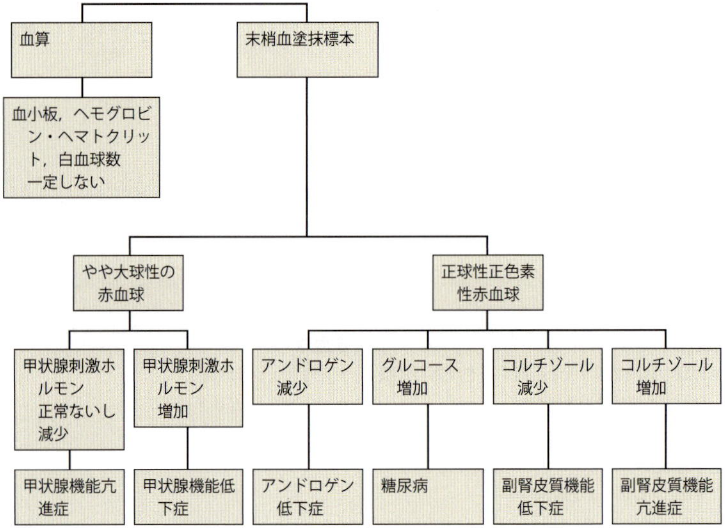
血算
末梢血塗抹標本
血小板，ヘモグロビン・ヘマトクリット，白血球数一定しない
やや大球性の赤血球
正球性正色素性赤血球
甲状腺刺激ホルモン正常ないし減少
甲状腺刺激ホルモン増加
アンドロゲン減少
グルコース増加
コルチゾール減少
コルチゾール増加
甲状腺機能亢進症
甲状腺機能低下症
アンドロゲン低下症
糖尿病
副腎皮質機能低下症
副腎皮質機能亢進症

肝疾患

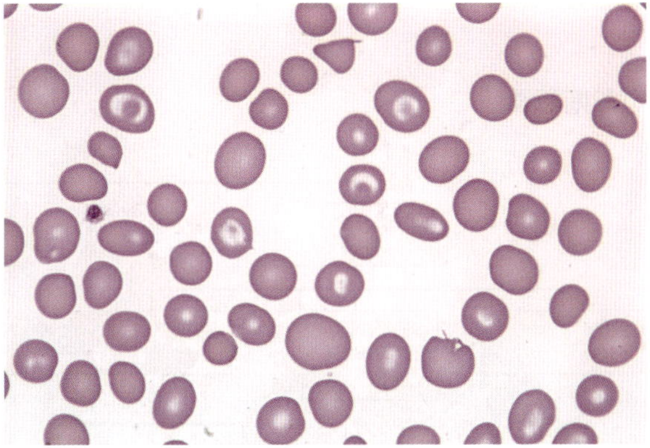

図ⅡA 8-3
末梢血塗抹標本

臨床的特徴

- 貧血は肝機能異常から二次性に起こる
- 最も一般的な非巨赤芽球性大球性貧血の原因である
- 肝疾患患者の約50%に起こる

病理

- 多くの側面をもつ
  - 溶血
  - 骨髄反応障害
  - 葉酸欠乏
  - 失血
- 赤血球膜脂質組成の異常はよくみられる

検査所見の特徴

白血球

- 好中球減少，好中球増加，ないしリンパ球減少

血小板

- 減少
- 機能異常

赤血球

- 軽度から中等度の貧血
  - 大球性
  - 正球性
  - 小球性
- 円形大赤血球
- 標的赤血球，いが状赤血球，有棘赤血球
- 網赤血球数は増加する

骨髄

- 正形成，ないし赤血球過形成を伴う過形成
- 赤血球前駆細胞の空胞形成

◎診断概要

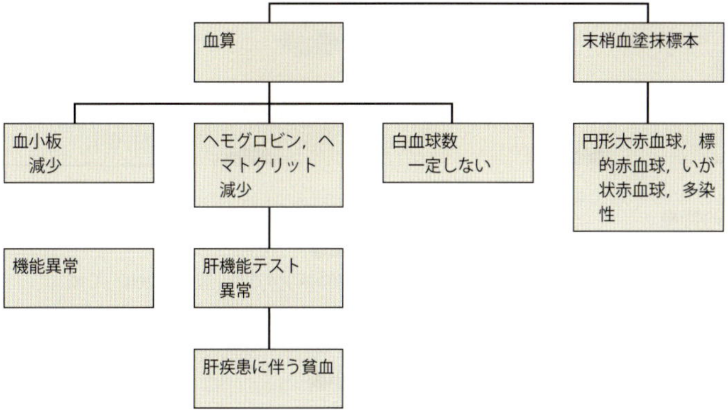
血算
末梢血塗抹標本
血小板減少
ヘモグロビン，ヘマトクリット減少
白血球数一定しない
円形大赤血球，標的赤血球，いが状赤血球，多染性
機能異常
肝機能テスト異常
肝疾患に伴う貧血

全身性エリテマトーデス（SLE）

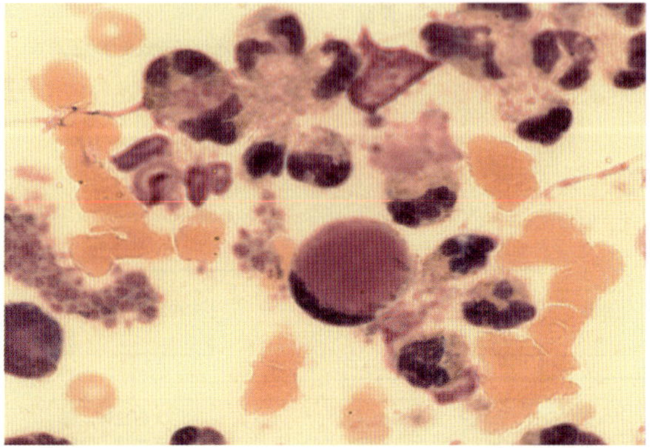

図ⅡA 8-4
バフィーコート
塗抹標本

臨床的特徴

- 軽度の発熱
- 関節炎や関節痛
- 皮膚病変
- 神経系異常（心理的，神経学的変化）
- 心膜炎
- 胸膜性胸痛
- 食欲不振，嘔気，嘔吐，腹痛
- 肝腫大

病理

- 細胞性免疫低下
- 循環免疫複合体は多くの臓器に組織損傷を引き起こすことがある

検査所見の特徴

白血球

- 数は減少するが，通常は 200/μL 超

分画

- 正常（リンパ球減少が一般的）

血小板

- 減少

赤血球

- 正球性正色素性貧血
- 溶血
  - 自己抗体
- 循環抗凝血素が，部分トロンボプラスチン時間を延長させることがある
- 抗核抗体が存在することがあり，その結果 LE 細胞が存在することがある
- 補体値低下

◎診断概要

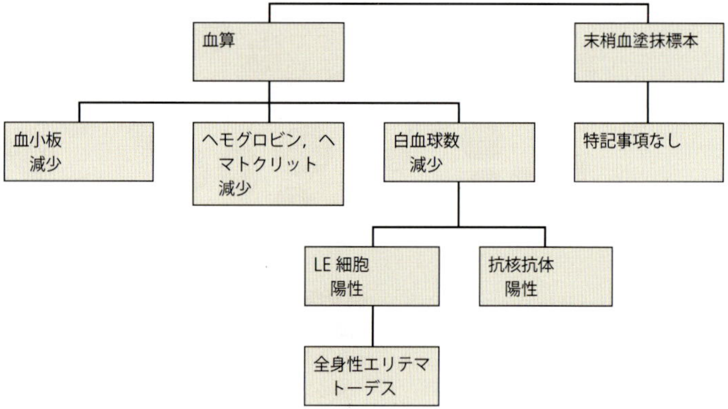
血算
末梢血塗抹標本
血小板 減少
ヘモグロビン，ヘマトクリット 減少
白血球数 減少
特記事項なし
LE 細胞 陽性
抗核抗体 陽性
全身性エリテマトーデス

好塩基球増加症

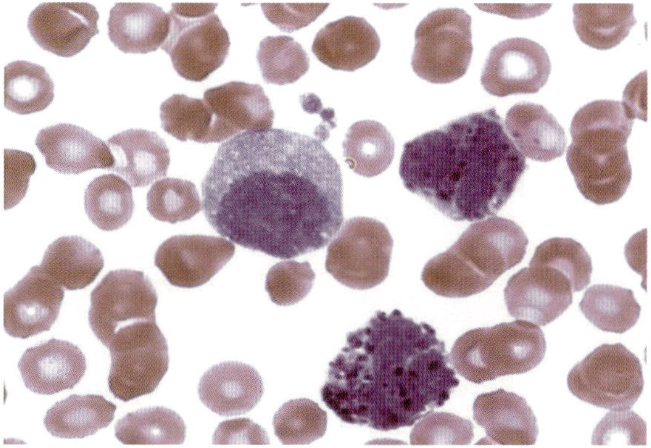

図ⅡB 1-1
末梢血塗抹標本

臨床的特徴

- 好塩基球 150/μL 超と定義される
- 原因によりさまざまである
  - 粘液水腫を伴う甲状腺機能低下症
  - 骨髄増殖性疾患
    - 慢性骨髄性白血病
    - 真性多血症
    - 原発性骨髄線維症
  - 放射線曝露後

病理

- 即時型過敏性反応と関連する
  - IgE が好塩基球の受容体に結合すると好塩基球は脱顆粒を起こし，ヒスタミンや他の炎症性メディエータを放出する
- 二次性の好塩基球増加を引き起こす疾患特異的である

検査所見の特徴

白血球

- 好塩基球数増加

赤血球

- 一定しない

血小板

- 一定しない

◎診断概要

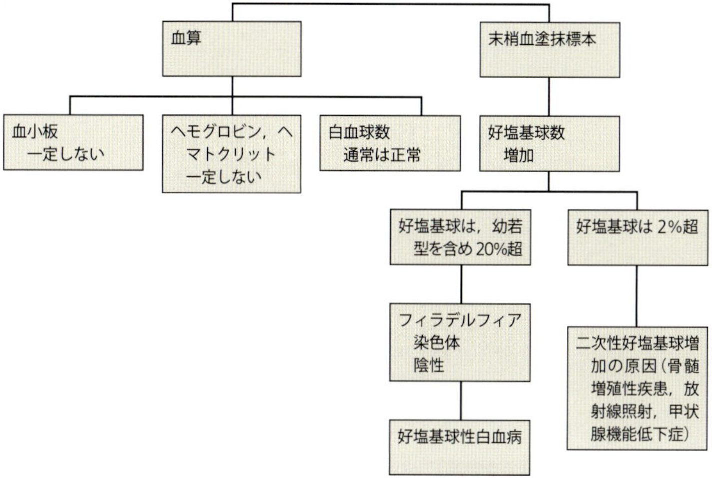
血算
末梢血塗抹標本
血小板
一定しない
ヘモグロビン，ヘマトクリット
一定しない
白血球数
通常は正常
好塩基球数
増加
好塩基球は，幼若型を含め 20%超
好塩基球は 2%超
フィラデルフィア染色体
陰性
好塩基球性白血病
二次性好塩基球増加の原因（骨髄増殖性疾患，放射線照射，甲状腺機能低下症）

チェディアック-東症候群

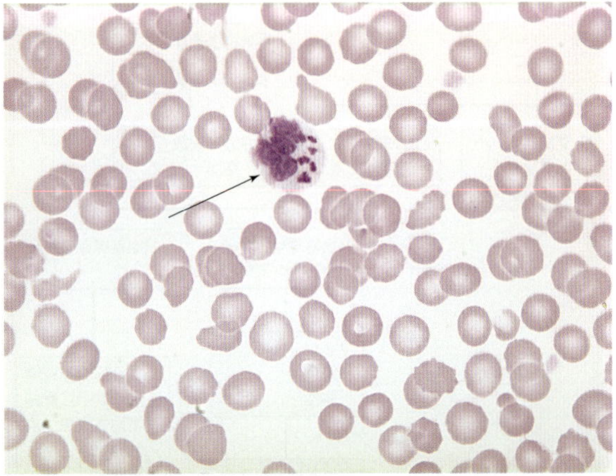

図ⅡB 1-2
末梢血塗抹標本

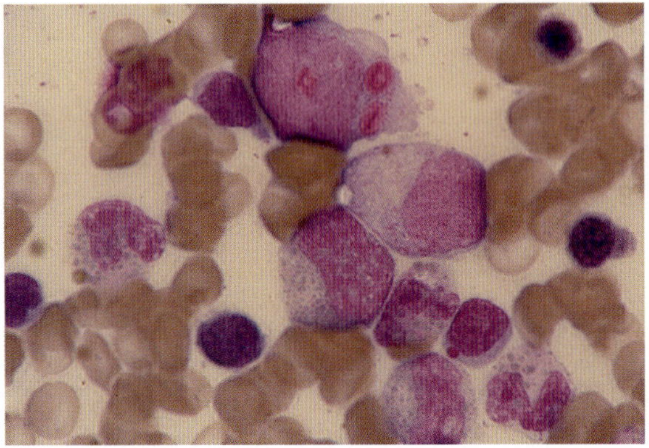

図ⅡB 1-3
骨髄塗抹標本

臨床的特徴

- 細菌感染に対して易感染性
- 発熱
- 銀白色の毛髪
- 羞明
- リンパ節腫脹
- 肝脾腫

病理

- 常染色体劣性遺伝性の顆粒産生異常
- 食細胞の機能に重篤な異常をきたす
    - 細菌殺菌能が障害される
    - 脱顆粒が遅れ，不完全となる
    - 走化性に欠陥が生じる
- リンパ球では，抗体依存性およびナチュラルキラー（NK）細胞が媒介する細胞傷害性の両方が障害される

検査所見の特徴

白血球

- 典型的には 1,000～3,000/μL
- 巨大な灰色を帯びた緑色のペルオキシダーゼ陽性顆粒が白血球細胞質にみられる
- 好中球減少

赤血球

- 正常

血小板

- 血小板減少
- 凝集能に異常がある（低下）

凝固検査

- 出血時間は異常（延長）

骨髄

- 前駆細胞液胞からの異常な顆粒が融合する

◎診断概要

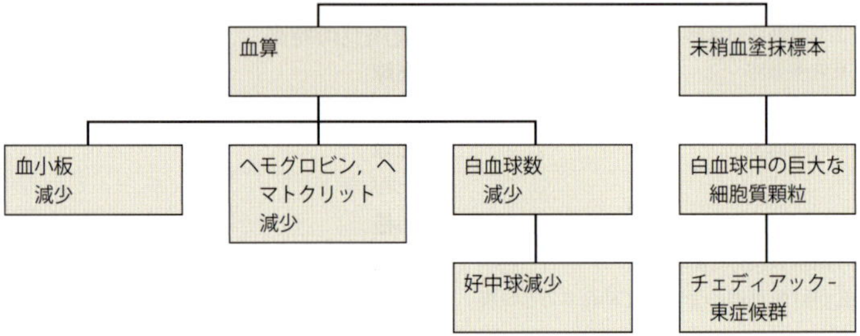
血算
末梢血塗抹標本
血小板減少
ヘモグロビン，ヘマトクリット減少
白血球数減少
白血球中の巨大な細胞質顆粒
好中球減少
チェディアック-東症候群

慢性肉芽腫症

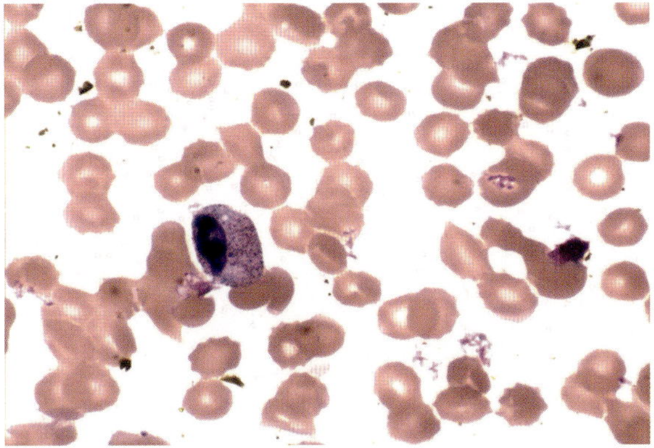

図ⅡB 1-4
ニトロブルーテトラゾリウム(NBT)染色(陰性)

臨床的特徴

- 生後 12 カ月の間に細菌および真菌感染症の再発を繰り返す
- リンパ節炎
- 深部組織感染症
- 感染性湿疹様発疹
- 内臓および肝臓の膿瘍
- 肺感染症の再発を繰り返す
- 臓器腫大

病理

- X 連鎖ないし常染色体劣性形式で遺伝する
- 呼吸バースト(好中球や単球などの食細胞の酸素消費の上昇)による NADPH オキシダーゼ複合体の活性化が起こらない
- 慢性炎症反応の間に肉芽腫が形成される

検査所見の特徴

白血球

- 好中球増加
- ニトロブルーテトラゾリウム(NBT)還元試験は陰性
  - この試験では, 好中球はニトロブルーテトラゾリウムの存在下で活性化物質とともに培養される
  - 放出されたスーパーオキシドは NBT 色素を不溶性の濃い青色のホルマザンに還元する。それらは好中球に顆粒状の沈殿物として認められる(陽性対照を参照する)

赤血球

- 特記事項なし

血小板

- 特記事項なし

◎診断概要

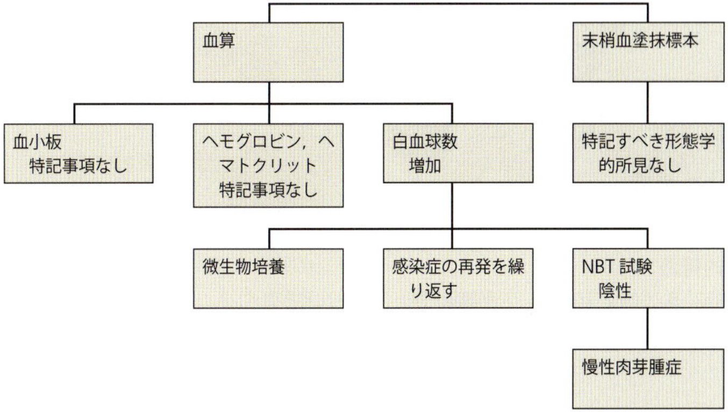

血算
末梢血塗抹標本
血小板
特記事項なし
ヘモグロビン, ヘマトクリット
特記事項なし
白血球数
増加
特記すべき形態学的所見なし
微生物培養
感染症の再発を繰り返す
NBT 試験
陰性
慢性肉芽腫症

好酸球増加症

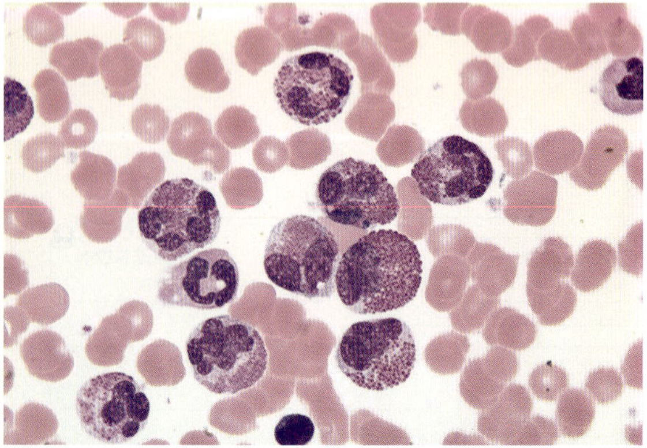

図ⅡB 1-5
末梢血塗抹標本

臨床的特徴

- 原因による。発熱，皮疹，リンパ節腫脹，咳，肺浸潤，筋肉痛，肝脾腫を認めることがある

病理

- 好酸球絶対数 600/μL 超
- 原因にはつぎのものがある
  - 寄生虫感染
  - アレルギー反応
  - 呼吸器疾患
  - 腫瘍性疾患
  - 炎症性ないし自己免疫性疾患
  - 皮膚疾患

検査所見の特徴

白血球

- 白血球数は正常から増加
- 好酸球増加

赤血球

- 特記事項なし

血小板

- 特記事項なし

◎診断概要

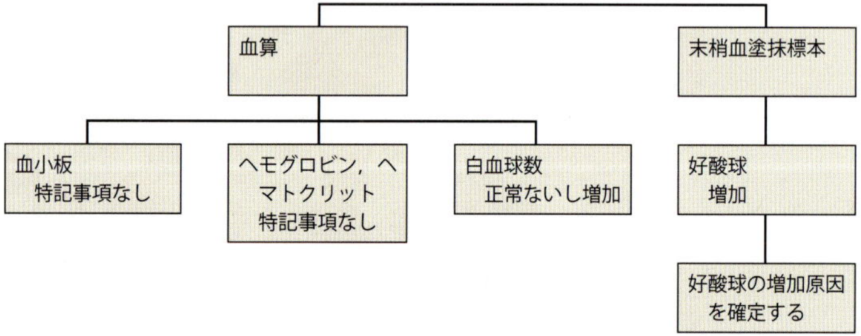
血算
末梢血塗抹標本
血小板
特記事項なし
ヘモグロビン，ヘマトクリット
特記事項なし
白血球数
正常ないし増加
好酸球
増加
好酸球の増加原因を確定する

伝染性単核球症

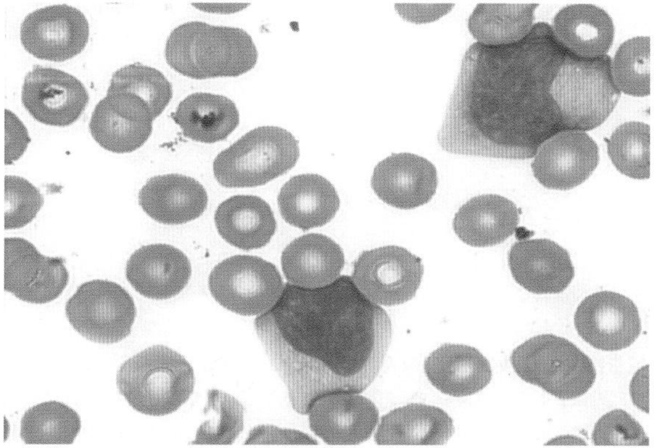

図ⅡB 1-6
末梢血塗抹標本

臨床的特徴
- 一般に 14～24 歳の若年成人に発症する
- 嗜眠，食欲不振，嘔気，頭痛，悪寒，発熱，咽頭炎，リンパ節腫脹，脾腫，肝腫大
- 通常は無治療で自然治癒する

病理
- エプスタイン-バー（EB）ウイルスが，リンパ球細胞膜上の特異的 EB ウイルス受容体によって B リンパ球に付着する
- 全身の B リンパ球とリンパ組織が関連する
- 潜伏期は約 30～50 日

検査所見の特徴
白血球
- 無顆粒球症
- リンパ球増加（12,000～25,000/μL）
- 反応性リンパ球 20％超
- 免疫芽球が存在することがある
- 形質細胞様リンパ球が存在することがある

赤血球
- 自己免疫性溶血性貧血を認めることがある

血小板
- 正常から減少

血清検査
- ポール-バンネル異好性抗体陽性（現在は抗 EB ウイルス抗体測定が一般的）

◎診断概要

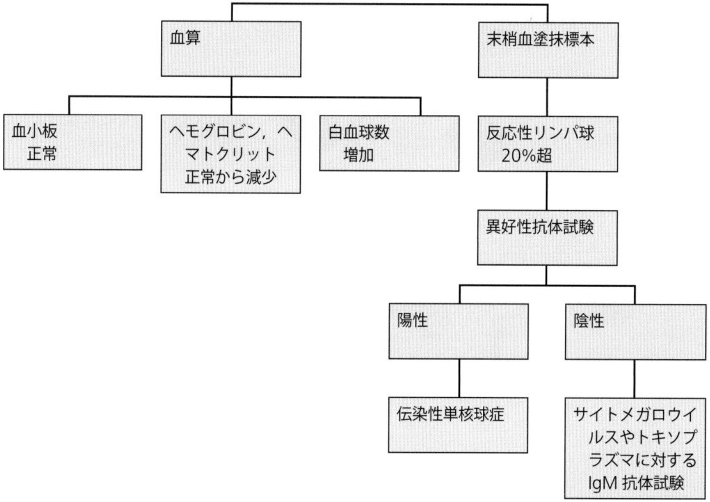
血算
末梢血塗抹標本
血小板
正常
ヘモグロビン，ヘマトクリット
正常から減少
白血球数
増加
反応性リンパ球
20%超
異好性抗体試験
陽性
陰性
伝染性単核球症
サイトメガロウイルスやトキソプラズマに対する IgM 抗体試験

リンパ球増加症

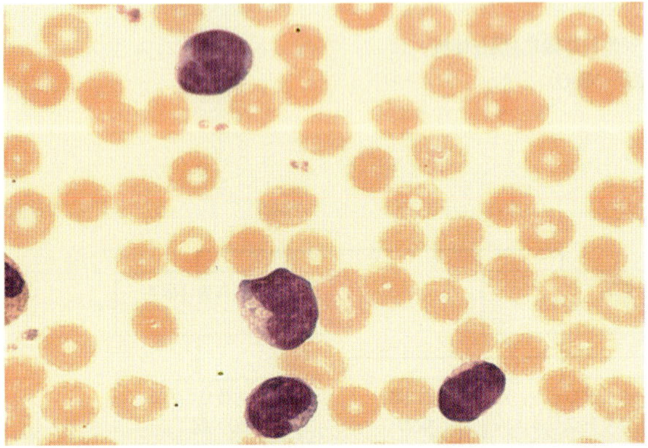

図ⅡB 1-7
末梢血塗抹標本
（百日咳）

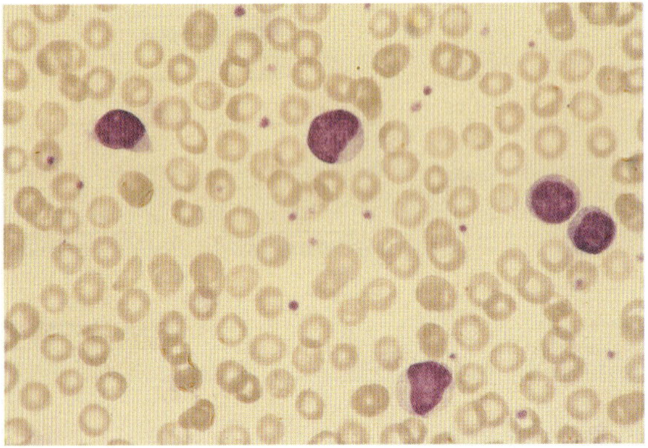

図ⅡB 1-8
末梢血塗抹標本
（感染性リンパ球増加症）

臨床的特徴

- 良性疾患
  - 細菌感染症
  - 原虫感染症
  - ウイルス感染症
  - その他
- 悪性疾患

細菌感染症

- 潜伏期は約 2 週間である
- 鼻かぜ症状，発作性咳嗽，頸胸部痛

原虫感染症（トキソプラズマ症）

- 先天性：肝脾腫，黄疸，小頭症，精神遅滞
- 後天性：嗜眠，食欲不振，嘔気，頭痛，悪寒と発熱，咽頭炎，リンパ節腫脹から無症状まで

ウイルス感染症（サイトメガロウイルス）

- 先天性：感染新生児の 10％だけが，小頭症，肝脾腫，黄疸を含む臨床症状を呈する
- 後天性：嗜眠，食欲不振，嘔気，頭痛，悪寒，発熱，リンパ節腫脹，脾腫，肝腫大

感染性リンパ球増加症

- 一般に 1～10 歳の幼児で発症する
- 流行病として起こる
- 潜伏期は約 2～3 週間
- 通常は無症状

病理

細菌感染症

- 百日咳菌 *Bordetella pertussis* 感染（百日咳）
- 一般に免疫のない小児に感染する

原虫感染症

- 一般に，トキソプラズマ原虫 *Toxoplasma gondii* 感染の結果生じる
- 赤血球以外のあらゆる体細胞で増幅される
- 先天性：トキソプラズマが寄生した母親から経胎盤感染する
- 後天性：十分に加熱調理されていない肉の摂取や猫の糞便からの吸引によりオーシスト（接合子嚢）を摂取

ウイルス感染症

- 一般に，サイトメガロウイルスによる
- ウイルスは白血球に感染し，それによって他の場所に運ばれる
- ウイルスは細胞免疫機能を抑制する
- 先天性：感染母体から経胎盤感染する
- 後天性：濃厚な接触ないし輸血により広がる

感染性リンパ球増加症

- おそらくコクサッキーウイルス群によって引き起こされる
- 一般に 10 歳未満の小児で発症する
- 通常は無症状

検査所見の特徴

細菌感染症

白血球

- リンパ球増加(15,000～56,000/μLまで)

赤血球

- 特記事項なし

血小板

- 特記事項なし

原虫感染症

白血球

- 増加
- 反応性リンパ球の存在を伴うリンパ球増加症
- 好酸球増加もみられることがある

赤血球

- 溶血性貧血

血小板

- 一定しない

血清検査

- 異好性抗体試験陰性

ウイルス感染症

白血球

- 増加
- 反応性リンパ球の存在を伴うリンパ球増加症

赤血球

- 溶血性貧血

血小板

- 一定しない

血清検査

- 異好性抗体試験陰性

感染性リンパ球増加症

白血球

- 通常は2～3万/μL
- 50～95%は正常にみえる小リンパ球

赤血球

- 特記事項なし

血小板

- 特記事項なし

◎診断概要

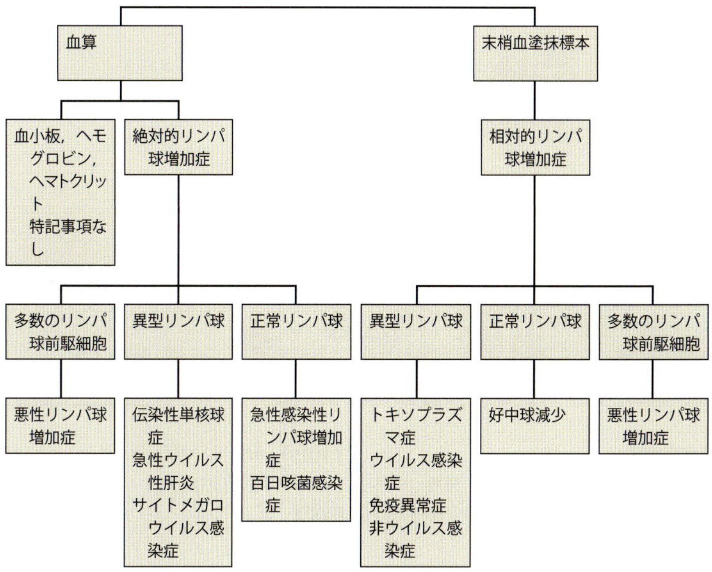

血算
末梢血塗抹標本
血小板，ヘモグロビン，ヘマトクリット 特記事項なし
絶対的リンパ球増加症
相対的リンパ球増加症
多数のリンパ球前駆細胞
異型リンパ球
正常リンパ球
異型リンパ球
正常リンパ球
多数のリンパ球前駆細胞
悪性リンパ球増加症
伝染性単核球症 急性ウイルス性肝炎 サイトメガロウイルス感染症
急性感染性リンパ球増加症 百日咳菌感染症
トキソプラズマ症 ウイルス感染症 免疫異常症 非ウイルス感染症
好中球減少
悪性リンパ球増加症

メイ-ヘグリン異常

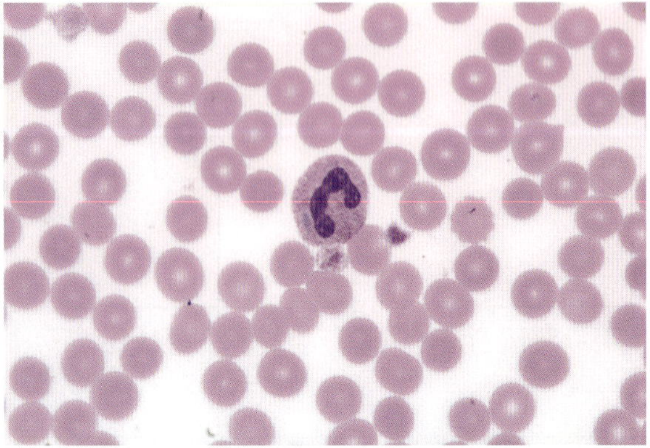

図ⅡB 1-9
末梢血塗抹標本

臨床的特徴

- 通常は軽度の出血症状（鼻出血，紫斑，歯肉出血，月経困難症，抜歯後や手術後の異常出血）

病理

- 白血球と血小板に影響をおよぼす常染色体優性遺伝性疾患

検査所見の特徴

白血球

- 大部分の好中球は，小さく均質な青色の封入体をもつ
- 封入体はデーレ小体より大きく，紡錘状ないし三日月状で，明るい青色である
- 好中球，好酸球，好塩基球，単球，ときにリンパ球にまでみられる

赤血球

- 正常

血小板

- 巨大血小板
- 平均血小板容積増加
- 血小板数は減少

凝固検査

- 出血時間は延長する

骨髄

- 巨核球数は正常であるが，ときに細胞質に大きな顆粒の多い血小板がみられる

◎診断概要

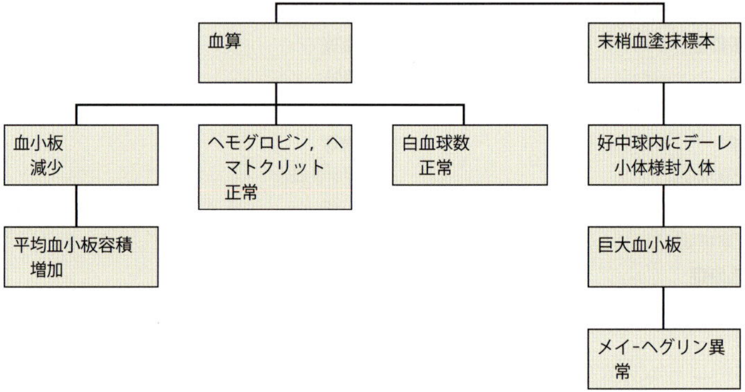

血算
末梢血塗抹標本
血小板減少
ヘモグロビン，ヘマトクリット正常
白血球数正常
好中球内にデーレ小体様封入体
平均血小板容積増加
巨大血小板
メイ-ヘグリン異常

単球増加症

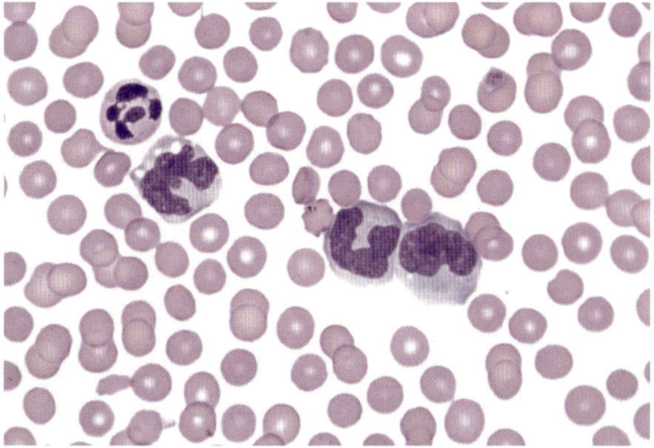

図ⅡB 1-10
末梢血塗抹標本

臨床的特徴

- 成人では，単球が 950/μL 超と定義される
- 乳児および小児では，単球が 1,000/μL 超と定義される
- 好中球増加の原因となる病態では，絶対的な単球増加を伴うことがある
- 相対的な単球増加は，無顆粒球症ないし骨髄低形成からの回復を示唆することがある

病理

- 単球は炎症や免疫反応で役割を果たす
- 単球増加はさまざまな病態と関連する
  - 結核
  - 悪性新生物
  - 骨髄異形成症候群
  - 骨髄増殖性腫瘍
  - リンパ系腫瘍
  - 炎症性疾患

検査所見の特徴

白血球

- 単球増加

赤血球

- 特記事項なし

血小板

- 特記事項なし

◎診断概要

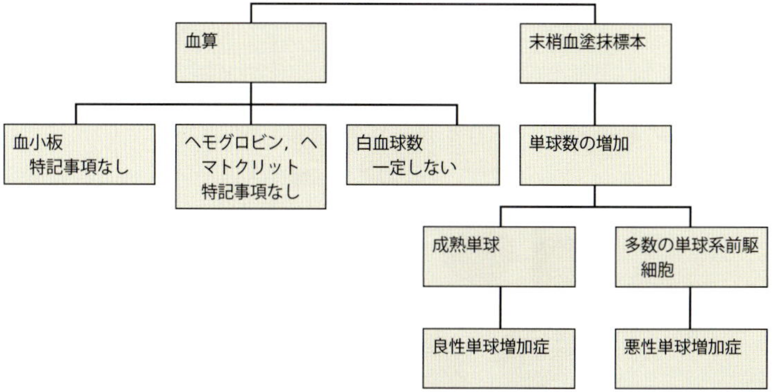

血算
末梢血塗抹標本
血小板 特記事項なし
ヘモグロビン，ヘマトクリット 特記事項なし
白血球数 一定しない
単球数の増加
成熟単球
多数の単球系前駆細胞
良性単球増加症
悪性単球増加症

好中球減少症

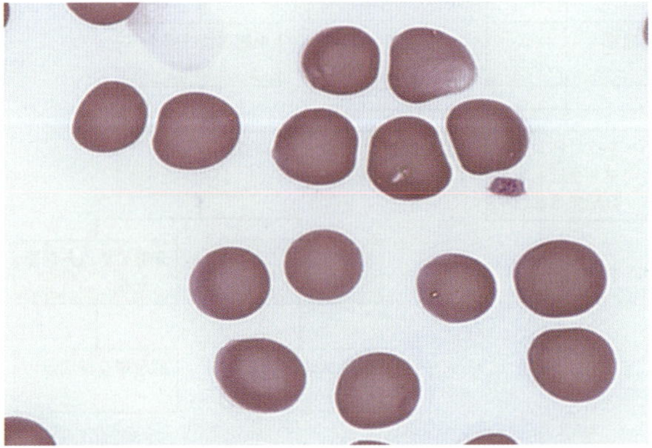

図ⅡB 1-11
末梢血塗抹標本

臨床的特徴

- 好中球絶対数が 1,500/μL 未満と定義される
- 無症状ないし突然重篤な敗血症を呈することがある
  - 発熱
  - リンパ節腫脹
  - 胸骨圧痛
  - 口腔内病変
- 肝脾腫

病理

- 産生低下ないし無効造血
- 寿命の短縮
- 異常な分布や隔離

検査所見の特徴

白血球

- 全白血球数減少
- 好中球数減少

赤血球

- 特記事項なし

血小板

- 特記事項なし

◎診断概要

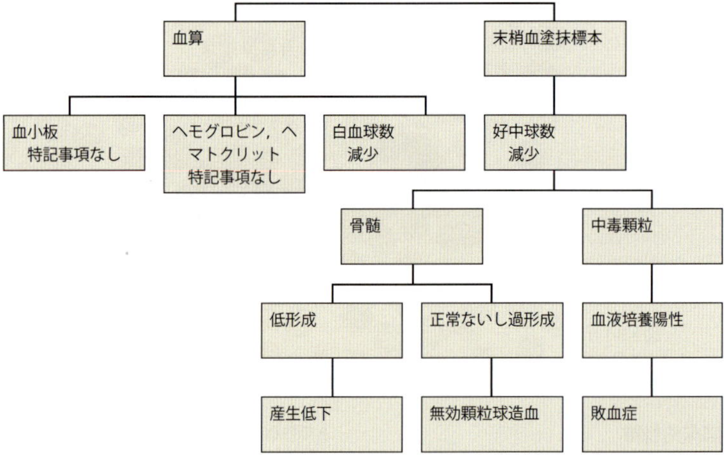
血算
末梢血塗抹標本
血小板
特記事項なし
ヘモグロビン，ヘマトクリット
特記事項なし
白血球数
減少
好中球数
減少
骨髄
中毒顆粒
低形成
正常ないし過形成
血液培養陽性
産生低下
無効顆粒球造血
敗血症

好中球増加症

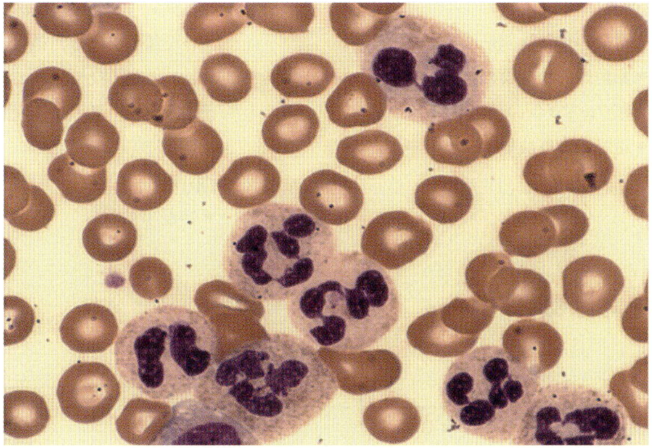

図ⅡB 1-12
末梢血塗抹標本

臨床的特徴

- 好中球絶対数が 7,000/μL 超と定義される
- 急性好中球増加症は，運動，ストレス，薬剤，ホルモンによって引き起こされることがあり，最も頻度が高い原因は細菌感染である
- 慢性好中球増加症は，感染症，慢性炎症，腫瘍，ないし血液疾患でみられることがある

病理

- 骨髄での産生増加
- 骨髄貯蔵プールからの放出増加ないし末梢血辺縁プールからの移動増加
- 循環プールでの好中球数増加と辺縁プールでの好中球数減少
- 重症感染症や壊死組織への強い好中球の反応は，類白血病反応を引き起こすことがある(通常は 5 万/μL 超)
- 腫瘍性疾患

検査所見の特徴

白血球

- 生理的好中球増加
  - 白血球数増加
- 病的好中球増加
  - 白血球数増加
  - 左方移動
  - 空胞形成と中毒顆粒形成
  - デーレ小体

赤血球

- 特記事項なし

血小板

- 特記事項なし

◎診断概要

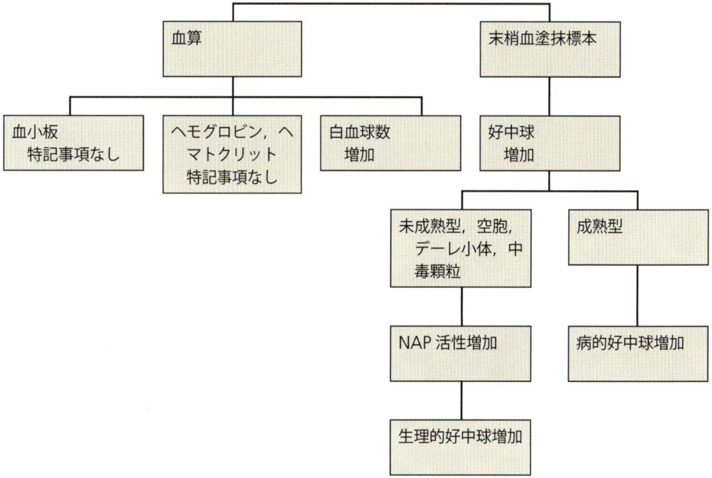
血算
末梢血塗抹標本
血小板
特記事項なし
ヘモグロビン，ヘマトクリット
特記事項なし
白血球数
増加
好中球
増加
未成熟型，空胞，デーレ小体，中毒顆粒
成熟型
NAP 活性増加
病的好中球増加
生理的好中球増加

ペルゲル-フェット核異常

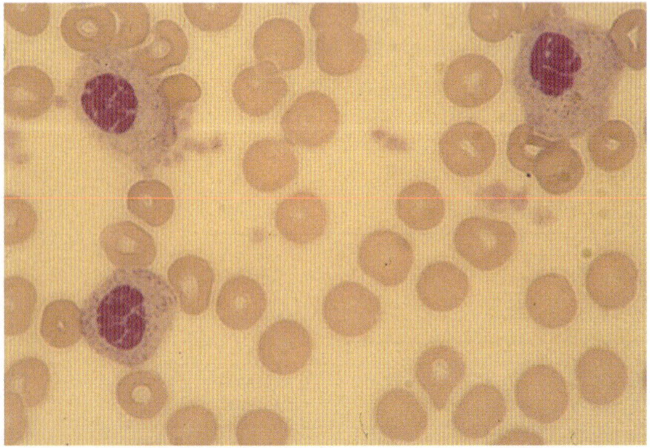

図ⅡB 1-13
末梢血塗抹標本
（ホモ接合体）

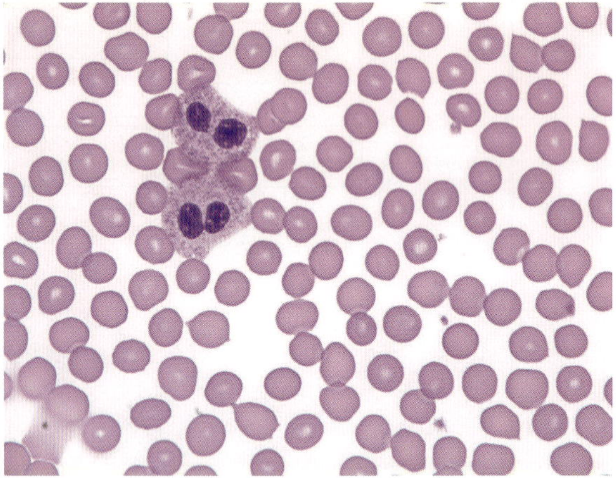

図ⅡB 1-14
末梢血塗抹標本
（ヘテロ接合体）

臨床的特徴

- この異常に関連する臨床症状はない

病理

- 常染色体優性遺伝
- 顆粒球の核分葉の減少
- 核クロマチンの著明な凝縮
- 正常細胞質成熟

検査所見の特徴

白血球

- ヘテロ接合体では，顆粒球の核は 2 分葉ないしダンベル型（鼻眼鏡様核）
- ホモ接合体では，核は円形ないし卵形（Stodtmeister 型）

赤血球

- 特記事項なし

血小板

- 特記事項なし

◎診断概要

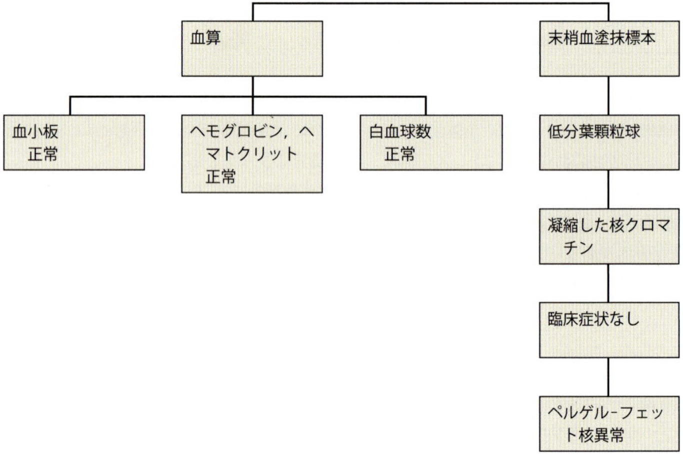

血算
末梢血塗抹標本
血小板
正常
ヘモグロビン，ヘマトクリット
正常
白血球数
正常
低分葉顆粒球
凝縮した核クロマチン
臨床症状なし
ペルゲル-フェット核異常

白血病の FAB 分類

背景

● 白血病の議論を世界的な規模で行う際の統一的な手法を提供する試みとして 1976 年に作成された。分類は，形態と細胞化学とにもとづいている

定義

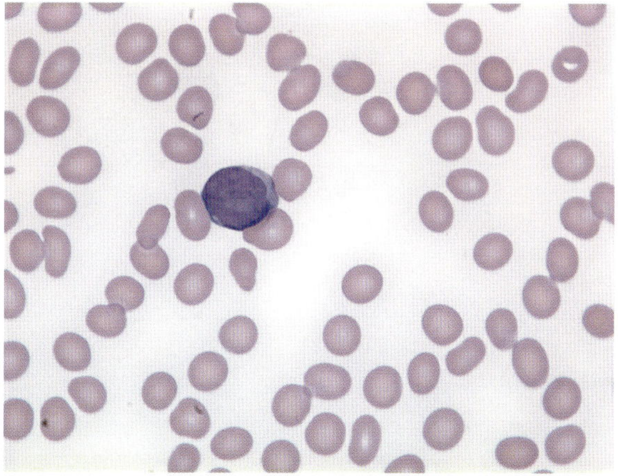

図ⅡB 2-1
末梢血塗抹標本

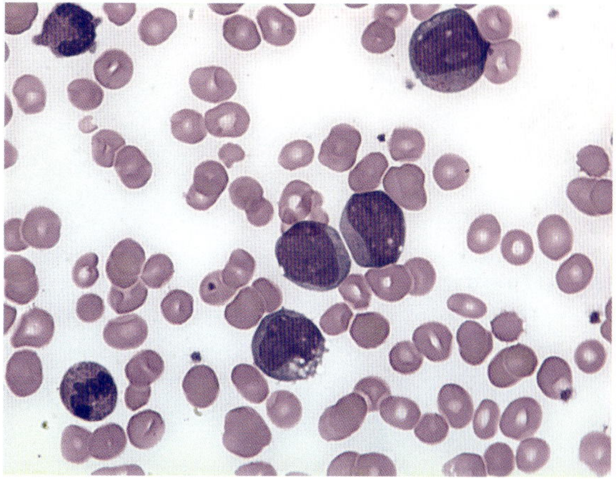

図ⅡB 2-2
末梢血塗抹標本

Ⅰ型芽球（正常骨髄芽球と区別できない）

核

● 凝縮していないクロマチン構造を伴って未熟であり，中央に位置する

細胞質

● 常に顆粒を欠く

Ⅱ型芽球（Ⅰ型芽球に似る）

核

● 中央に位置する

● 核/細胞質比はⅠ型よりやや低い

細胞質

● 少数の一次顆粒を有するが，20 個未満

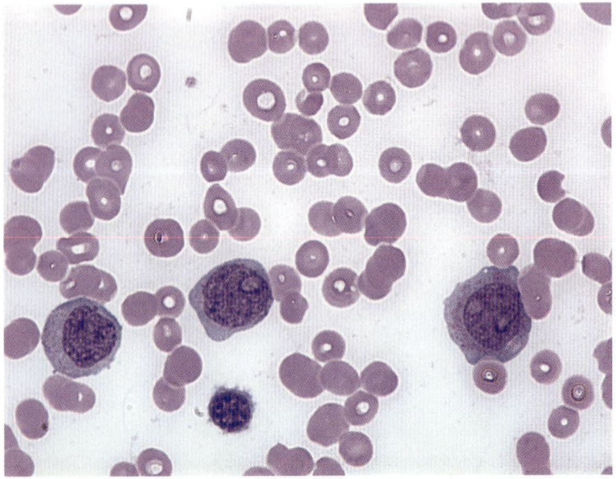

図ⅡB 2-3
末梢血塗抹標本

Ⅲ型芽球（Ⅱ型芽球に似る）

核

- 核/細胞質比はⅡ型よりやや低い

細胞質

- 20 個以上の顆粒を有するが，核を覆い隠すことはない

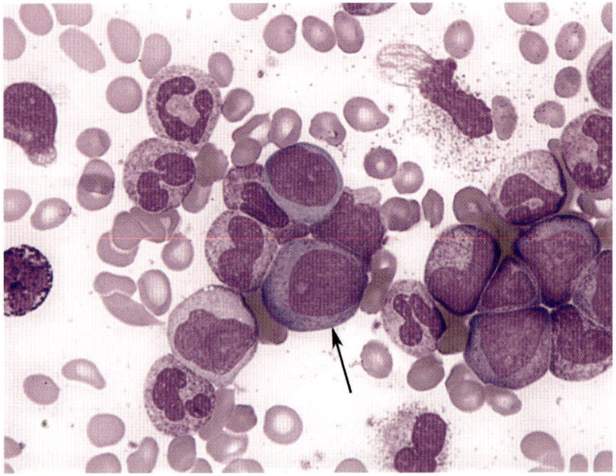

図ⅡB 2-4
末梢血塗抹標本

前骨髄球

核

- 偏在する。クロマチンは凝縮している
- 核/細胞質比は低い

細胞質

- おびただしいアズール顆粒が核を覆い隠す

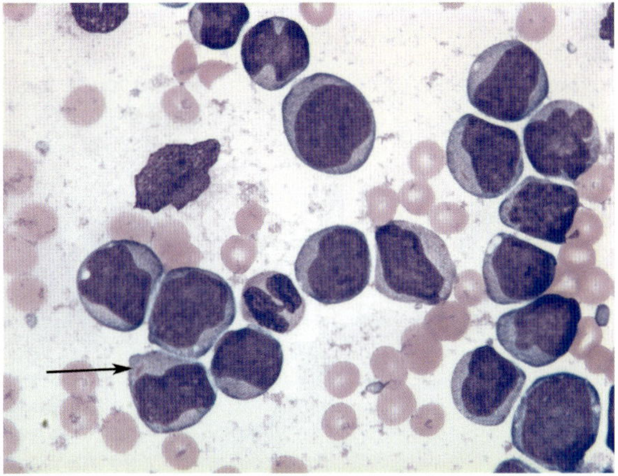

図ⅡB 2-5
骨髄塗抹標本

アウエル小体

- 一次顆粒が融合し紡錘状ないし桿状の封入体を形成する

末梢血所見

- 患者の 90％は中等度から重度の好中球減少を呈する
- 患者の 50％は白血球増加を呈する
- 患者の 30％は白血球減少を呈する
- 芽球のサイズは一定しない
- 患者の 70～80％は正球性正色素性貧血を呈する
- 患者の 60％は，ヘマトクリット値 30％未満である
- 通常は血小板減少がみられる

骨髄所見

- 芽球が 30％以上だと，急性白血病の診断となる

細胞化学

- Ⅰ，Ⅱ，Ⅲ型骨髄芽球は 3％以上のミエロペルオキシダーゼ（MPO），ズダンブラック B（SBB），ないし特異的エステラーゼ陽性の芽球を呈する
- 単芽球と前単球は非特異的エステラーゼ陽性である
- 赤芽球と巨核芽球は PAS 陽性である

FAB 分類 M0～M7

● FAB 分類 M0（急性骨髄性白血病最小分化型）

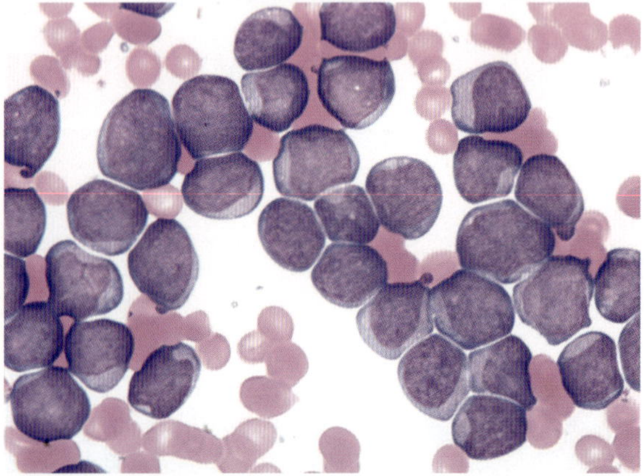

図ⅡB 2-6
末梢血塗抹標本

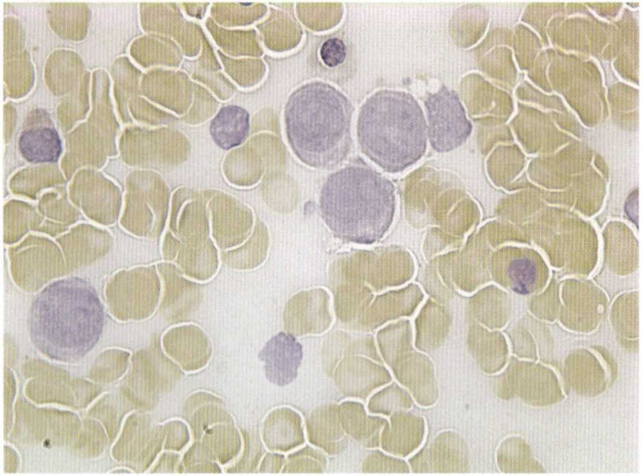

図ⅡB 2-7
ズダンブラック B
染色

特徴

末梢血

- 芽球は無顆粒である
- 血小板は減少する

骨髄

- 芽球 30％以上
- 骨髄関連抗原陽性芽球 20％以上
- 骨髄芽球はⅠ型である
- アウエル小体はない
- 芽球はリンパ球関連抗原陰性である

細胞化学

- ミエロペルオキシダーゼ陽性芽球は 3％未満。ズダンブラック B および特異的エステラーゼ（クロロアセテート）は陽性である

● FAB 分類 M1（急性骨髄性白血病未分化型）

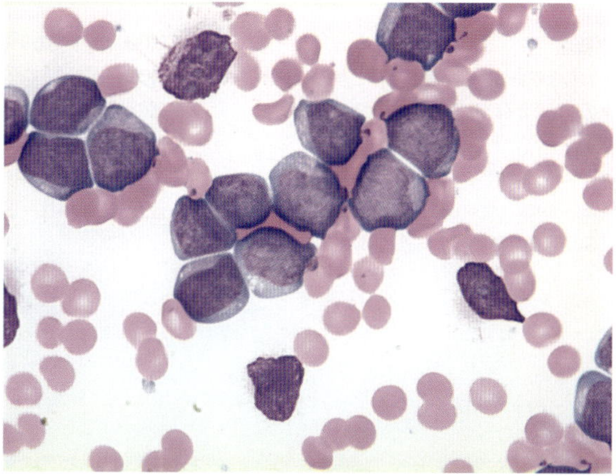

図ⅡB 2-8
末梢血塗抹標本

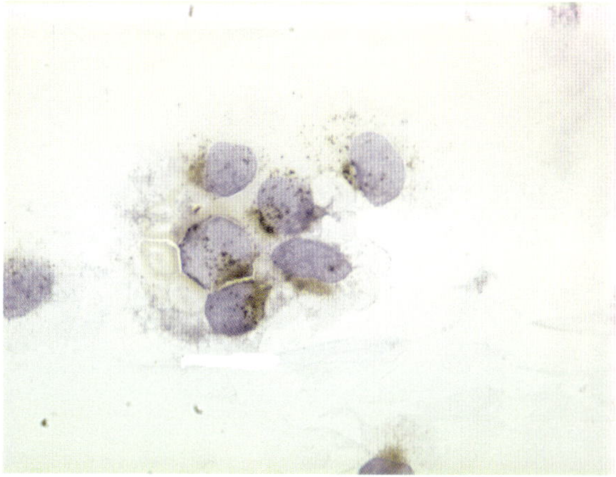

図ⅡB 2-9
ズダンブラック B
染色

特徴

末梢血

- おもな細胞はⅠ型骨髄芽球である
- アウエル小体はまれである

骨髄

- 芽球 30％以上
- 非赤血球系細胞の 90％以上は骨髄芽球である
- 前骨髄球や，より成熟した骨髄球系細胞および単球は 10％未満である

細胞化学

- 芽球の 3％以上がミエロペルオキシダーゼおよびズダンブラック B 陽性である
- ナフトール AS-D クロロアセテート（特異的エステラーゼ）は陽性のことがある
- 非特異的エステラーゼは陰性である

● FAB 分類 M2（急性骨髄性白血病分化型）

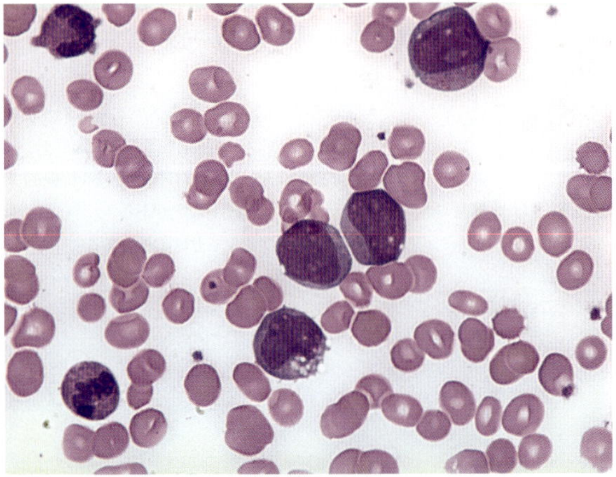

図ⅡB 2-10
末梢血塗抹標本

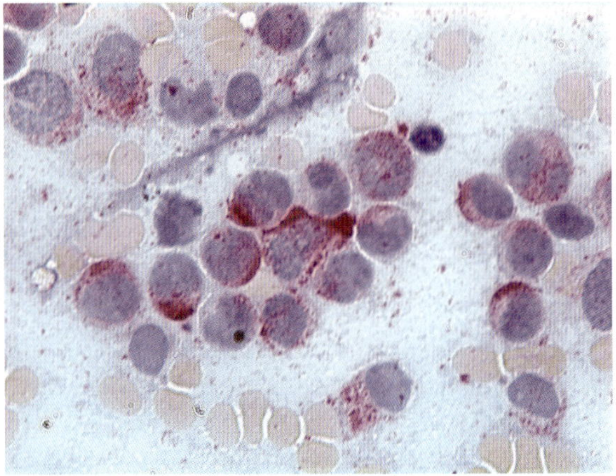

図ⅡB 2-11
特異的エステラーゼ染色

特徴

末梢血

- おもな細胞は，Ⅱ型骨髄芽球と考えられる
- アウエル小体が，通常は存在する

骨髄

- 芽球 30％以上
- 30〜89％，ないしそれ以上の非赤血球系細胞が骨髄芽球である
- 前骨髄球や，より成熟した顆粒球 10％以上
- 芽球はおもにⅡ型ないしⅢ型である

細胞化学

- 芽球の 3％以上がミエロペルオキシダーゼおよびズダンブラック B 陽性である
- ナフトール AS-D クロロアセテート（特異的エステラーゼ）は陽性

● FAB 分類 M3〔急性前骨髄球性白血病(多顆粒型)〕

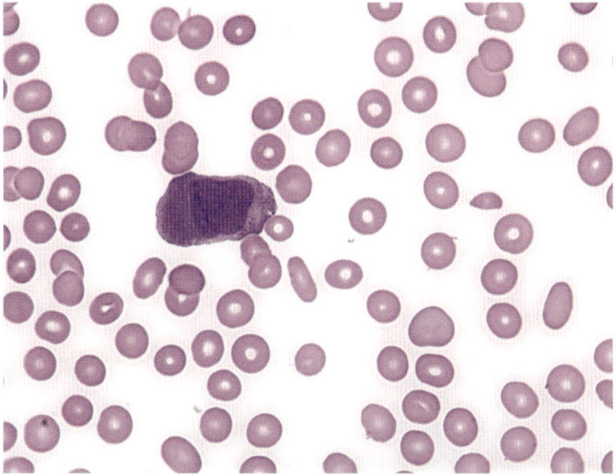

図ⅡB 2-12
末梢血塗抹標本

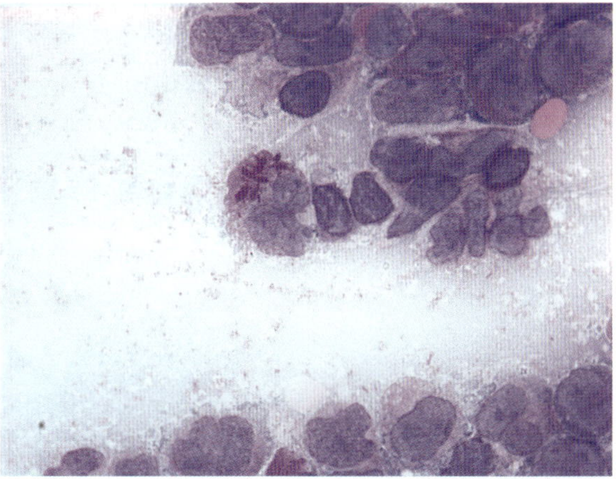

図ⅡB 2-13
骨髄塗抹標本

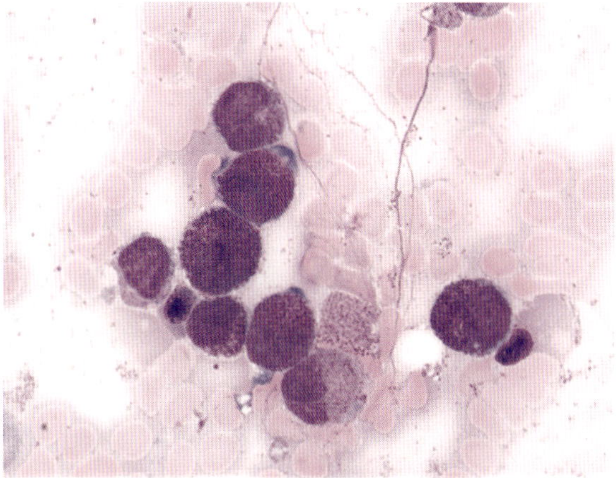

図ⅡB 2-14
骨髄塗抹標本

特徴

- 症例の 70〜80%が，多顆粒型である

末梢血

- 芽球と前骨髄球は，豊富な顆粒と多数のアウエル小体を有する
- 白血球数は通常は 5,000/μL 未満であるが，3,000〜15,000/μL の範囲である
- アウエル小体は細胞につき 10〜20 個で(ファゴット細胞)，からみあっていたりいなかったりする。アウエル小体は少数のこともある

骨髄

- 大部分の細胞は，おびただしいアズール顆粒をもった異常前骨髄球である
- 多くのアウエル小体が前骨髄球にみられる(ファゴット細胞)

● FAB 分類 M3v〔急性前骨髄球性白血病(微細顆粒をもつ異型)〕

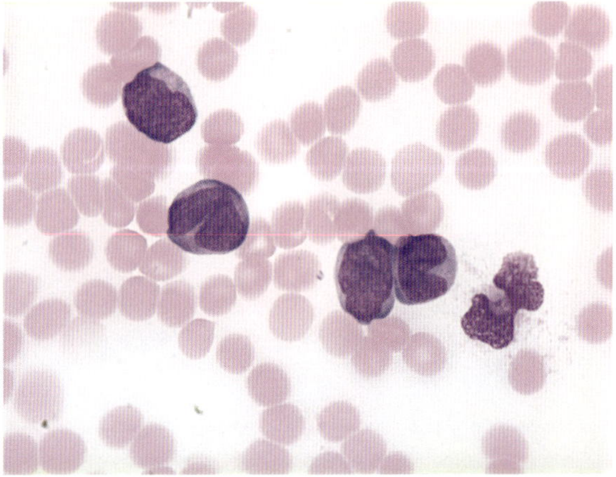

図ⅡB 2-15
末梢血塗抹標本

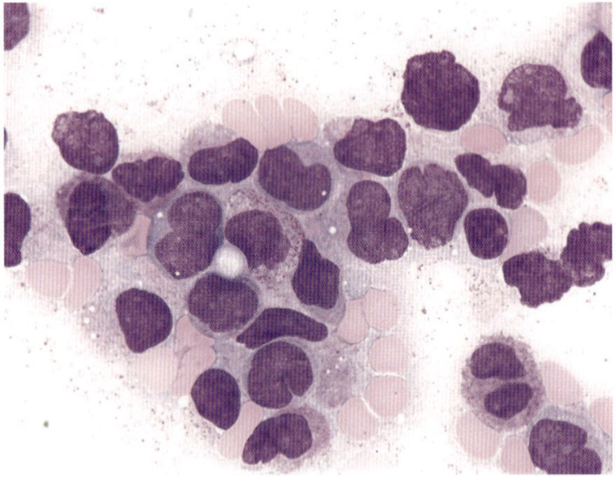

図ⅡB 2-16
骨髄塗抹標本

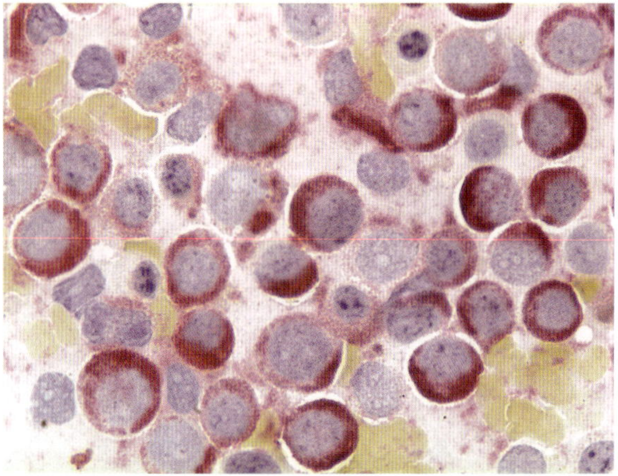

図ⅡB 2-17
特異的エステラーゼ染色

特徴

- 症例の 20～30%は微細顆粒型である

末梢血

- 白血球数は著明に増加する
- 前骨髄球は通常は 2 分葉で，細胞質には少数の顆粒しか含まれない

骨髄

- アズール顆粒は小さく，光学顕微鏡でみるのは難しい(250 nm 未満)
- 前骨髄球は大きく，核/細胞質比は低い
- 核は通常は分葉していることが多く，不整で，折れ曲がったり，2 分葉になったり，単球様にみえたりする

細胞化学

- ミエロペルオキシダーゼ，ズダンブラック B，特異的エステラーゼ陽性

● FAB 分類 M4（急性骨髄単球性白血病）

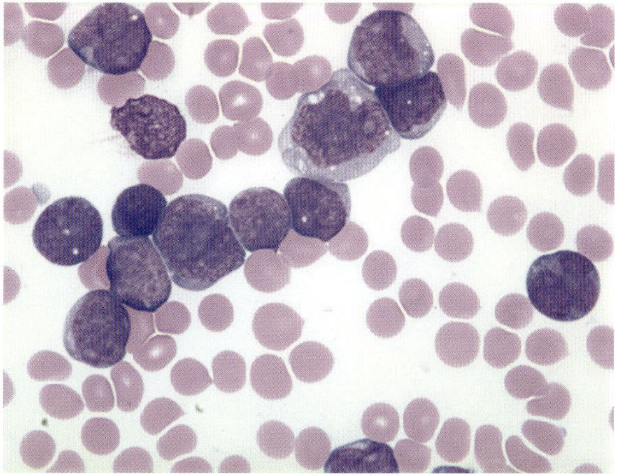

図ⅡB 2-18
末梢血塗抹標本

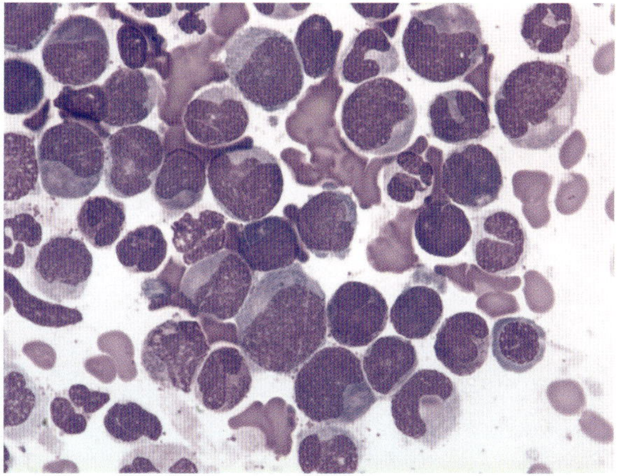

図ⅡB 2-19
骨髄塗抹標本

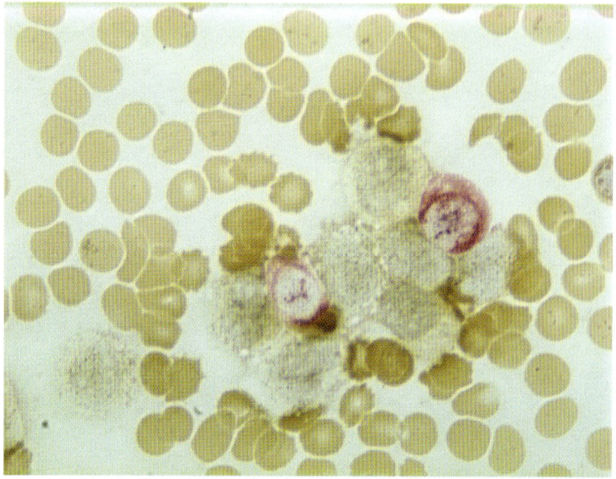

図ⅡB 2-20
エステラーゼ二重染色

特徴

末梢血

- 白血球数は通常は増加する
- 骨髄球系と単球系の両方の分化がみられる
- 5,000/μL 以上の単球やその前駆細胞を認める
- アウエル小体が存在することがある

骨髄

- 骨髄芽球，単芽球，前単球 30％以上
- 顆粒球系前駆細胞 20％以上
- 単球系前駆細胞 20％以上
- 骨髄で単球系細胞が 20％未満ならば，末梢血で 5,000/μL 以上の単球増加を認めなければならない
- 芽球の割合には，Ⅰ型およびⅡ型骨髄芽球，単芽球，前単球が含まれる

細胞化学

- 骨髄芽球はミエロペルオキシダーゼ，ズダンブラック B，特異的エステラーゼ陽性で，非特異的エステラーゼ陰性である
- 単芽球，前単球はミエロペルオキシダーゼ陰性ないし弱陽性で，ズダンブラック B 陰性ないしわずかに微細顆粒状陽性である
- 非特異的エステラーゼ陽性で，フッ化ナトリウムで阻害される

● FAB 分類 M4Eo（骨髄好酸球増加を伴う急性骨髄単球性白血病）

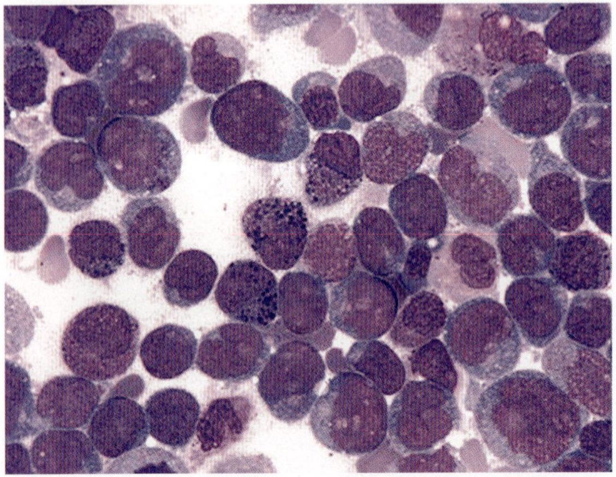

図ⅡB 2-21
骨髄塗抹標本

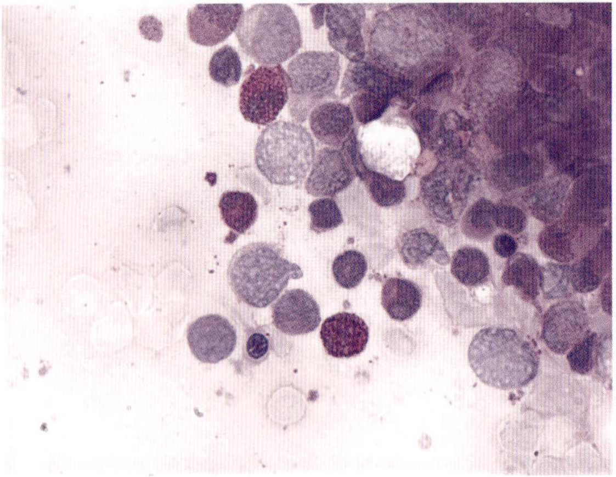

図ⅡB 2-22
過ヨウ素酸シッフ（PAS）染色

特徴

末梢血

- 白血球は通常は増加する（3万〜10万/μL）
  - 異常好酸球は通常は存在しない
  - 骨髄芽球や単芽球が存在する

骨髄

- 異常好酸球 5％超 30％未満
- 核に単球様，ないし偽ペルゲル-フェット異常様の特徴があり，異常な好塩基性顆粒を有する異型好酸球

細胞化学

- 異常好酸球は，特異的エステラーゼおよびPAS陽性である

● FAB 分類 M5a（急性単芽球性白血病）

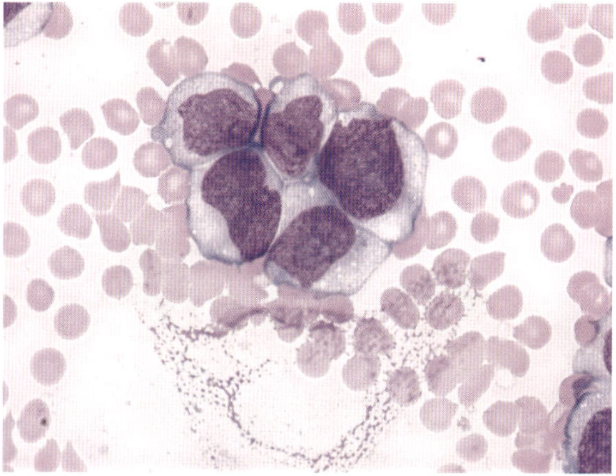

図ⅡB 2-23
末梢血塗抹標本

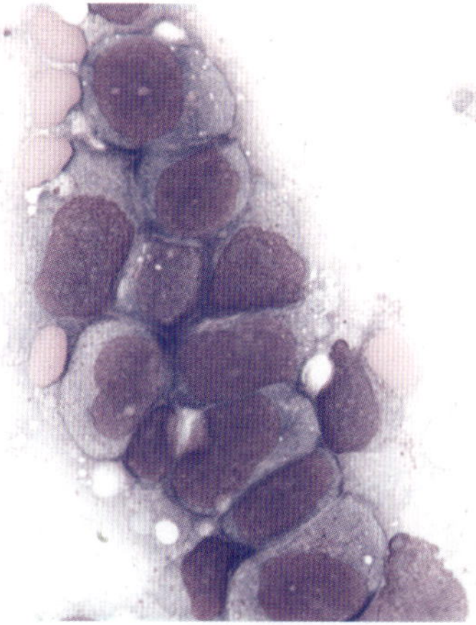

図ⅡB 2-24
骨髄塗抹標本

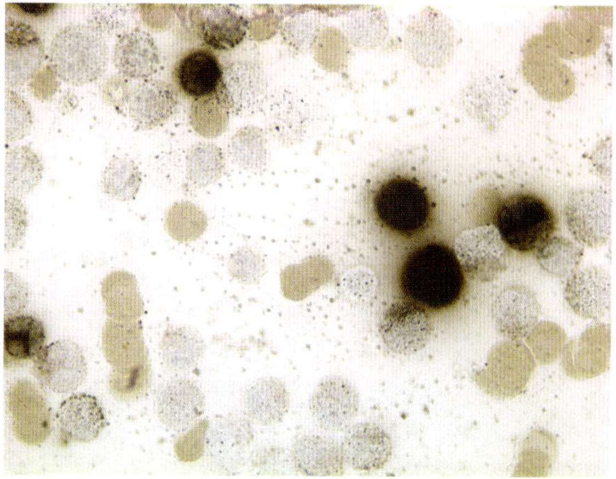

図ⅡB 2-25
非特異的エステラーゼ染色

特徴

- ほぼ完全に単球系優位の急性白血病

末梢血

- 白血球は通常は増加する
- 芽球の形態は一定しない
- アウエル小体は通常は存在しない

骨髄

- 顆粒球系前駆細胞 20％未満
- 典型的な単芽球 80％以上
- アウエル小体は通常は存在する

細胞化学

- ミエロペルオキシダーゼ陽性 20％未満
- 非特異的エステラーゼ陽性 80％以上
- ナフトール AS-D クロロアセテート陰性
- ナフトール AS-D アセテートエステラーゼは強陽性（＋＋＋＋）で，フッ化ナトリウムで阻害される

● FAB 分類 M5b（急性単球性白血病）

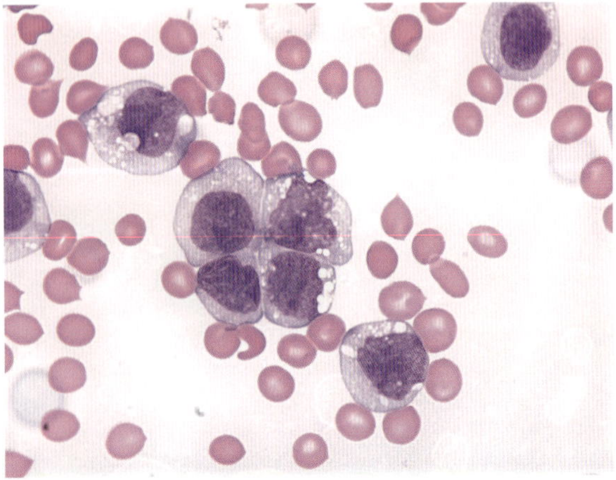

図ⅡB 2-26
末梢血塗抹標本

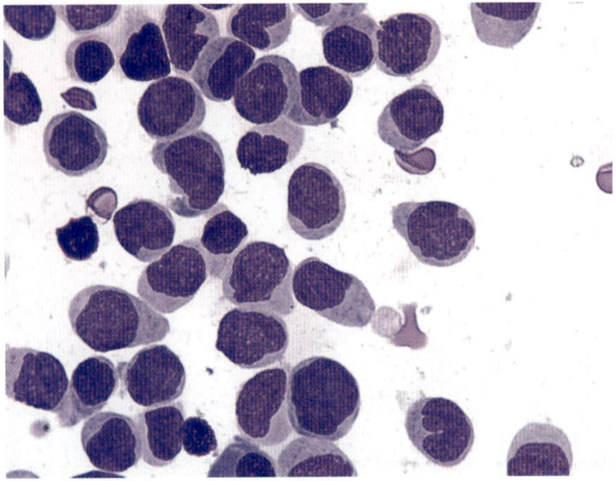

図ⅡB 2-27
骨髄塗抹標本

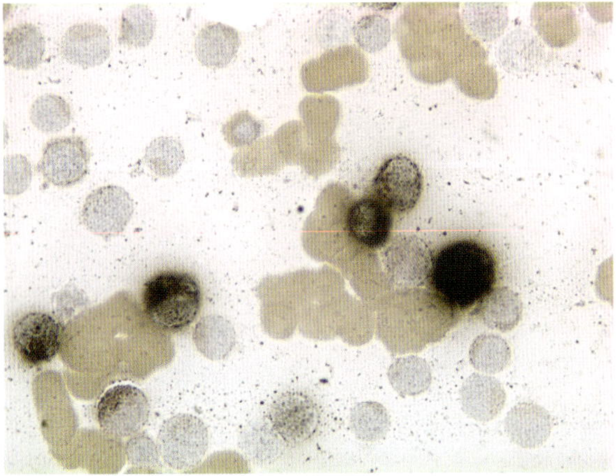

図ⅡB 2-28
非特異的エステラーゼ染色

特徴

末梢血

- 前単球が優位の単球増加症

骨髄

- 前単球が優位の未熟な単球系細胞 80％以上
- 顆粒球系前駆細胞 20％未満

細胞化学

- ミエロペルオキシダーゼ陽性細胞 20％未満
- 前単球はミエロペルオキシダーゼ弱陽性を示すことがあり，ズダンブラック B 陰性である
- 非特異的エステラーゼ陽性細胞 80％以上
- フッ化ナトリウムで阻害される非特異的エステラーゼ陽性細胞 80％以上

● FAB 分類 M6a（赤白血病）

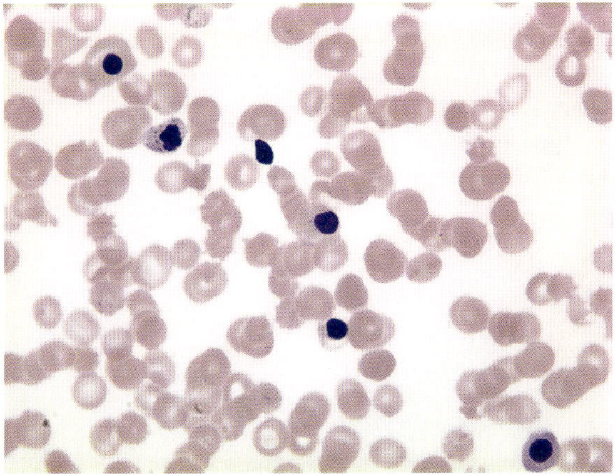

図ⅡB 2-29
末梢血塗抹標本

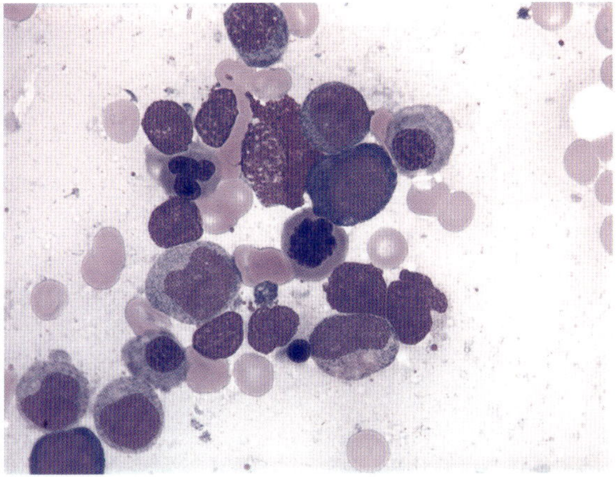

図ⅡB 2-30
骨髄塗抹標本

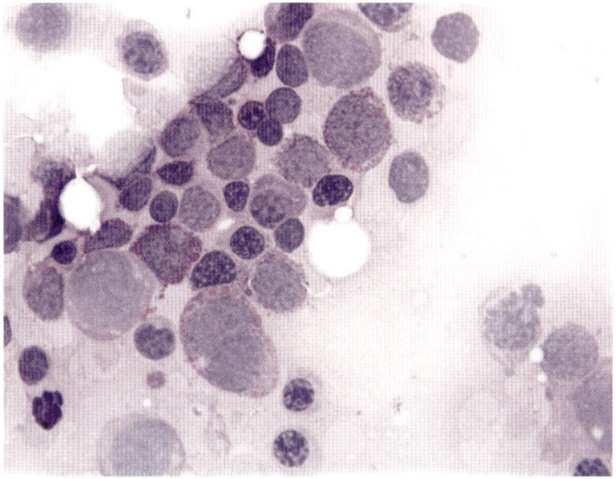

図ⅡB 2-31
過ヨウ素酸シッフ（PAS）染色

特徴

- 通常は 3 つの段階を示し，疾患が進行するにつれて骨髄球系の関与が増す

末梢血

- 正球性正色素性貧血から大球性正色素性貧血まで
- 大小不同症，奇形赤血球症，好塩基性斑点，有核赤血球

骨髄

- 赤血球系および骨髄球系前駆細胞の急性で異常な増殖
- 赤芽球（すべて有核細胞）50％以上
- 骨髄芽球Ⅰ型およびⅡ型（非赤血球系細胞）30％以上
- 3 系統の形態異常が一般的である（赤血球系異形成，巨核球系異形成，顆粒球系異形成）

細胞化学

- 幼若な赤血球前駆細胞では，PAS 陽性
- 骨髄芽球で 3％以上がミエロペルオキシダーゼおよびズダンブラック B 陽性を示す

● FAB 分類 M6b（赤血病）

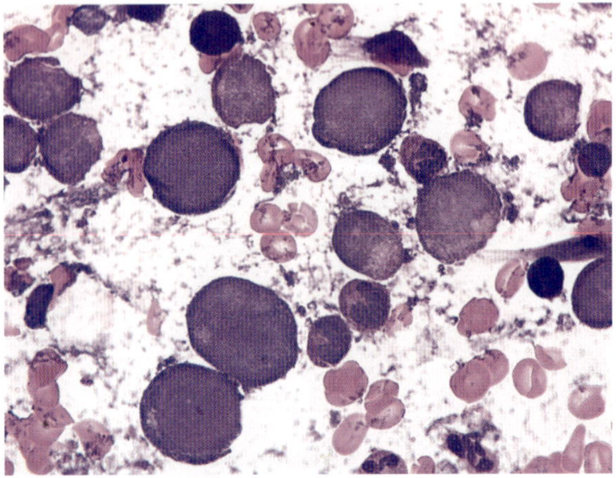

図ⅡB 2-32
骨髄塗抹標本

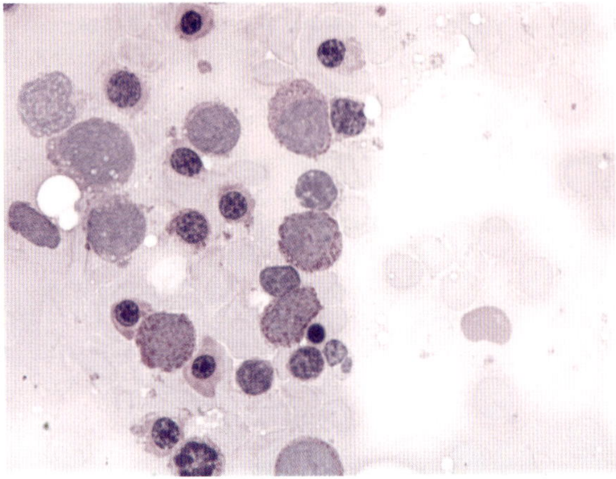

図ⅡB 2-33
過ヨウ素酸シッフ（PAS）染色

特徴

- 骨髄球系の関与を伴わない赤血球系の悪性新生物

末梢血

- 血小板は減少する
- 通常は大球性貧血

骨髄

- 赤血球前駆細胞 80％以上
- 骨髄芽球を認めない

細胞化学

- ミエロペルオキシダーゼ，非特異的エステラーゼ，ズダンブラック B 陰性
- 塊状に PAS 陽性

● FAB 分類 M7（急性巨核芽球性白血病）

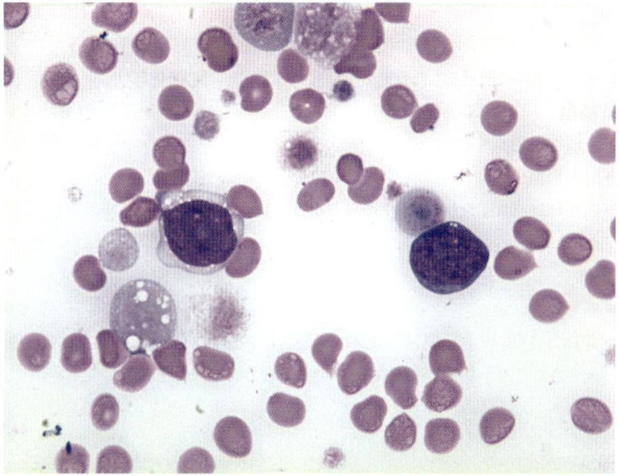

図ⅡB 2-34
末梢血塗抹標本

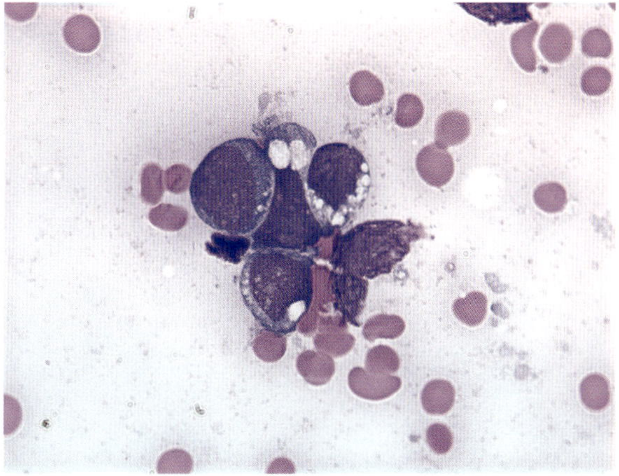

図ⅡB 2-35
骨髄塗抹標本

特徴

末梢血

- 白血球数は一定しないが，通常は減少する
- 正球性正色素性貧血
- 血小板は一定せず，変形しており，不定型である

骨髄

- 芽球30％以上（一般に，芽球定量目的で穿刺液を得るのは困難である）
- 巨核球系細胞（巨核芽球，前巨核球，巨核球）50％以上
- 巨核芽球は著明な多形性を示す
- 細胞質に乏しく濃密なクロマチンをもった小さな円形細胞，ないしより大きな空胞のある芽球

細胞化学

- ミエロペルオキシダーゼおよびズダンブラックB陰性
- PAS陽性
- 非特異的エステラーゼ（アセテート）陽性
- 非特異的エステラーゼ（ブチレート）陰性

FAB 分類 L1〜L3

● FAB 分類 L1（前駆リンパ芽球性白血病）

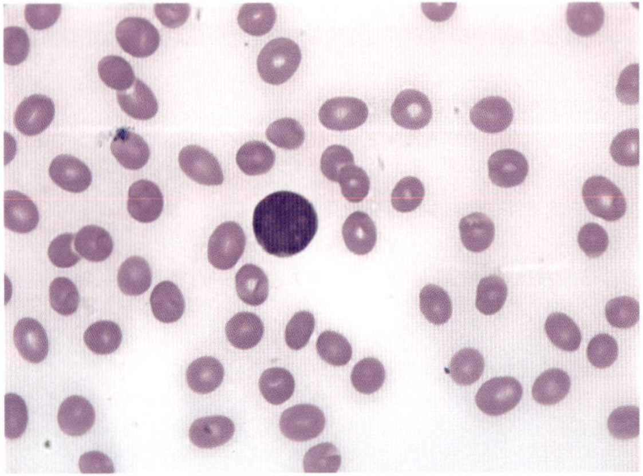

図ⅡB 2-36
末梢血塗抹標本

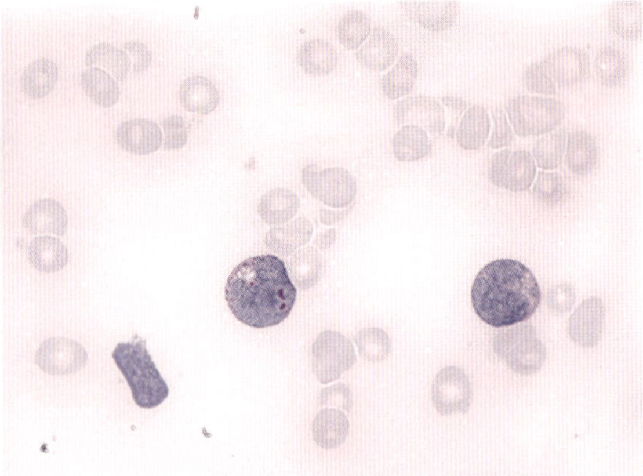

図ⅡB 2-37
過ヨウ素酸シッフ（PAS）染色

特徴

- たった 1 つのリンパ球系幹細胞の変異が悪性リンパ芽球の増殖をもたらす

末梢血

- 正球性正色素性貧血
- 血小板減少
- 白血球は増加したり，減少したり，正常であることもある

骨髄

- 過形成
- 芽球は 25％以上。正常小リンパ球の 2 倍の大きさまでの小芽球が優位で，核小体は存在せず，細胞質は乏しく，軽度ないし中等度の好塩基性である

細胞化学

- ズダンブラック B，ペルオキシダーゼ，特異的エステラーゼ，非特異的エステラーゼは陰性である
- 大きな塊状に PAS 陽性
- T リンパ芽球では酸ホスファターゼ限局性に陽性
- 末端デオキシヌクレオチド転移酵素（TdT）は L1 および L2 の 90〜95％に陽性で，L3 で陰性である

● FAB 分類 L2（前駆リンパ芽球性白血病）

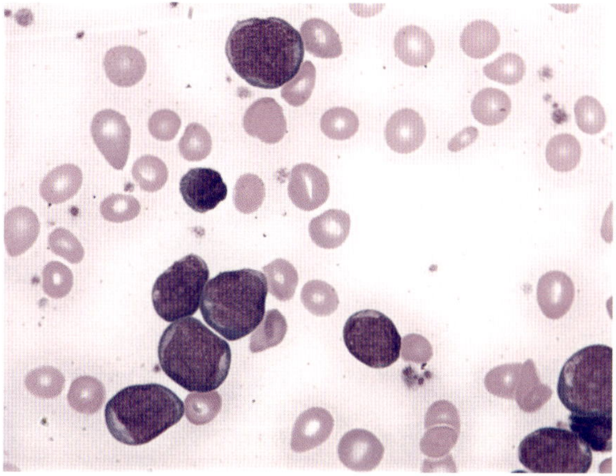

図ⅡB 2-38
末梢血塗抹標本

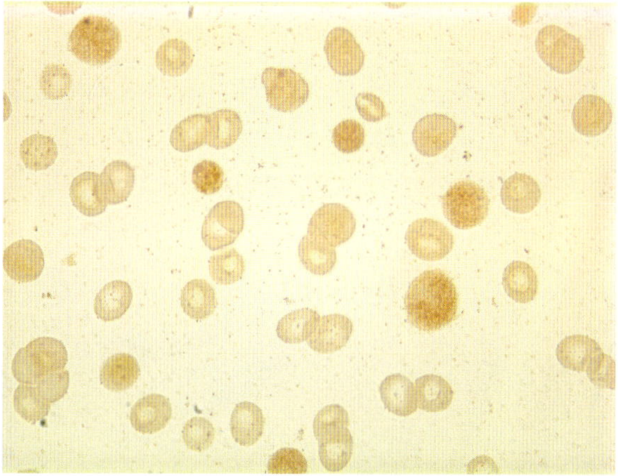

図ⅡB 2-39
末端デオキシヌクレオチド転移酵素（TdT）染色

特徴

- 1つのリンパ球系幹細胞の変異が悪性リンパ芽球の増殖をもたらす

末梢血

- 正球性正色素性貧血
- 血小板はしばしば減少する
- 白血球は増加したり，正常であったり，減少することもある

骨髄

- 芽球はL1より大きく，大きさは多様で，核は切れこみがって不整で，核小体が存在する

細胞化学

- ズダンブラックB，ペルオキシダーゼ，特異的エステラーゼ，非特異的エステラーゼは陰性である
- 大きな塊状にPAS陽性
- Tリンパ芽球では酸ホスファターゼ限局性に陽性
  - TdTはL1およびL2の90〜95％に陽性で，L3で陰性である

● FAB 分類 L3（バーキット型）

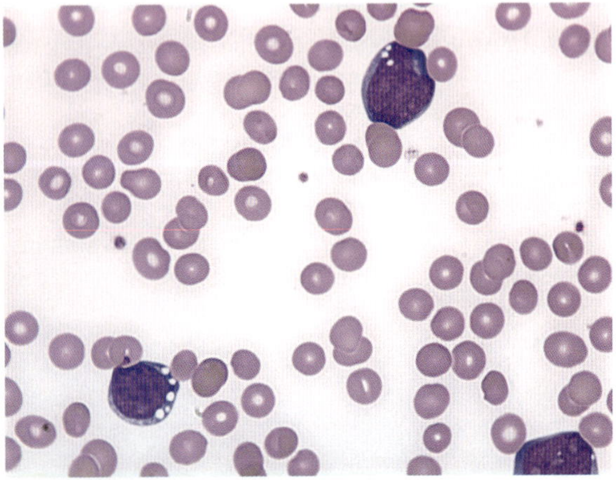

図ⅡB 2-40
末梢血塗抹標本

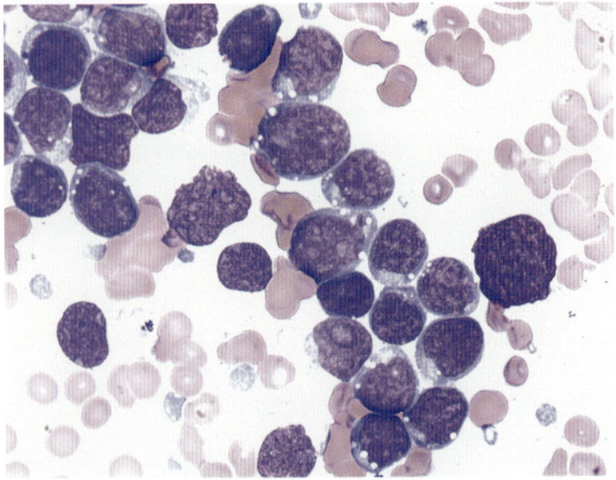

図ⅡB 2-41
骨髄塗抹標本

特徴

- リンパ芽球はバーキットリンパ腫にみられる細胞と同様の様相を呈する
- 小児および成人の前駆リンパ芽球性白血病の約 3～4％を占める

末梢血

- 正球性正色素性貧血
- 血小板はしばしば減少する
- 白血球は増加したり，減少したり，正常であることもある
- 芽球は L1 より大きく，繊細で均質なクロマチンをもった円形から卵形の核をもち，1 個以上の核小体が認められる
- 芽球の細胞質は強い好塩基性で，空胞がみられる

骨髄

- L1 より大きく，繊細で均質なクロマチンをもち，1 個以上の核小体が存在する円形から卵形の核をもった芽球で，過形成
- 芽球の細胞質は強い好塩基性で，空胞がみられる

細胞化学

- ズダンブラック B，ペルオキシダーゼ，特異的エステラーゼ，非特異的エステラーゼは陰性
- PAS 陰性
- TdT 陰性
- オイルレッド O 陽性

造血器腫瘍の WHO 分類

背景

- 臨床的特徴，骨髄系細胞・リンパ系細胞・組織球/樹状細胞を含んだ形態，免疫表現型，遺伝子の特徴を用いた系統により腫瘍を層別化するために 2001 年にはじめて出版され，2008 年に改訂された
- それらの特徴にもとづいて，骨髄増殖性腫瘍（MPN），骨髄異形成症候群/骨髄増殖性腫瘍（MDS/MPN），骨髄異形成症候群（MDS），急性骨髄性白血病（AML）という 4 つの主要な骨髄性腫瘍に分類されている
- 骨髄性腫瘍の分類にはつぎのものが用いられる
  - 末梢血の 200 個の細胞を手作業で数える
  - 骨髄の 500 個の有核細胞を手作業で数える
    - 20％以上の芽球が AML の定義に用いられる
    - 全有核骨髄細胞中の芽球数（急性赤白血病を除く）
  - 生検針による骨髄生検は，全般的な細胞性に関する情報を提供する
  - 骨髄の細胞化学染色検査が，芽球の系統の決定に用いられる
  - 免疫表現型検査は，系統の層別化や分類に役立つ抗原発現を同定する
  - 遺伝子異常には，染色体転座や遺伝子変異による遺伝子再構成が含まれる
- リンパ系腫瘍の WHO 分類には，臨床的特徴，形態，免疫表現型，遺伝子の特徴を用いた REAL（revised European-American lymphoid neoplasm）分類が取り入れられている：リンパ球前駆細胞腫瘍，成熟 B 細胞腫瘍，成熟 T 細胞-NK 細胞腫瘍，ホジキンリンパ腫

慢性骨髄性白血病（*BCR-ABL1* 陽性）

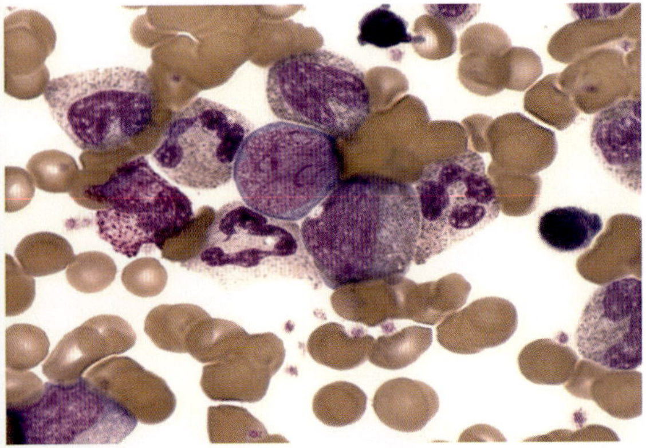

図ⅡB 4-1
末梢血塗抹標本

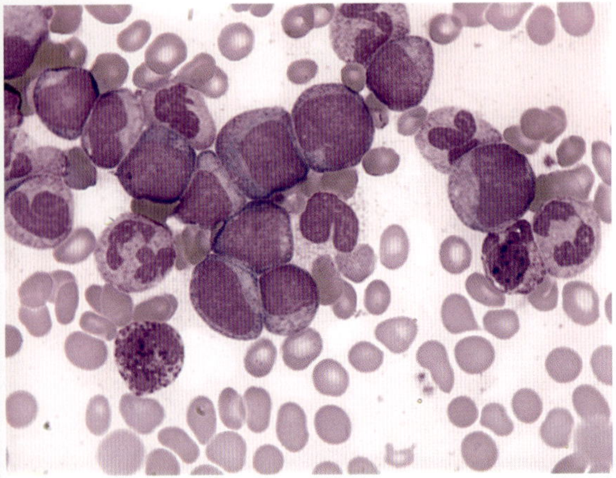

図ⅡB 4-2
骨髄塗抹標本

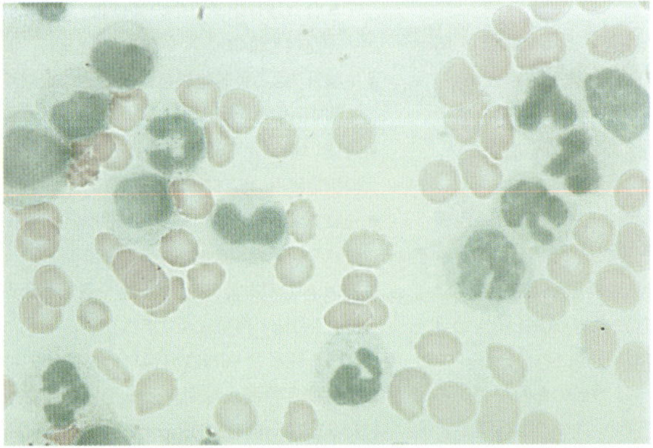

図ⅡB 4-3
好中球アルカリホスファターゼ（NAP）染色

臨床的特徴

- 中年で発症頻度が最も高く，そのピークは 50〜60 歳代である
- 成人白血病の約 25%を占める
- 体重減少，夜間盗汗，食欲不振，視覚障害，骨痛
- 肝脾腫
- 貧血，出血症状，痛風

病理

- 3 段階にわかれる
    - 慢性安定期
    - 移行期
    - 急性転化期（芽球転化期）
- 正常骨髄細胞が，フィラデルフィア染色体（Ph 染色体）と呼ばれる G 群染色体の異常をもつ細胞で置き換えられる（症例の 90〜95%）
- 二重フィラデルフィア染色体が，急性転化期や移行期と関連する

検査所見の特徴

白血球

- 17 万/μL まで増加
- 顆粒球のすべての成熟段階がみられるが，毒性のある変化はない
- 好酸球増加
- 好塩基球増加

赤血球

- 正球性正色素性貧血
- ときに有核赤血球

血小板

- 典型的には増加するが，正常ないし減少することもある

骨髄

- 細胞性 90〜100%
- M：E 比（骨髄球系細胞/赤芽球系細胞比）は 10：1〜50：1
- 骨髄巨核球数は増加し，サイズは小さくなる
- 細胞回転が増加していると，偽ゴーシェ細胞やシーブルー組織球がみられる

細胞化学

- NAP は著明に減少（スコアは通常 10 以下）
- 慢性期の好中球では，好中球アルカリホスファターゼは著明に減少
- 急性転化期では，芽球はミエロペルオキシダーゼ活性が強い，弱い，ないしないことがあるが，顆粒球系，単球系，リンパ球系，巨核球系，赤血球系の分化抗原を発現する

遺伝子

- 22 番染色体の長腕と 9 番染色体の長腕の遺伝子間で相互転座が起こる
- 22 番染色体の *BCR* 遺伝子と 9 番染色体上の *ABL1* 遺伝子領域が融合する

診断基準（慢性期）

末梢血

- あらゆる成熟段階の好中球による白血球増加
- 通常，芽球は 2%未満
- 好塩基球増加
- 単球 3%未満
- 血小板数正常，ないし増加
- 軽度の貧血

骨髄

- 過形成
- 芽球 5%未満
- 正常より小さく核分葉の少ない巨核球
- レチクリン線維増加
- 好酸球が増加することがある
- 偽ゴーシェ細胞やシーブルー組織球がみられることがある

診断基準（移行期）

末梢血

- つぎの 1 つ以上
  - 芽球は 10〜19%
  - 好塩基球は 20%以下
  - 持続する血小板数 100 万/μL 超ないし 10 万/μL 未満
  - 白血球数増加

骨髄

- つぎの 1 つ以上
  - 芽球は 10〜19%
  - 顆粒球異形成
  - 巨核球異形成
  - 著明なコラーゲン線維化ないしレチクリン線維化

診断基準（急性転化期）

- 末梢血ないし骨髄中の芽球は 20%以上
- 芽球の髄外増殖
- 骨髄中の大きな芽球集塊の存在

◎診断概要

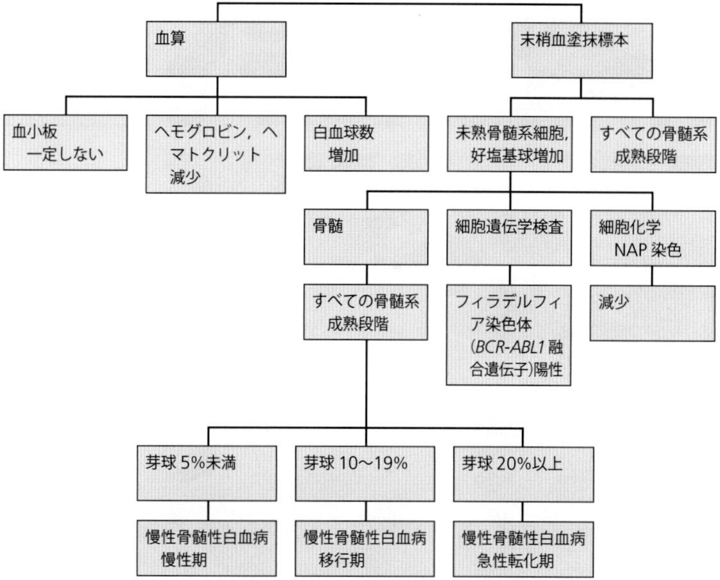
血算
末梢血塗抹標本
血小板 一定しない
ヘモグロビン，ヘマトクリット 減少
白血球数 増加
未熟骨髄系細胞，好塩基球増加
すべての骨髄系 成熟段階
骨髄
細胞遺伝学検査
細胞化学 NAP 染色
すべての骨髄系 成熟段階
フィラデルフィア染色体（BCR-ABL1 融合遺伝子）陽性
減少
芽球 5%未満
芽球 10〜19%
芽球 20%以上
慢性骨髄性白血病 慢性期
慢性骨髄性白血病 移行期
慢性骨髄性白血病 急性転化期

慢性好中球性白血病

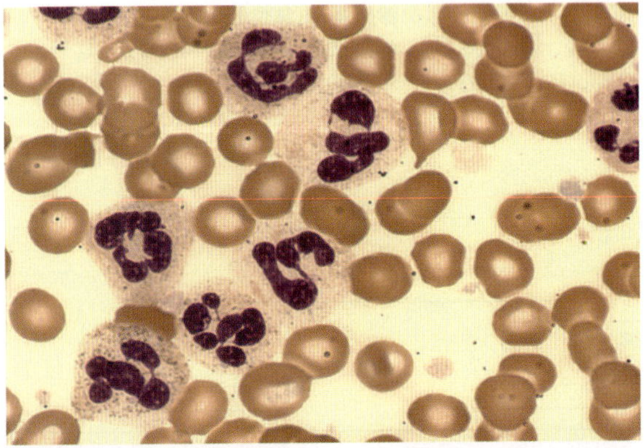

図ⅡB 4-4
末梢血塗抹標本

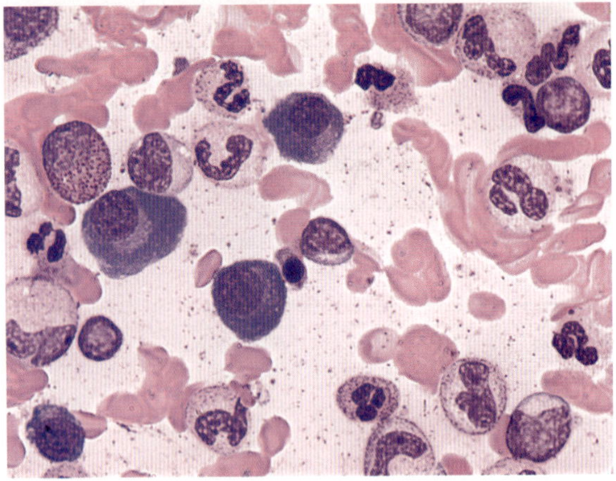

図ⅡB 4-5
骨髄塗抹標本

臨床的特徴

- 通常は 50 歳以上
- 男女比は同等
- 脾腫
- 肝腫大

病理

- 非常にまれ
- 形質細胞疾患とともにみられることがある
- クローン性異常

検査所見の特徴

白血球

- 持続する 25,000/μL 以上の好中球増加
- 優位な細胞は好中球(80%超)であり，桿状核球の増加を伴うことがある
- 骨髄芽球 1%未満
- 単球 1,000/μL 未満

赤血球

- 正球性正色素性貧血

血小板

- 正常

骨髄

- 顆粒球過形成
- M：E 比(骨髄球系細胞/赤芽球系細胞比)は約 5：1〜25：1
- 骨髄芽球 5%未満
- 骨髄線維症なし
- 症例の約 20%が多発性骨髄腫と関連する

細胞化学

- NAP は正常ないし増加

遺伝子

- 症例の 90%では異常を認めない
- フィラデルフィア染色体(*BCR-ABL1* 融合遺伝子)はない

◎診断概要

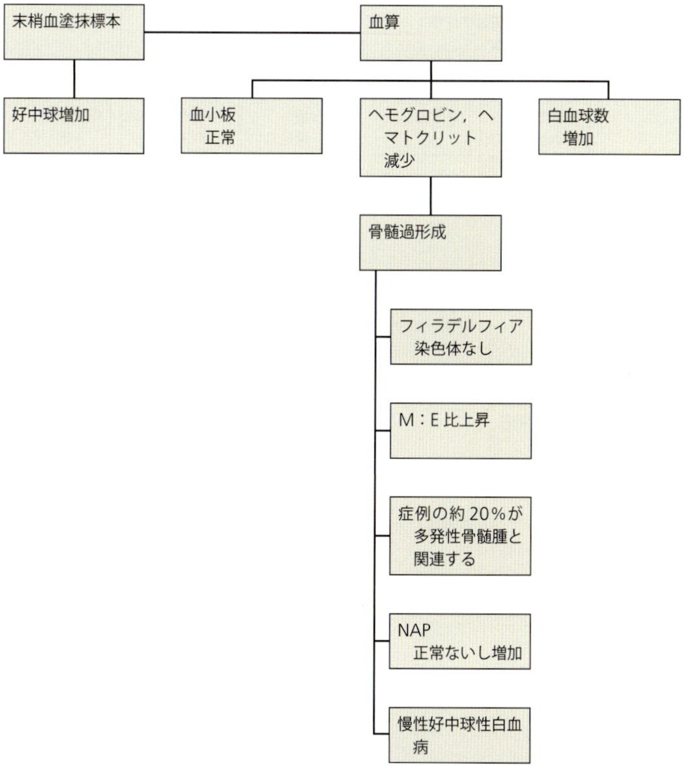

末梢血塗抹標本
血算
好中球増加
血小板
正常
ヘモグロビン，ヘマトクリット減少
白血球数
増加
骨髄過形成
フィラデルフィア染色体なし
M：E比上昇
症例の約20%が多発性骨髄腫と関連する
NAP
正常ないし増加
慢性好中球性白血病

真性多血症（真性赤血球増加症）

● Section A，Chapter 1 の記述を参照

原発性骨髄線維症

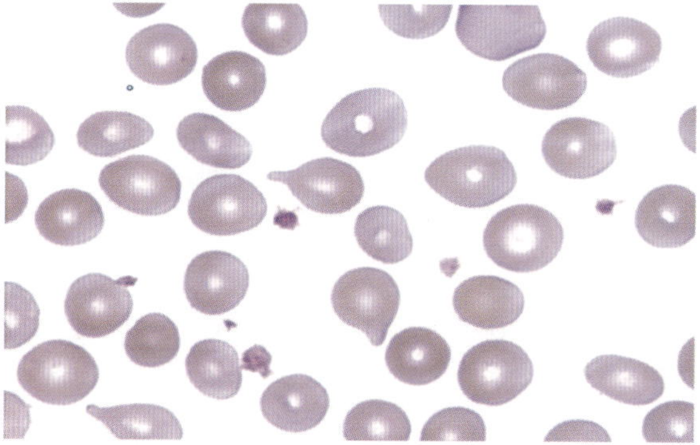

図ⅡB 4-6
末梢血塗抹標本

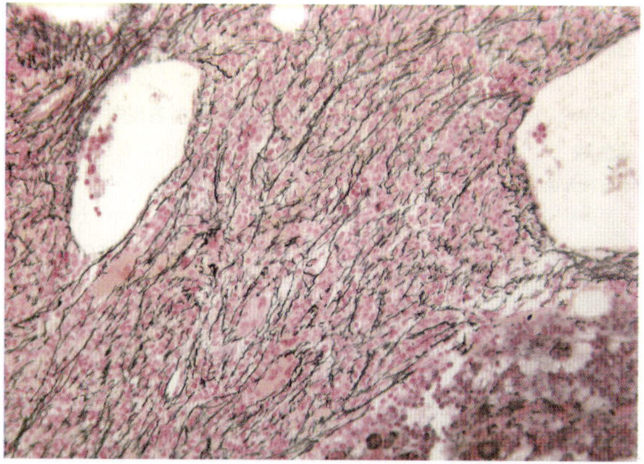

図ⅡB 4-7
骨髄生検

臨床的特徴

- 特発性骨髄化生(AMM)，慢性特発性骨髄線維症(CIMF)，骨髄化生を伴う骨髄線維症/硬化症(MMM)，特発性骨髄線維症としても知られる
- 高齢者に発症する
- 疲労，虚弱，体重減少，痛風性関節炎，点状出血，紫斑
- リンパ節腫脹
- 肝脾腫は前線維化段階ではないか軽度で，線維化段階では中等度から著明になる
- 貧血および蒼白

病理

- 多能性幹細胞を含むクローン性の幹細胞異常
- 線維化は二次的な異常である
- 成長因子が線維芽細胞の増殖を刺激する

検査所見の特徴

白血球

- 白血球数は通常，3万/μL未満
- 骨髄系の幼若細胞

赤血球

- 有核赤血球
- 正球性正色素性貧血
- 涙滴赤血球が存在する

血小板

- 正常，減少，ないし増加
- 形態は異常なことがある

骨髄

- 著明なレチクリン線維化やコラーゲン線維化を伴う低形成

前線維化段階

- 軽度の貧血
- 幼若白血球や赤芽球の血中出現はないかわずか
- 奇形赤血球症はないかわずか
- 軽度から中等度の白血球増加
- 軽度から高度の血小板増加
- 骨髄過形成
- 好中球および巨核球の増殖

線維化段階

- 幼若白血球や赤芽球の血中出現
- 奇形赤血球症
- 中等度から高度の貧血
- 白血球数は一定しない
- 血小板数は一定しない
- 骨髄細胞性低下
- 骨髄レチクリンおよびコラーゲン増加
- 巨核球増加

細胞化学

- レチクリン染色増加

免疫表現型

- 異常な表現型の特徴はなし

遺伝子

- 患者の50%が*JAK2 V617F*変異を有する
- 特異的な遺伝子異常は同定されていない
- 患者の30%は細胞遺伝学的異常を有するが，フィラデルフィア染色体(*BCR-ABL1*融合遺伝子)はない

◎診断概要

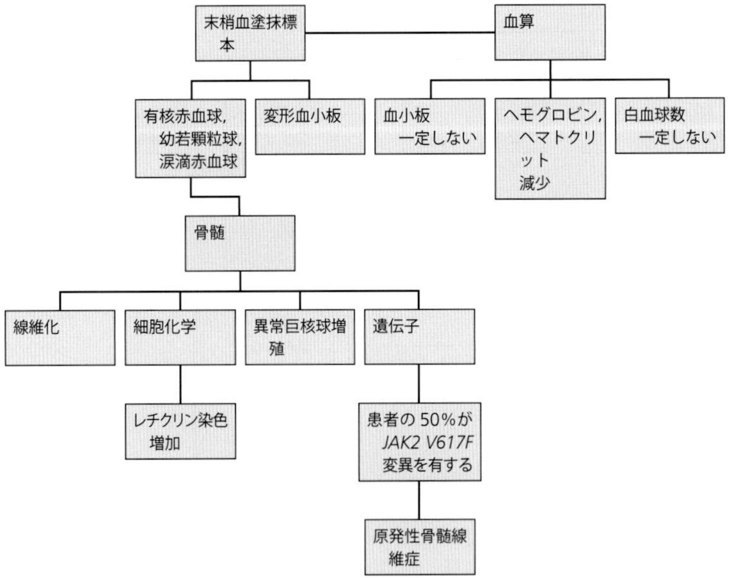
末梢血塗抹標本
血算
有核赤血球，幼若顆粒球，涙滴赤血球
変形血小板
血小板 一定しない
ヘモグロビン，ヘマトクリット 減少
白血球数 一定しない
骨髄
線維化
細胞化学
異常巨核球増殖
遺伝子
レチクリン染色増加
患者の50%が JAK2 V617F 変異を有する
原発性骨髄線維症

本態性血小板血症（ET）

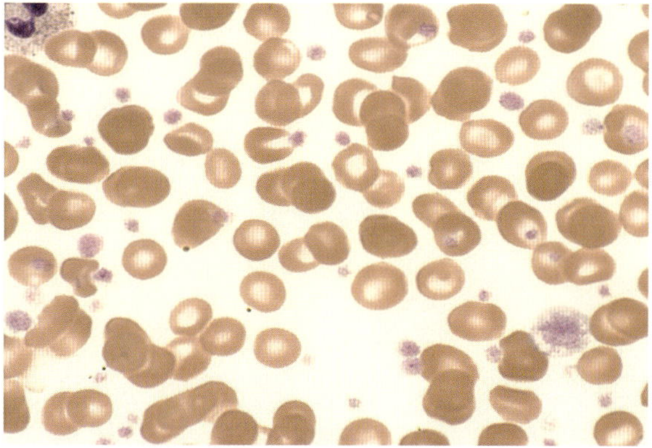

図ⅡB 4-8
末梢血塗抹標本

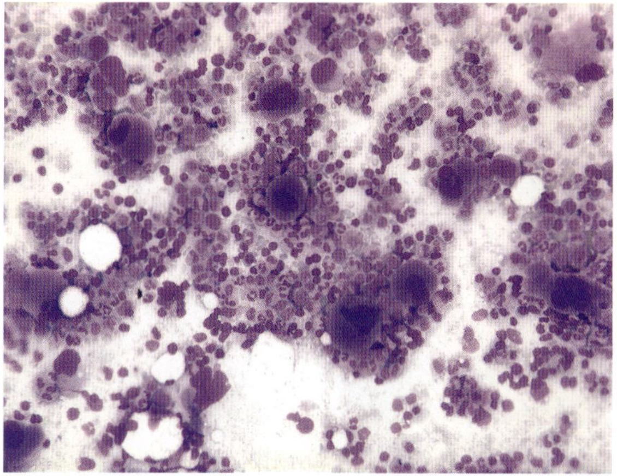

図ⅡB 4-9
骨髄塗抹標本

臨床的特徴

- 原発性血小板増加症，ないし特発性血小板増加症としても知られる
- 脾腫
- 鼻出血，出血，ないし血栓症

病理

- 患者は一般に 50 歳以上である
- 巨核球系のクローン性異常
- フィラデルフィア染色体はない
- 血小板増加症の他の原因が除外されなければならない

検査所見の特徴

白血球

- 通常は正常か軽度増加
- 好塩基球増加はないかわずか

赤血球

- 正球性正色素性貧血
- 消化管出血があれば，小球性低色素性貧血
- 循環赤血球量は増加しない
- 涙滴赤血球，ないし幼若白血球や赤芽球の血中出現はない

血小板

- 血小板の増加は 45 万/μL を超えるが，概してそれよりもずっと多い
- 血小板の大きさは一定しない
- 顆粒のない変形血小板もまれでない

骨髄

- 正形成，ないしやや過形成
- 大巨核球，ないし巨大巨核球増加
- 巨核球容積増加
- 塊をつくったり，均等に散在していたりする巨核球増加

免疫表現型

- 異常な表現型なし

遺伝子

- 特異的な遺伝子ないし細胞遺伝学的異常はない
- 患者の 40～50％が *JAK2 V617F* 変異を有する

◎診断概要

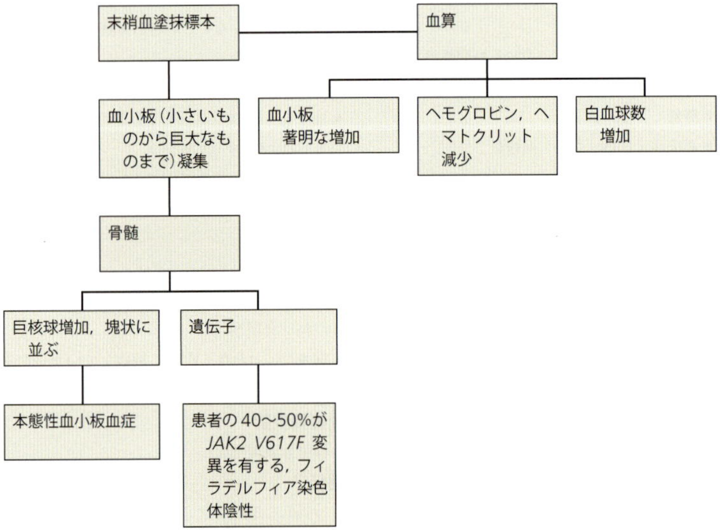
末梢血塗抹標本
血算
血小板（小さいものから巨大なものまで）凝集
血小板
著明な増加
ヘモグロビン，ヘマトクリット
減少
白血球数
増加
骨髄
巨核球増加，塊状に並ぶ
遺伝子
本態性血小板血症
患者の 40～50%が JAK2 V617F 変異を有する，フィラデルフィア染色体陰性

慢性好酸球性白血病（非特定型）

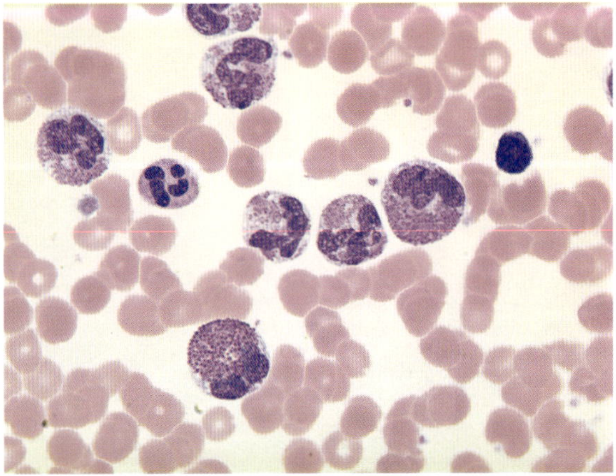

図ⅡB 4-10
末梢血塗抹標本

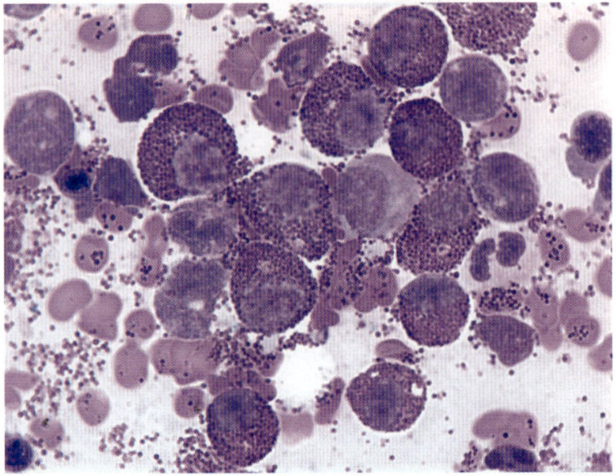

図ⅡB 4-11
骨髄塗抹標本

臨床的特徴

- 多くの患者が無症候性である
- 肝脾腫
- 皮膚への浸潤
- 発熱と体重減少
- 中枢神経系障害，うっ血性心不全，肺線維症

病理

- まれ
- 通常は中年男性が罹患する
- クローン性異常

検査所見の特徴

白血球

- 持続する好酸球絶対数の増加 1,400/μL 超
- 好酸球 30～70%
- 白血球数は通常，3 万/μL 超
- 芽球は 20%未満
- 好酸球は，細胞質に明るい領域を伴ってまばらな顆粒や空胞を呈し，サイズも大きくなっていることがある

赤血球

- 正球性正色素性貧血

血小板

- 減少

骨髄

- 骨髄系幼若細胞を伴う好酸球増加
- 芽球は 20%未満
- シャルコー-ライデン結晶がしばしば存在する
- 好酸性骨髄球数増加

免疫表現型

- 特異的異常なし

遺伝子

- 単一，ないし特異的な細胞遺伝学的，分子遺伝学的異常はない
- *PDGFRA*，*PDGFRB*，ないし *FGFR1* の再構成を伴う症例もあり，特異的として除外される

◎診断概要

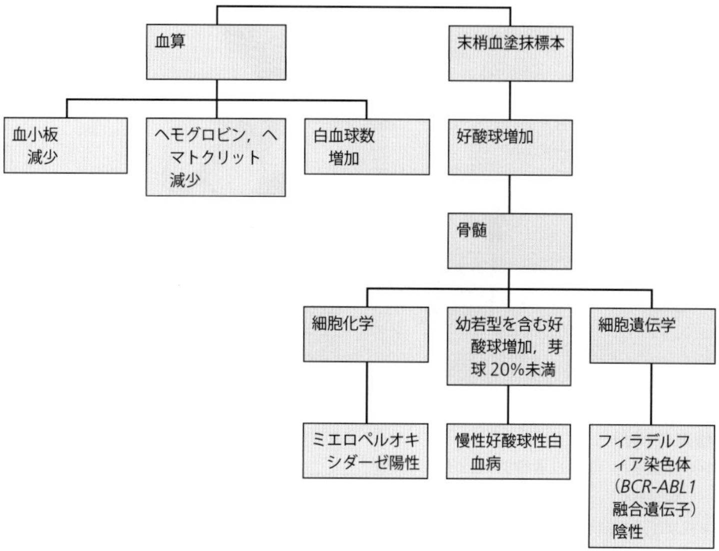

血算
末梢血塗抹標本
血小板減少
ヘモグロビン，ヘマトクリット減少
白血球数増加
好酸球増加
骨髄
細胞化学
幼若型を含む好酸球増加，芽球 20%未満
細胞遺伝学
ミエロペルオキシダーゼ陽性
慢性好酸球性白血病
フィラデルフィア染色体（BCR-ABL1 融合遺伝子）陰性

肥満細胞増加症

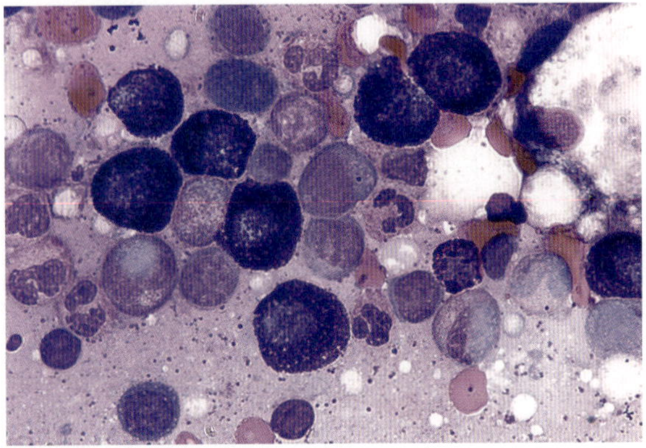

図ⅡB 4-12
骨髄塗抹標本

臨床的特徴

- 病態は不均一で，皮膚病変から多臓器不全まで幅がある
- 皮膚肥満細胞増加症（CM）では，肥満細胞浸潤は皮膚に限定されている
- 全身性肥満細胞増加症（SM）では，少なくとも皮膚以外の 1 臓器がおかされている
- 肥満細胞白血病（MCL）は，全身性肥満細胞増加症の高度進行型である
- 共通する症状は，発熱と体重減少である

病理

- 1 つ以上の臓器系に蓄積する肥満細胞のクローン性の腫瘍性増殖
- 異常肥満細胞集塊の存在

検査所見の特徴

白血球

- 肥満細胞を 10％以上認めることがある
- 肥満細胞には形態異常がある

赤血球

- 軽度から中等度の正球性正色素性貧血

血小板

- 減少

骨髄

- 肥満細胞 20％以上
- 脂肪細胞や正常造血細胞の減少を伴うびまん性の，密集した浸潤
- 肥満細胞は，顆粒の少ない細胞質，不整な形状の単球様細胞，ないし 2 分葉核を有する異型である

細胞化学

- トルイジンブルー陽性と考えられる

免疫表現型

- CD9，CD33，CD45，CD68，CD117 を発現する
- CD14，CD15，CD16 を欠く
- 抗トリプターゼ抗体と反応する

遺伝子

- しばしば *KIT* 遺伝子の点変異と関連する

◎診断概要

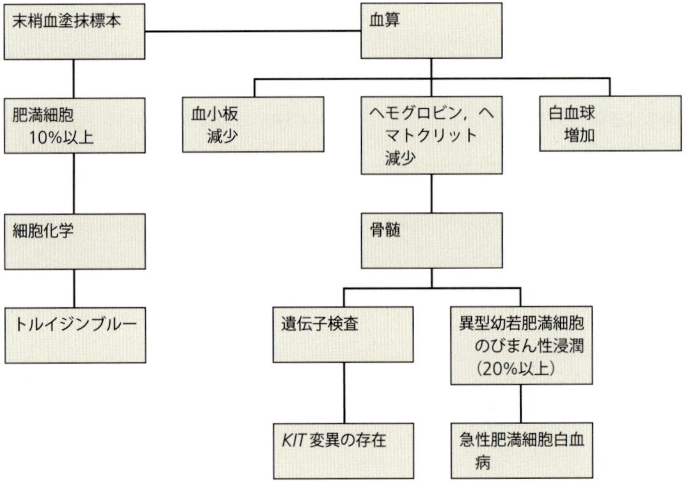
末梢血塗抹標本
血算
肥満細胞 10%以上
血小板 減少
ヘモグロビン，ヘマトクリット 減少
白血球 増加
細胞化学
骨髄
トルイジンブルー
遺伝子検査
異型幼若肥満細胞のびまん性浸潤（20%以上）
KIT 変異の存在
急性肥満細胞白血病

慢性骨髄単球性白血病(CMML)

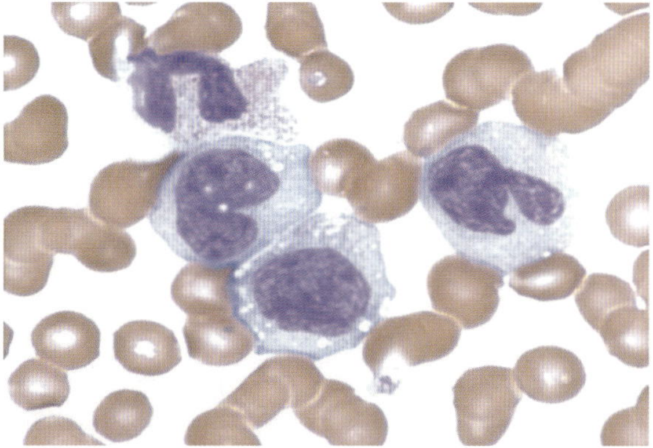

図ⅡB 5-1
末梢血塗抹標本

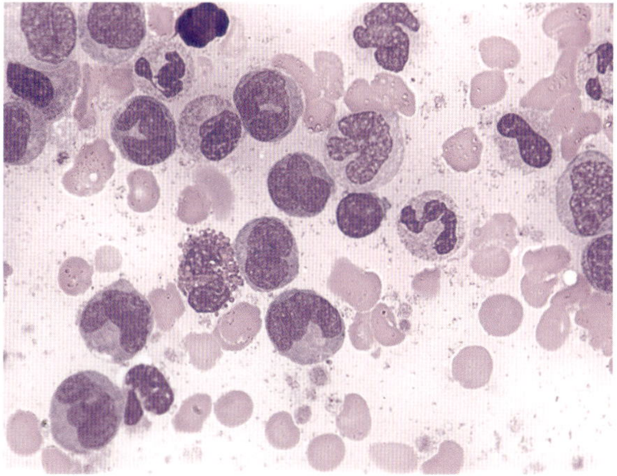

図ⅡB 5-2
骨髄塗抹標本

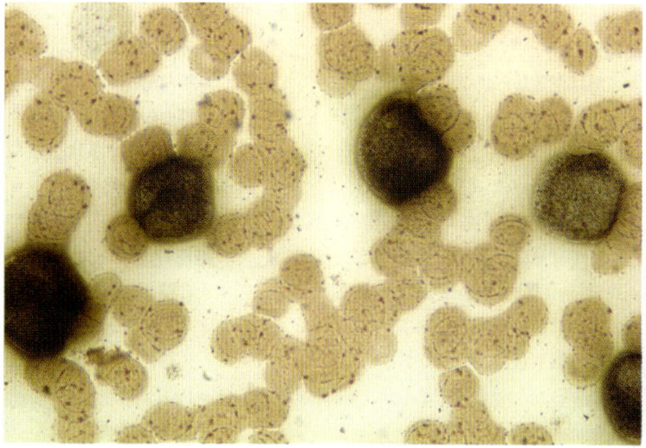

図ⅡB 5-3
非特異的エステラーゼ染色

基準

CMML-1

- 芽球と前単球は末梢血で5%未満，骨髄で10%未満

CMML-2

- 芽球と前単球は末梢血で5〜19%，骨髄で10〜19%，ないしアウエル小体が存在する

臨床的特徴

- 通常は60歳以上に発症する
- 疲労と虚弱
- 出血症状
- 感染症が最も一般的な死因である
- 特に白血球数増加時，肝脾腫がみられることがある
- 皮膚浸潤を認めることがある

病理

- 骨髄中の異常細胞の増殖と正常細胞の減少
- 骨髄異形成症候群と骨髄増殖性腫瘍の両方の性質を特徴とするクローン性悪性疾患
- 遺伝子再構成は，癌原遺伝子の癌遺伝子への活性化に重要と考えられる
- 特異的な異常は同定されていない

検査所見の特徴

白血球

- 通常は正常から減少
- 単球は 2,000～5,000/μL であるが，8 万/μL を超えることもある
- 単球が白血球の 10%超
- 単球は成熟しているが，顆粒形成の異常，ないし核の分葉を呈することがある
- 芽球と前単球は白血球数の 20%未満である
- 好中球前駆細胞は 10%未満である
- 顆粒球異形成は一般的である
- 好塩基球増加は軽度であるが，まれに好酸球増加症例が報告されている

赤血球

- 貧血は通常は正球性であるが，ときに大球性である
- 二相性
- 有核赤血球

血小板

- 減少
- 形態異常がみられることがある

骨髄

- 通常は過形成
- 顆粒球増殖
- 軽度の顆粒球異形成
- 芽球と前単球は 20%未満
- 赤血球系異形成
- 軽度の巨核球異形成

細胞化学

- 非特異的エステラーゼ陽性
- ミエロペルオキシダーゼおよびズダンブラック B 陰性ないし弱陽性
- PAS 陰性

免疫表現型

- CD33 や CD13 のような骨髄単球系抗原を発現する
- CD14，CD68，CD64 の発現は一定しない

遺伝子

- 20～40%は細胞遺伝学的異常を示すが，特異的なものはない
- 8 番染色体トリソミー，7 番染色体モノソミー，7q 欠失，12p の構造異常はしばしばみられる
- 患者の 40%は *RAS* 遺伝子の点変異を示す

◎診断概要

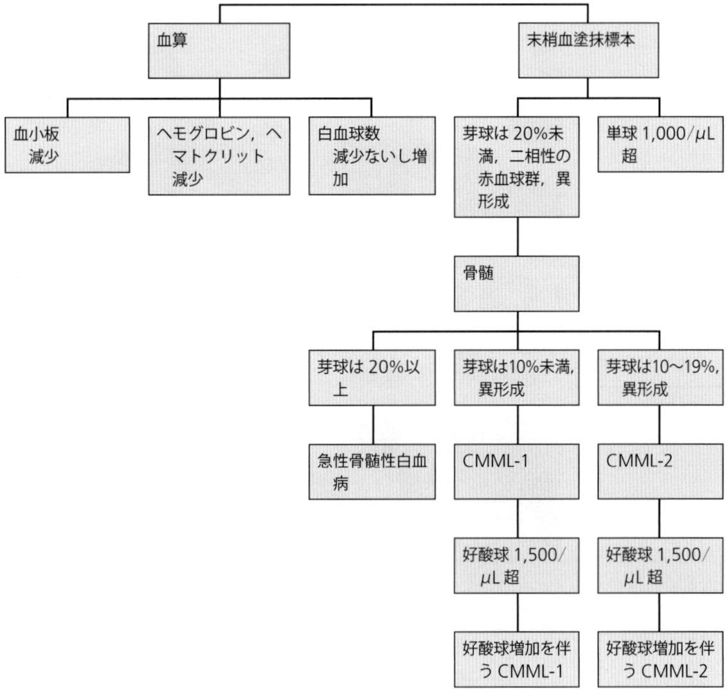

血算
末梢血塗抹標本
血小板減少
ヘモグロビン，ヘマトクリット減少
白血球数減少ないし増加
芽球は 20%未満，二相性の赤血球群，異形成
単球 1,000/μL 超
骨髄
芽球は 20%以上
芽球は10%未満，異形成
芽球は10～19%，異形成
急性骨髄性白血病
CMML-1
CMML-2
好酸球 1,500/μL 超
好酸球 1,500/μL 超
好酸球増加を伴う CMML-1
好酸球増加を伴う CMML-2

非定型慢性骨髄性白血病（*BCR-ABL1* 陰性）

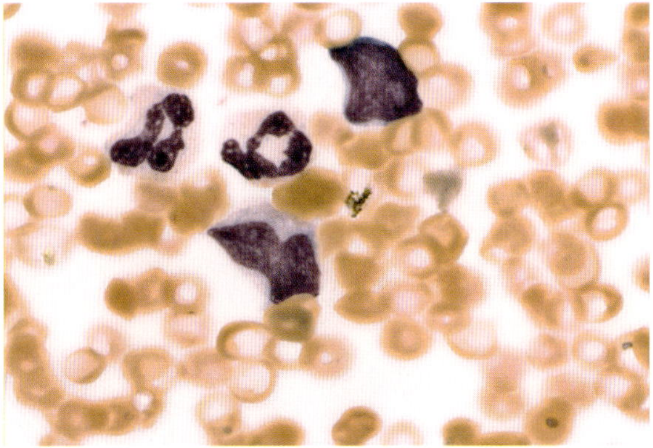

図ⅡB 5-4
末梢血塗抹標本

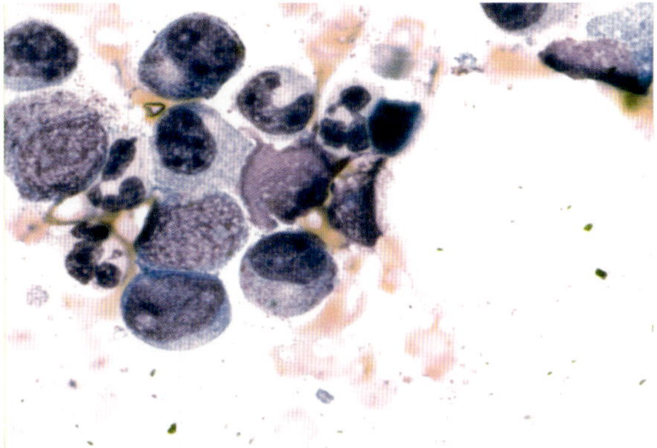

図ⅡB 5-5
骨髄塗抹標本

臨床的特徴

- 慢性骨髄性白血病の約 1～2％に起こる
- 患者は通常は高齢者である
- 疲労，出血症状
- 肝脾腫もみられることがある

病理

- 初期診断時，骨髄増殖性および骨髄異形成の特徴が認められる
- 顆粒球系がおもに関係する

検査所見の特徴

白血球

- 白血球増加は一定しない
- 幼若で異形成
- 白血球数は 13,000/μL 超であるが，大部分は 24,000～96,000/μL
  - 芽球は通常は 5％未満で，多くても 20％未満である
  - 前骨髄球，骨髄球，後骨髄球は約 10～20％を占める
  - 単球は通常，10％未満
  - 好塩基球増加がみられることがある
  - 顆粒球異形成がはっきりしている
    - 偽ペルゲル-フェット，異常に集塊をつくったクロマチン，ないし異常な分葉

赤血球

- 貧血
- 赤血球系異形成
- 大卵形赤血球が認められることもある

血小板

- 数は一定しないが，減少しているのが一般的である

骨髄

- 増加した好中球およびその前駆細胞により過形成
- 芽球は増加するが，20％未満
- 顆粒球異形成
- 巨核球の数は一定しないが，異形成がみられる
- M：E 比 10：1 超が一般的である
- 症例によっては赤血球前駆細胞が 30％を超え，赤血球系異形成がみられる

細胞化学

- NAP 値は一定しない

免疫表現型

- 特異的所見はない

遺伝子

- 症例の 80％まで核型の異常がある
- 最も一般的な異常は 8 番染色体トリソミーや 20q 欠失である
- *BCR-ABL1* 融合遺伝子や，*PDGFRA* ないし *PDGFRB* 遺伝子の再構成はない

◎診断概要

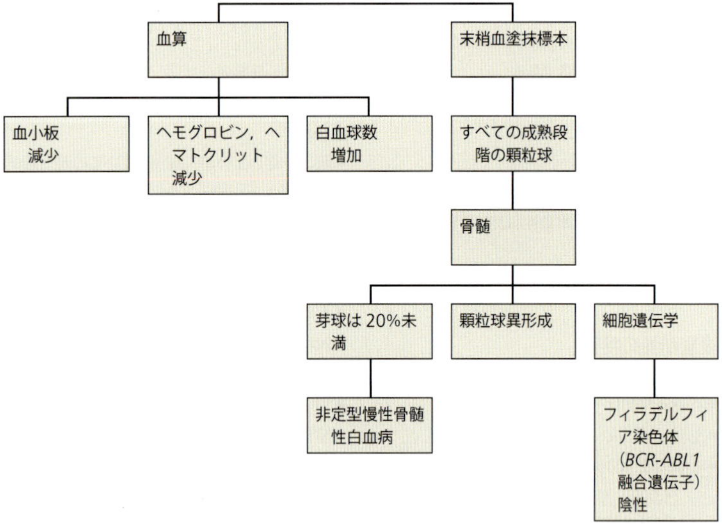

血算
末梢血塗抹標本
血小板減少
ヘモグロビン，ヘマトクリット減少
白血球数増加
すべての成熟段階の顆粒球
骨髄
芽球は20%未満
顆粒球異形成
細胞遺伝学
非定型慢性骨髄性白血病
フィラデルフィア染色体（*BCR-ABL1*融合遺伝子）陰性

若年性骨髄単球性白血病（JMML）

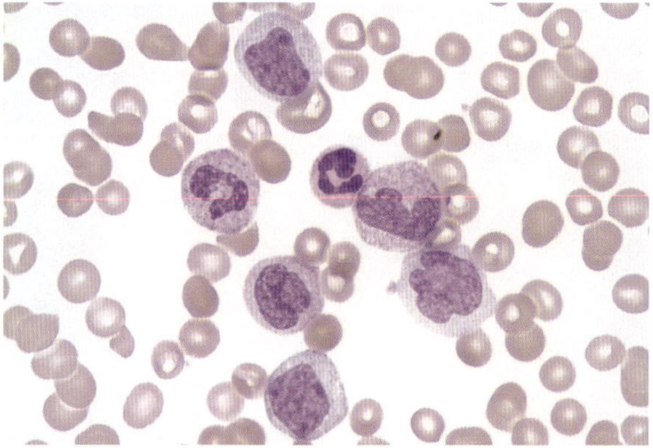

図ⅡB 5-6
末梢血塗抹標本

臨床的特徴

- 発症年齢は生後1カ月から思春期におよぶ
- 小児の全白血病の2〜3%
- 小児のすべての骨髄異形成/骨髄増殖性疾患の20〜30%
- 約75%は3歳未満の小児に発症する
- 倦怠感，蒼白，発熱，感染症の再発を繰り返す
- 皮疹
- 大部分の患者は感染症や肝脾腫を有する
- 白血病細胞の浸潤は皮膚に一般的にみられる

病理

- 遺伝的素因があることがある
- 正確な原因は明らかになっていない
- 特異的な細胞遺伝学的異常はない

検査所見の特徴

白血球

- 白血球数は25,000〜30,000/μLと，一定しない
- 前骨髄球や骨髄球のような幼若白血球を含む好中球が主である
- 単球は増加している
- 芽球と前単球は通常は5%未満で，多くても20%未満である

赤血球

- 有核赤血球がしばしばみられる
- ヘモグロビンFが著明に増加

血小板

- 一定しないが，減少したり，重度のことがある

骨髄

- 過形成
- 顆粒球増殖がみられるが，まれに赤血球前駆細胞が優位のこともある
- 単球が約5～10％を占める
- 芽球と前単球は20％未満
- アウエル小体はない
- 異形成はごくわずかであるが，偽ペルゲル-フェット，ないし低顆粒がみられることがある
- 巨核球はしばしば減少している

細胞化学

- 単球系前駆細胞では非特異的エステラーゼ陽性である

免疫表現型

- 特異的な免疫表現型の異常は報告されていない

遺伝子

- 症例の25％が7番染色体モノソミーを有する
- 65％は正常な核型を有する
- フィラデルフィア染色体（*BCR-ABL1*融合遺伝子）はみられない

◎診断概要

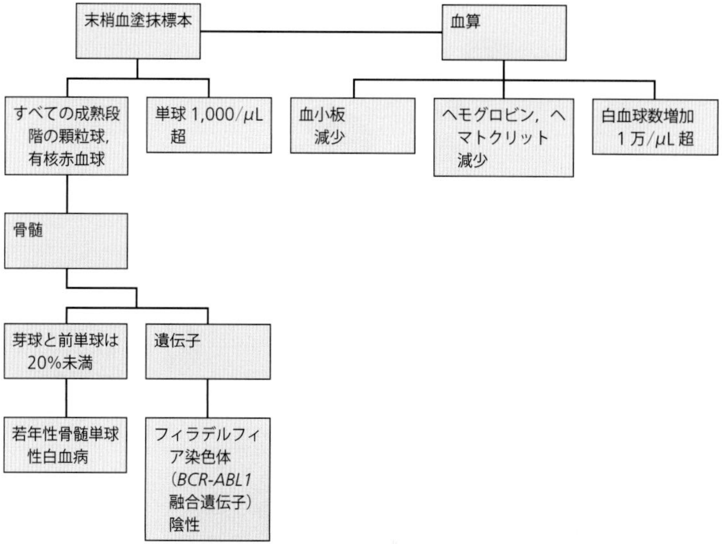
末梢血塗抹標本
血算
すべての成熟段階の顆粒球，有核赤血球
単球1,000/μL超
血小板減少
ヘモグロビン，ヘマトクリット減少
白血球数増加1万/μL超
骨髄
芽球と前単球は20%未満
遺伝子
若年性骨髄単球性白血病
フィラデルフィア染色体（BCR-ABL1融合遺伝子）陰性

1 つの血球系の異形成を伴う不応性血球減少症

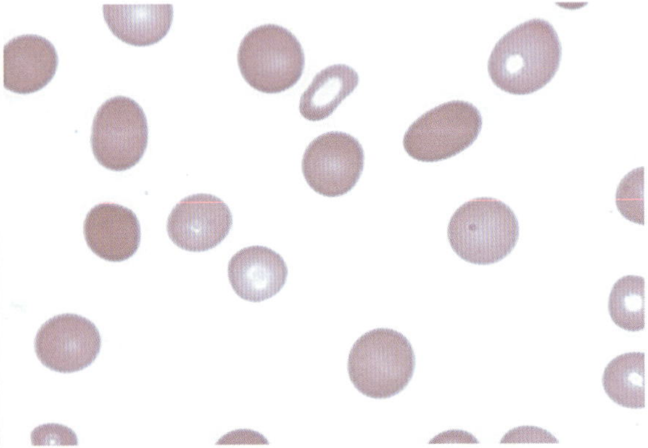

図ⅡB 6-1
末梢血塗抹標本

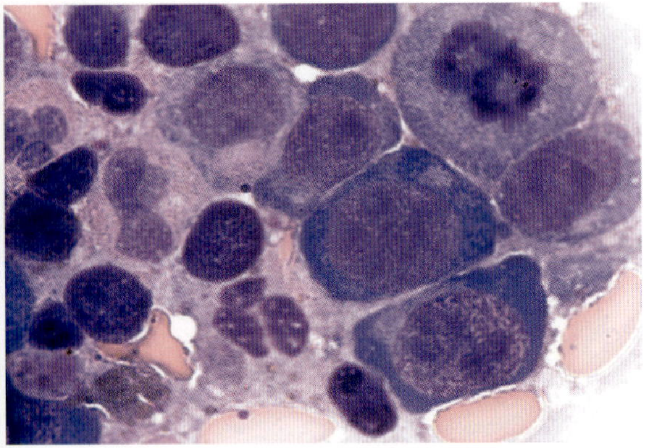

図ⅡB 6-2
骨髄塗抹標本

不応性貧血

臨床的特徴

- 蒼白と疲労
- 早期なら無症状

病理

- 通常は 50 歳を超えた成人に発症する
- 1 つの血球系の異形成を伴う不応性血球減少症は骨髄異形成症候群の約 10〜20％を占める

検査所見の特徴

白血球

- 白血球数は正常
- 芽球は 1％未満

赤血球

- 正球性正色素性貧血，ないし大球性正色素性貧血
- 卵形大赤血球
- 二相性
- 平均赤血球容積増加
- 赤血球粒度分布幅増加

血小板

- 血小板数は正常

骨髄

- 芽球は 5％未満
- 環状鉄芽球は 15％未満
- 細胞性は正常ないし増加
- 異形成を伴う赤血球過形成

細胞化学

- プルシアンブルー染色で環状鉄芽球 15％未満

免疫表現型

- 赤血球前駆細胞に異常発現がみられることがある

遺伝子

- 症例の 50％で異常が認められるが，特異的なものはない

化学的検査

- 鉄値正常ないし上昇

不応性好中球減少

検査所見の特徴

白血球

- 異形成を伴う好中球 10％超
- 核分葉減少や顆粒減少

骨髄

- 異形成を伴う好中球 10％超

● 不応性血小板減少

検査所見の特徴

骨髄

- （少なくとも 30 個の巨核球のうち）異形成を伴う巨核球 10％超
- 空胞を伴う巨核球，核分葉の少ない巨核球，2 核の巨核球，微小巨核球が一般的である
- 巨核球数は，減少ないし増加することがある
- 異形成を伴う他の骨髄系細胞は 10％未満である

◎診断概要

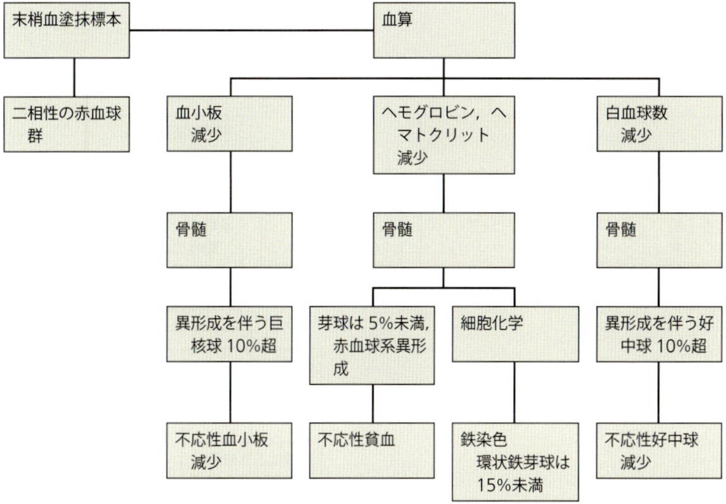
末梢血塗抹標本
血算
二相性の赤血球群
血小板減少
ヘモグロビン，ヘマトクリット減少
白血球数減少
骨髄
骨髄
骨髄
異形成を伴う巨核球 10%超
芽球は 5%未満，赤血球系異形成
細胞化学
異形成を伴う好中球 10%超
不応性血小板減少
不応性貧血
鉄染色
環状鉄芽球は 15%未満
不応性好中球減少

環状鉄芽球を伴う不応性貧血

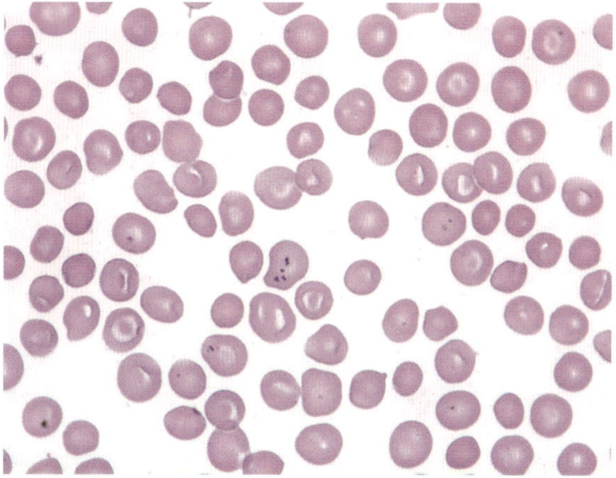

図ⅡB 6-3
末梢血塗抹標本

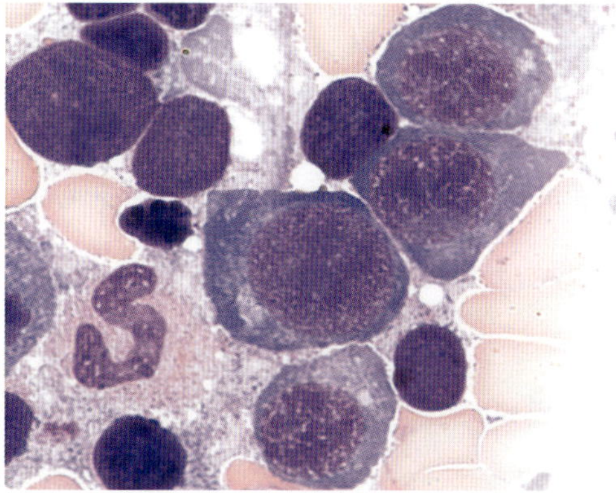

図ⅡB 6-4
骨髄塗抹標本

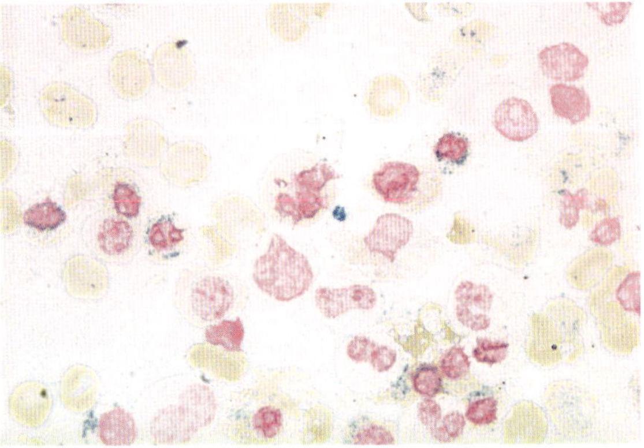

図ⅡB 6-5
プルシアンブルー染色

臨床的特徴

- 特発性後天性鉄芽球性貧血ないし鉄芽球性貧血としても知られる
- 疲労と蒼白
- 肝臓と脾臓は鉄沈着の証拠を示すことがある

病理

- 骨髄異形成症候群の 3〜11％を占める
- 通常は 50 歳を超えた成人に発症する
- 女性より男性に頻度が高い

検査所見の特徴

白血球

- 芽球は 1％未満
- 白血球数は正常

赤血球

- 大球性正色素性，ないし正球性正色素性貧血
- 小球性低色素性，および正球性ないし大球性を伴う二相性
- ときにパッペンハイマー小体
- 網赤血球数は減少する

血小板

- 血小板数は正常

骨髄

- 芽球は 5％未満
- 赤血球系異形成（すべての有核赤血球の 10％超）
- 環状鉄芽球は 15％以上

細胞化学

- 赤血球前駆細胞の 15％以上は環状鉄芽球である（5 個以上の鉄顆粒が核周囲の 1/3 以上を囲む）

免疫表現型

- 赤血球前駆細胞に異常発現がみられることがある

遺伝子

- 症例の 5〜20％で，大部分に単一の染色体異常が関連するクローン性染色体異常を伴う

◎診断概要

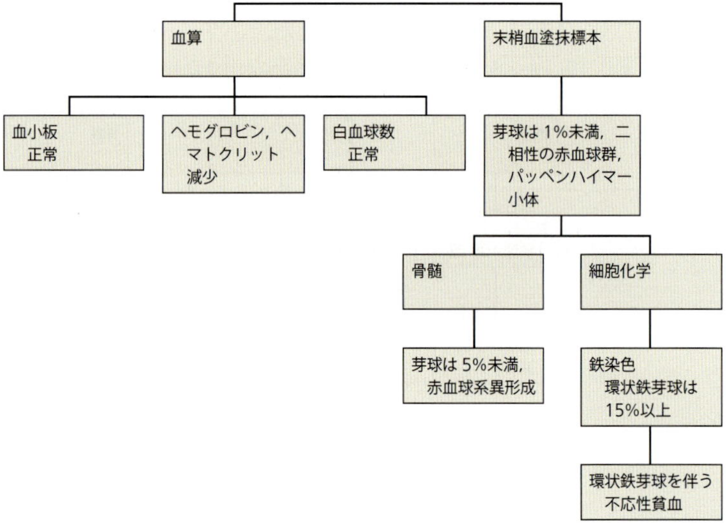
血算
末梢血塗抹標本
血小板
正常
ヘモグロビン，ヘマトクリット
減少
白血球数
正常
芽球は 1%未満，二相性の赤血球群，パッペンハイマー小体
骨髄
細胞化学
芽球は 5%未満，赤血球系異形成
鉄染色
環状鉄芽球は 15%以上
環状鉄芽球を伴う不応性貧血

複数の血球系の異形成を伴う不応性血球減少症(RCMD)

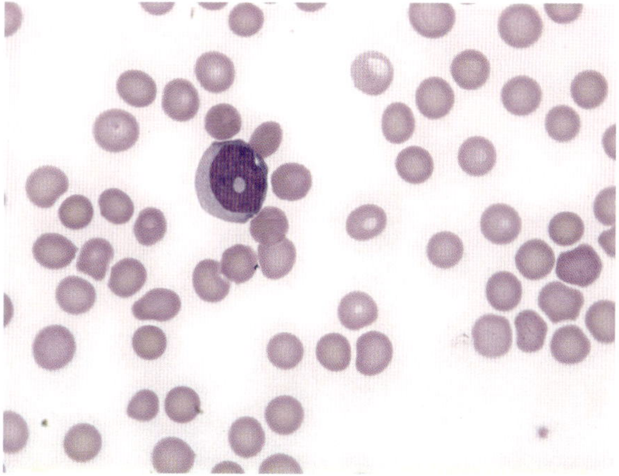

図ⅡB 6-6
末梢血塗抹標本

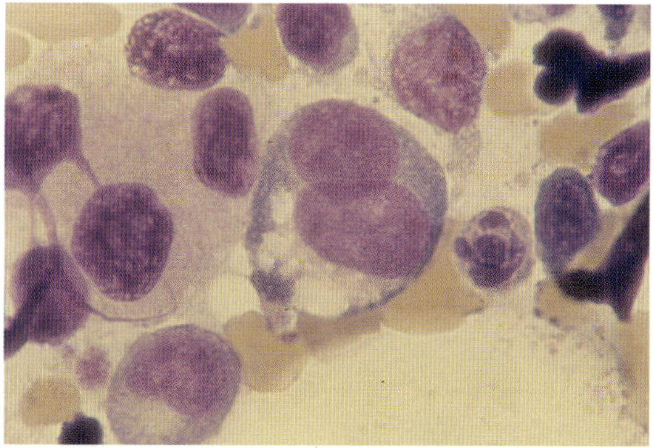

図ⅡB 6-7
骨髄塗抹標本

臨床的特徴

- 患者は2系統以上の骨髄系血球の減少を伴う骨髄不全の症状を呈する
  - 蒼白
  - 感染症
  - 出血

病理

- 通常は50歳を超えた成人に発症する
- やや男性に多い
- 骨髄異形成症候群の約30%を占める

検査所見の特徴

白血球

- 好中球の顆粒減少
- 偽ペルゲル-フェット核
- 芽球はないか，まれ
- アウエル小体はない
- 単球1,000/μL未満

赤血球

- 減少
- 二相性

血小板

- 正常から減少
- 形態異常がみられることがある

骨髄

- 異形成は2系統以上の骨髄系血球の10%以上にみられる
- 芽球は5%未満
- アウエル小体はない

細胞化学

プルシアンブルー染色

- 環状鉄芽球15%未満は，複数の血球系の異形成を伴う不応性血球減少症(RCMD)を示唆する
- 環状鉄芽球15%以上は，環状鉄芽球を伴うRCMD(RCMD-RS)を示唆する

遺伝子

- 異常は8番染色体トリソミー，7番染色体モノソミー，7q欠失，5番染色体モノソミー，5q欠失，20q欠失からなる

◎診断概要

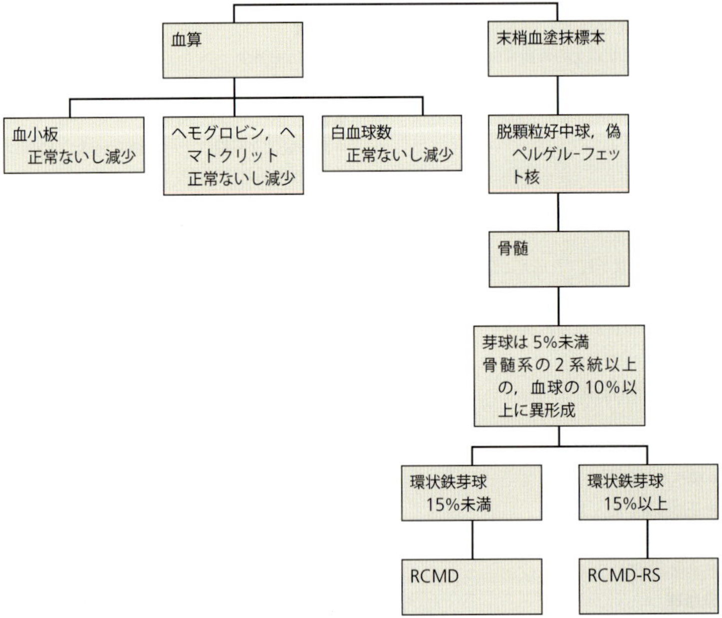

血算
末梢血塗抹標本
血小板
正常ないし減少
ヘモグロビン，ヘマトクリット
正常ないし減少
白血球数
正常ないし減少
脱顆粒好中球，偽ペルゲル-フェット核
骨髄
芽球は 5%未満
骨髄系の 2 系統以上の，血球の 10%以上に異形成
環状鉄芽球
15%未満
環状鉄芽球
15%以上
RCMD
RCMD-RS

芽球増加を伴う不応性貧血（RAEB）

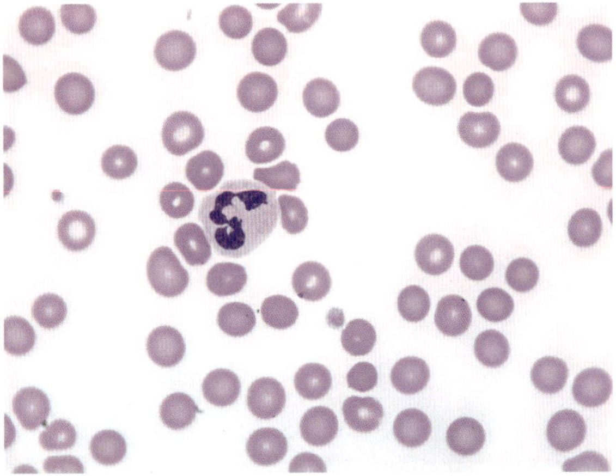

図ⅡB 6-8
末梢血塗抹標本
（RAEB-1）

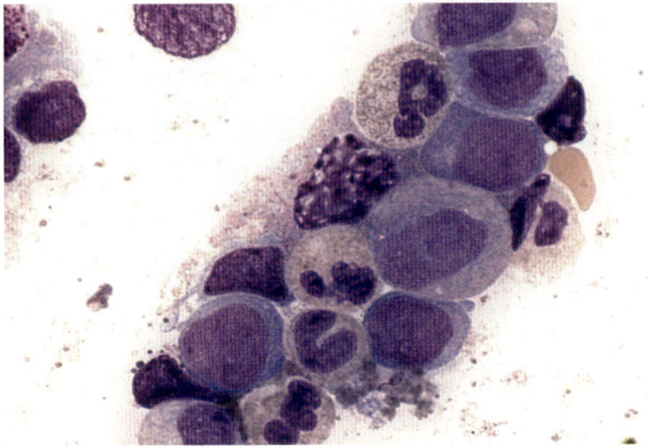

図ⅡB 6-9
骨髄塗抹標本
（RAEB-1）

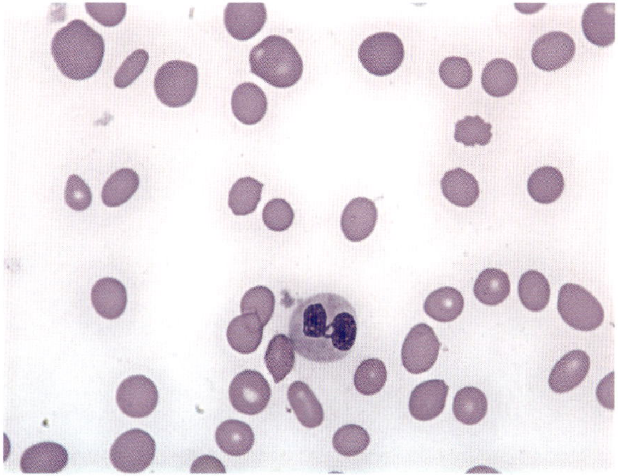

図ⅡB 6-10
末梢血塗抹標本
(RAEB-2)

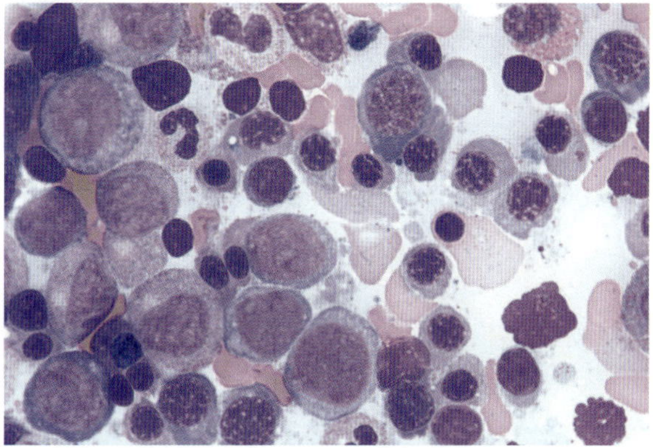

図ⅡB 6-11
骨髄塗抹標本
(RAEB-2)

臨床的特徴

- 疲労と虚弱
- 出血症状
- 感染症が最も一般的な死因である
- 肝脾腫がみられることがある

病理

- 高齢者で最も一般的に発症する
- 病因は不明

検査所見の特徴

RAEB-1

白血球

- 好中球減少
- 脱顆粒好中球
- 偽ペルゲル-フェット細胞
- 単球 1,000/μL 未満
- 芽球は 5%未満

赤血球

- 大赤血球を伴う大小不同奇形赤血球症
- 二相性
- 網赤血球数は減少する

骨髄

- 過形成。低形成ないし正形成のこともある
- 顆粒球異形成，赤血球系異形成，巨核球異形成
- 環状鉄芽球数の増加がみられることがある
- 芽球は 5～9%
- アウエル小体はない

RAEB-2

白血球

- 好中球減少
- 脱顆粒好中球
- 偽ペルゲル-フェット細胞
- 単球 1,000/μL 未満
- 芽球は 5～19%
- アウエル小体がみられることがある

赤血球

- 大赤血球を伴う大小不同奇形赤血球症
- 網赤血球数は減少する

血小板

- 減少
- 形態異常を伴って大きい

骨髄

- 過形成。低形成ないし正形成のこともある
- 顆粒球異形成，赤血球系異形成，巨核球異形成
- 環状鉄芽球数の増加がみられることがある
- 芽球は 10～19%
- アウエル小体がみられることがある

細胞化学

- 脱顆粒がある場合，ペルオキシダーゼおよびズダンブラック B 活性は減少
- プルシアンブルー染色は環状鉄芽球数の増加を示すことがある

免疫表現型

- CD13，CD33，CD34，CD117 陽性

遺伝子

- クローン性の細胞遺伝学的異常が 30〜50％にあり，8 番染色体トリソミー，5 番染色体モノソミー，5q 欠失，7 番染色体モノソミー，7q 欠失，20q 欠失が関係する

◎診断概要

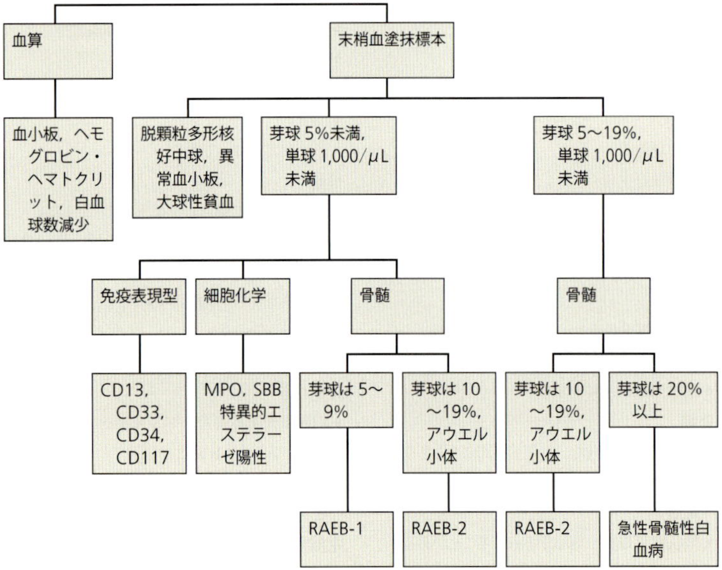

血算
末梢血塗抹標本
血小板，ヘモグロビン・ヘマトクリット，白血球数減少
脱顆粒多形核好中球，異常血小板，大球性貧血
芽球 5%未満，単球 1,000/μL 未満
芽球 5〜19%，単球 1,000/μL 未満
免疫表現型
細胞化学
骨髄
骨髄
CD13，CD33，CD34，CD117
MPO，SBB 特異的エステラーゼ陽性
芽球は 5〜9%
芽球は 10〜19%，アウエル小体
芽球は 10〜19%，アウエル小体
芽球は 20% 以上
RAEB-1
RAEB-2
RAEB-2
急性骨髄性白血病

単独の 5q 欠失を有する骨髄異形成症候群

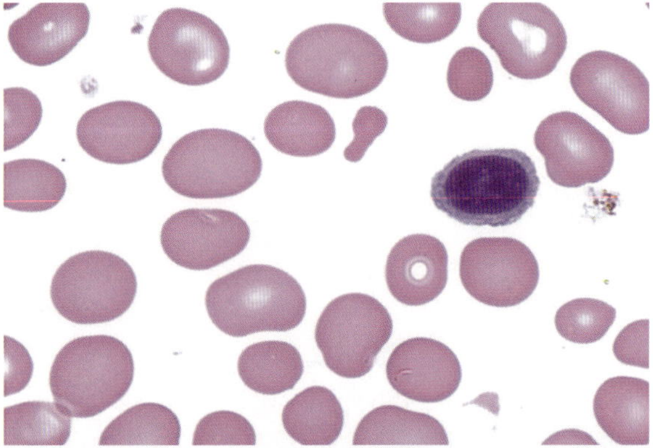

図ⅡB 6-12
末梢血塗抹標本

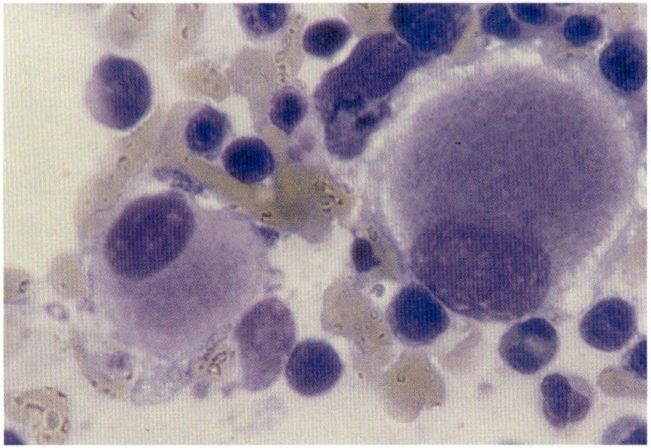

図ⅡB 6-13
骨髄塗抹標本

臨床的特徴

- 5q－症候群としても知られる
- 症状は貧血から出血，感染症へと進行する
- 疲労と虚弱がおもな症状と考えられる

病理

- 通常は高齢女性に発症する
- 5番染色体長腕の部分欠失
- 成長因子の遺伝子欠損

検査所見の特徴

白血球

- 白血球数減少
- 好中球減少
- 芽球は5%未満

赤血球

- 大球性貧血
- ヘモグロビン値はしばしば8.0 g/dL未満である

血小板

- 正常ないし増加

骨髄

- 芽球は5%未満
- 核分葉の少ない巨核球
- 過形成ないし正形成
- 巨核球増加

細胞化学

- プルシアンブルー染色
  - 環状鉄芽球は15%未満

遺伝子

- 5番染色体長腕のq31-q33領域の欠失

◎診断概要

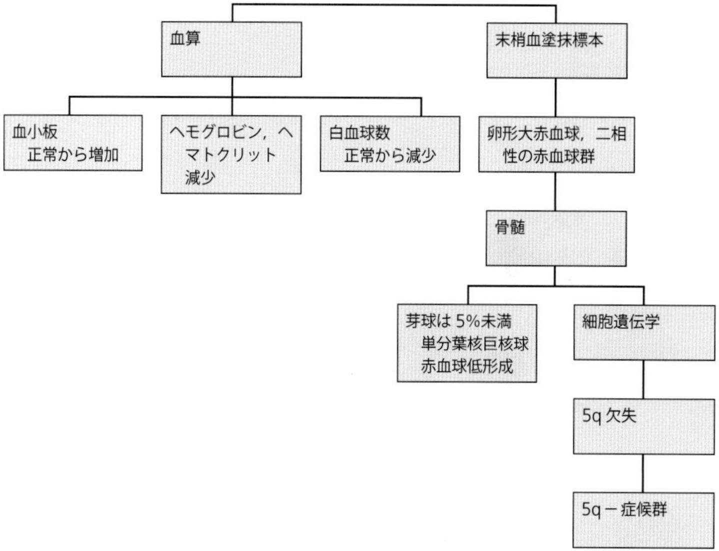
血算
末梢血塗抹標本
血小板 正常から増加
ヘモグロビン，ヘマトクリット 減少
白血球数 正常から減少
卵形大赤血球，二相性の赤血球群
骨髄
芽球は5%未満 単分葉核巨核球 赤血球低形成
細胞遺伝学
5q欠失
5q－症候群

特定の遺伝子異常を有する急性骨髄性白血病（AML）

● t（8;21）（q22;q22）〔*RUNX1-RUNX1T1*〕を有する AML

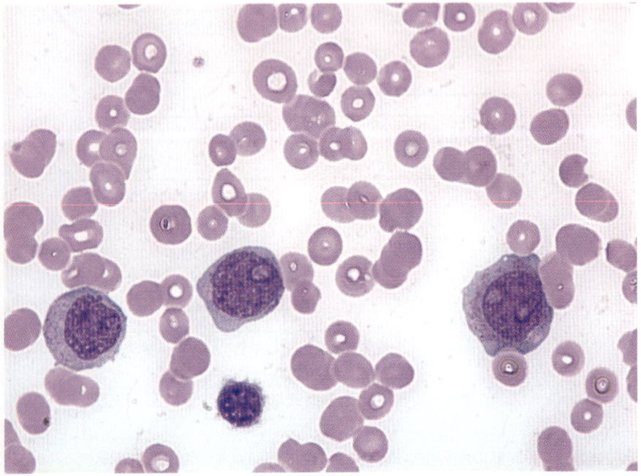

図ⅡB 7-1
末梢血塗抹標本

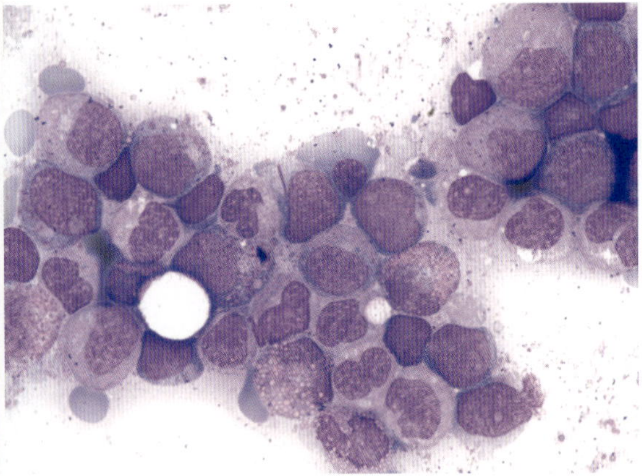

図ⅡB 7-2
骨髄塗抹標本

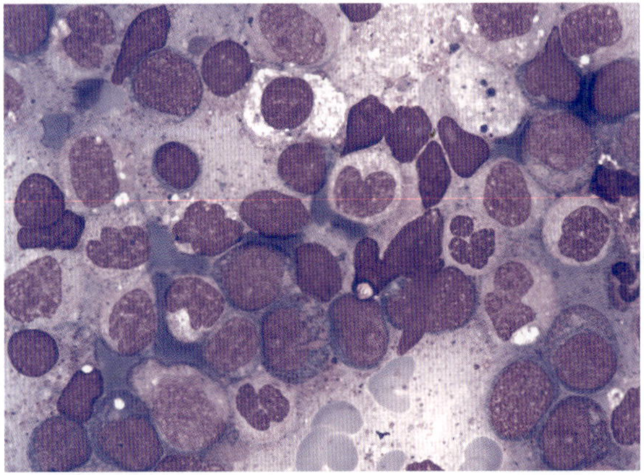

図ⅡB 7-3
骨髄塗抹標本

臨床的特徴

- 骨髄性肉腫が診断時に存在することがある
- 貧血に伴う虚弱と蒼白
- 血小板減少による出血
- 好中球が存在すれば感染症

病理

- 若年者に優位にみられる
- AML 症例の約 5%を占める
- 好中球系への成熟を示す
- コア結合因子の破壊
- *RUNX1* は以前は *AML1* として知られていた

検査所見の特徴

白血球

- 好塩基性細胞質が豊富な大きな芽球
- 小さめの芽球もみられることがある
- アウエル小体は，異常に長いとがった先端を伴い，一般的にみられる
- 顆粒のある骨髄芽球が優勢なことがある

赤血球

- 貧血がみられる

血小板

- 減少している

骨髄

- 8;21 転座があると，診断にあたって芽球が20％未満のことがある
- 偽チェディアック-東顆粒をもつ芽球がみられることがある
- アウエル小体がしばしばみられる
- 顆粒球系はさまざまな異形成を示す
- 好酸球前駆細胞はしばしば増加するが，細胞質の異常はない
- 単球系成分はごくわずかか，存在しない

細胞化学

- ミエロペルオキシダーゼ陽性

免疫表現型

- CD34 の強い発現
- CD13，MPO，HLA-DR も発現する
- CD56 の発現は予後不良を示唆する

遺伝子

- t(8;21)(q22;q22)の均衡型染色体異常
- 遺伝子転座が *RUNX1-RUNX1T1* 融合遺伝子をうむ
- 症例の約 70％で，付加的染色体異常がみられる

◎診断概要

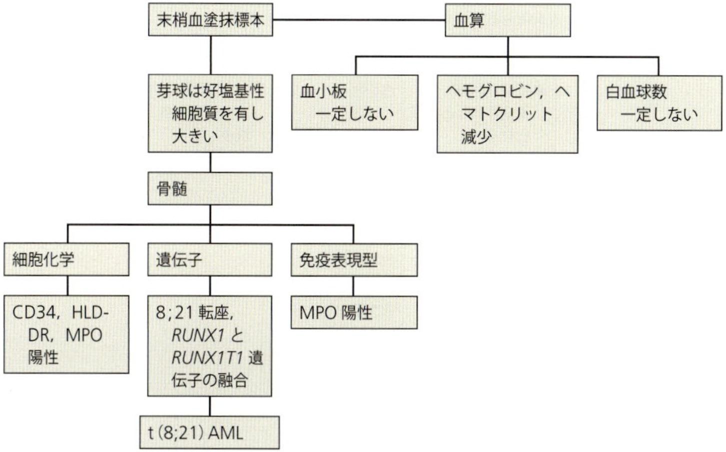

末梢血塗抹標本
血算
芽球は好塩基性細胞質を有し大きい
血小板 一定しない
ヘモグロビン，ヘマトクリット 減少
白血球数 一定しない
骨髄
細胞化学
遺伝子
免疫表現型
CD34，HLD-DR，MPO 陽性
8;21 転座，RUNX1 と RUNX1T1 遺伝子の融合
MPO 陽性
t(8;21) AML

● inv(16)(p13.1;q22)あるいは t(16;16)(p13.1;q22)〔*CBFB-MYH11*〕を有する AML

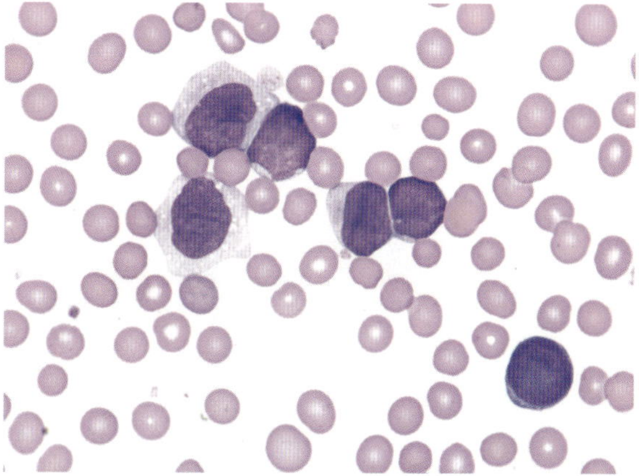

図ⅡB 7-4
末梢血塗抹標本

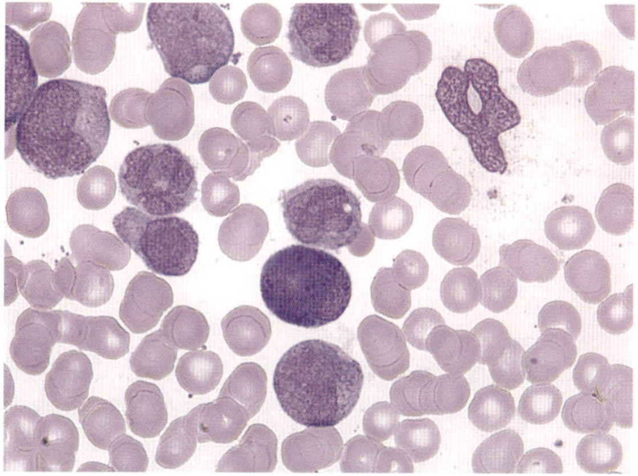

図ⅡB 7-5
骨髄塗抹標本

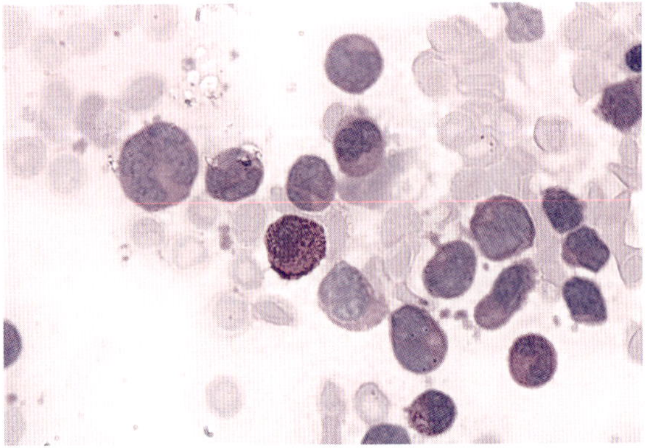

図ⅡB 7-6
過ヨウ素酸シッフ（PAS）染色

臨床的特徴

- すべての年齢層でみられるが，若年者に多い傾向がある
- 骨髄性肉腫がみられることがある
- 貧血による蒼白，疲労，虚弱
- 血小板減少による出血，紫斑，点状出血
- 骨圧痛，肝脾腫，リンパ節腫脹

病理

- 全 AML 患者の 5～8%にみられる
- 急性骨髄単球性白血病を呈する
- 骨髄に異常な好酸球群を認める

検査所見の特徴

白血球

- 白血球数は増加
- 単芽球，前単球，骨髄芽球がみられる

赤血球

- 正球性正色素性貧血

血小板

- 減少

骨髄

- 骨髄単球性群および好酸球群が優勢
- 成熟好中球数の減少
- 好酸球数は一定しないが，通常は増加し，すべての成熟段階の細胞がみられる
- 好酸性顆粒は正常より大きく，濃い紫色ないし青紫色を呈する
- アウエル小体が骨髄芽球にみられることがある

細胞化学

- ナフトール AS-D クロロアセテートエステラーゼは異常好酸球に陽性である
- PAS は異常好酸球に陽性である
- 骨髄芽球はミエロペルオキシダーゼ陽性である
- 単芽球と前単球は通常，非特異的エステラーゼ陽性である

免疫表現型

- 多彩な芽球群を伴い，複雑である
- CD34 と CD117 の強発現
- CD13，CD33，CD15 もみられる
- CD4，CD11b，CD11c，CD14，CD64，CD36 も単球性群に発現する

遺伝子

- inv（16）（p13.1；q22）が大部分の症例にみられる
- 異常な遺伝子再構成により *CBFB* 遺伝子が *MYH11* 遺伝子に融合する
- t（16；16）（p13.1；q22）

◎診断概要

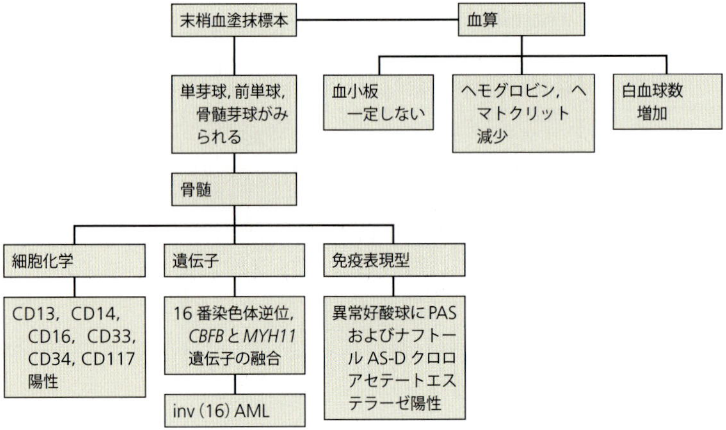

末梢血塗抹標本
血算
単芽球，前単球，骨髄芽球がみられる
血小板 一定しない
ヘモグロビン，ヘマトクリット 減少
白血球数 増加
骨髄
細胞化学
遺伝子
免疫表現型
CD13，CD14，CD16，CD33，CD34，CD117 陽性
16 番染色体逆位，CBFB と MYH11 遺伝子の融合
inv（16）AML
異常好酸球に PAS およびナフトール AS-D クロロアセテートエステラーゼ陽性

● t(15;17)(q22;q12)〔*PML-RARA*〕を有する急性前骨髄球性白血病

多顆粒型

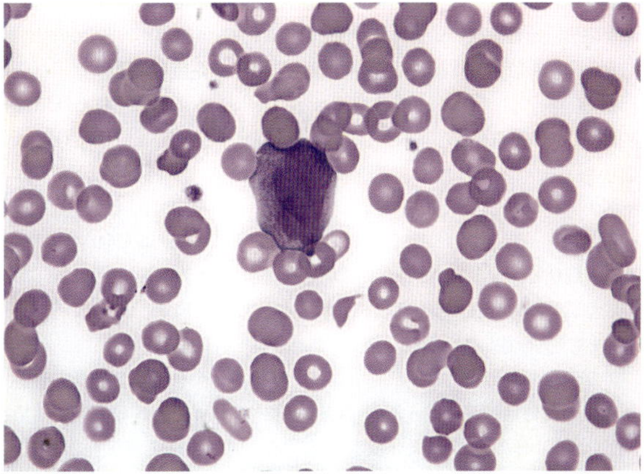

図ⅡB 7-7
末梢血塗抹標本

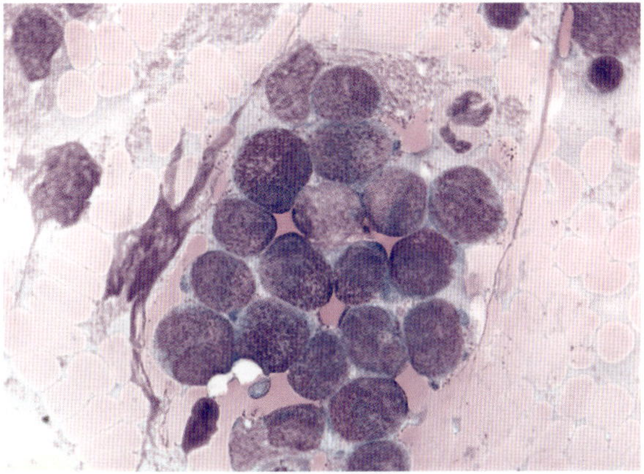

図ⅡB 7-8
骨髄塗抹標本

臨床的特徴

- 播種性血管内凝固(DIC)と関連する
- 蒼白，疲労，虚弱

病理

- AML 症例の 5〜8%に発症する
- すべての年齢でみられるが，大部分は若年から中年の成人である
- 多顆粒型(70〜80%)と微細顆粒型が存在する

検査所見の特徴

白血球

- 白血球数は減少

赤血球

- 正球性正色素性貧血

血小板

- 減少

骨髄

- 異常前骨髄球の核は不整で，しばしば腎臓形ないし 2 分葉である
- 前骨髄球細胞質にある大きな顆粒は高密度に存在し，明るい桃色，赤色，紫色に染まる
- 前骨髄球は，細胞質にランダムに散在するアウエル小体の束をもつことがある(ファゴット細胞)

微細顆粒型

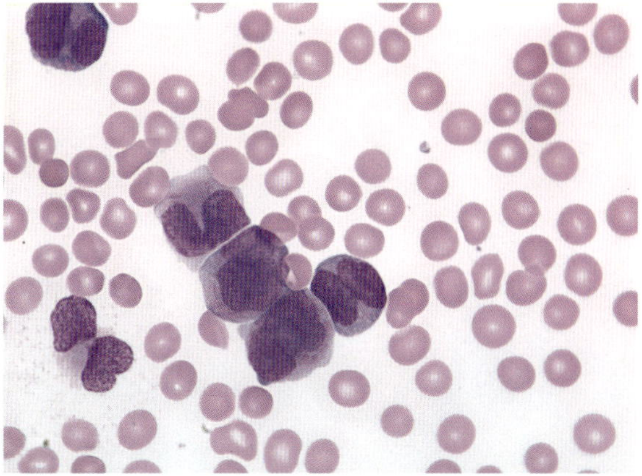

図ⅡB 7-9
末梢血塗抹標本

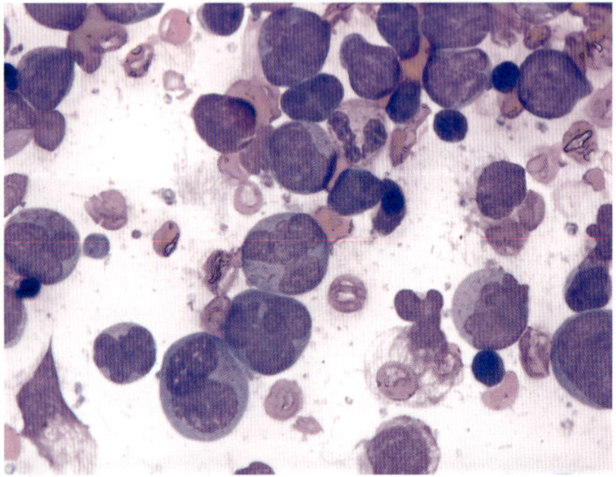
図ⅡB 7-10
骨髄塗抹標本

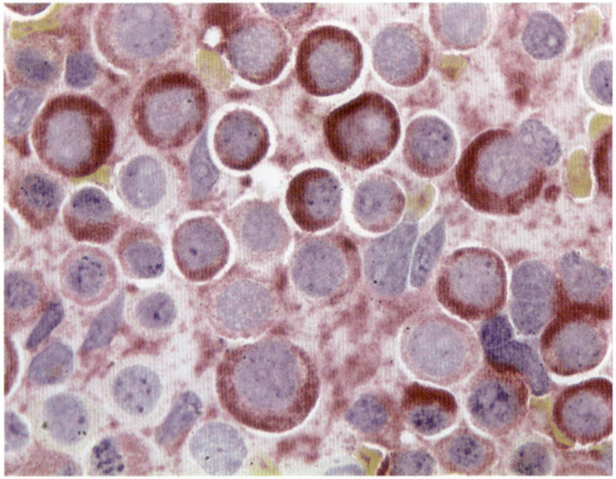
図ⅡB 7-11
特異的エステラーゼ染色

検査所見の特徴

白血球

- 腎臓形，不整，ないし 2 分葉の核を有する異常な微細顆粒型前骨髄球で，数は著明に増加

赤血球

- 正球性正色素性貧血

血小板

- 減少

骨髄

- 前骨髄球で 2 分葉ないし不整の核が優位
- 細胞質顆粒は存在するが顕微鏡の解像度よりも小さく，存在しないか数が減少しているようにみえる
- 少数の前骨髄球が，はっきりとみえる顆粒やアウエル小体の束(ファゴット細胞)を有する

細胞化学

- 特異的エステラーゼは強陽性である
- 特異的エステラーゼは典型的には陰性である

免疫表現型

- 多顆粒型は CD33 を強発現し，典型的には CD34，HLA-DR，CD117 は発現しないが，弱発現することがある
- CD15，CD65 は弱発現か陰性
- CD56 が発現すると，予後は悪い
- 微細顆粒型では，CD34，CD2 をしばしば発現する

遺伝子

- t(15;17)(q22;q12)
- 染色体転座は，結果として *RARA* 遺伝子と *PML* 遺伝子の融合をうむ

◎診断概要

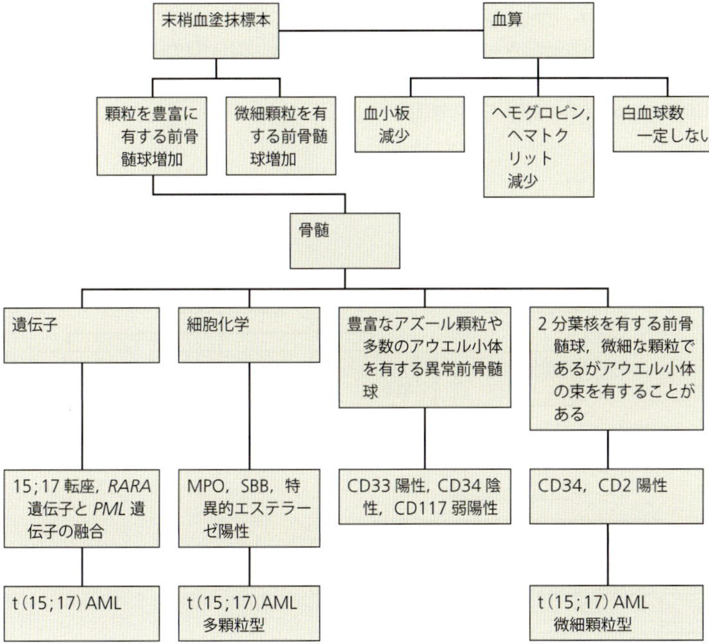
末梢血塗抹標本
血算
顆粒を豊富に有する前骨髄球増加
微細顆粒を有する前骨髄球増加
血小板減少
ヘモグロビン，ヘマトクリット減少
白血球数一定しない
骨髄
遺伝子
細胞化学
豊富なアズール顆粒や多数のアウエル小体を有する異常前骨髄球
2分葉核を有する前骨髄球，微細な顆粒であるがアウエル小体の束を有することがある
15;17転座，*RARA*遺伝子と*PML*遺伝子の融合
MPO，SBB，特異的エステラーゼ陽性
CD33陽性，CD34陰性，CD117弱陽性
CD34，CD2陽性
t(15;17) AML
t(15;17) AML 多顆粒型
t(15;17) AML 微細顆粒型

● t(9;11)(p22;q23)〔*MLLT3-MLL*〕を有するAML

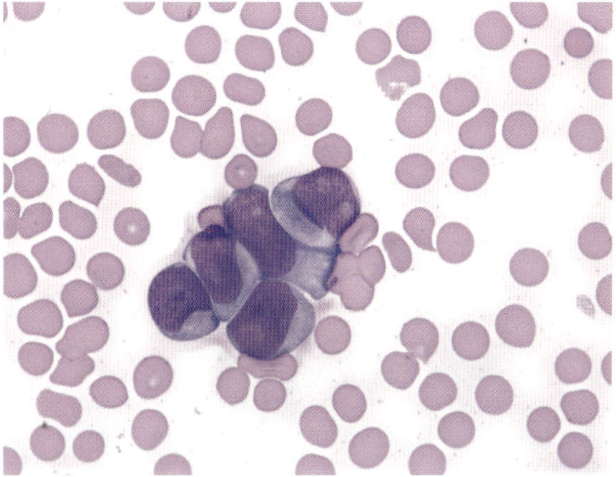

図ⅡB 7-12
末梢血塗抹標本

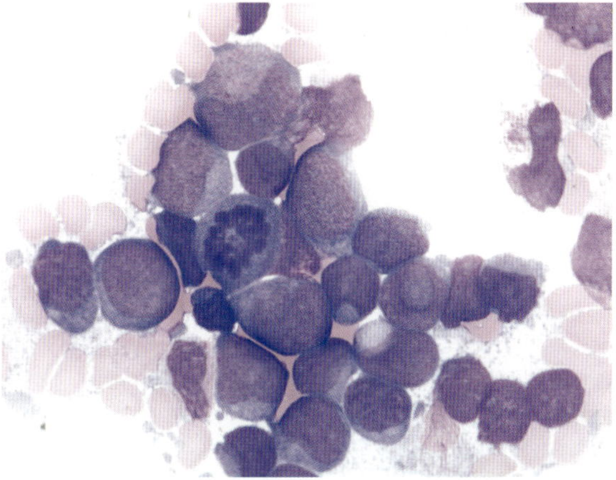

図ⅡB 7-13
骨髄塗抹標本

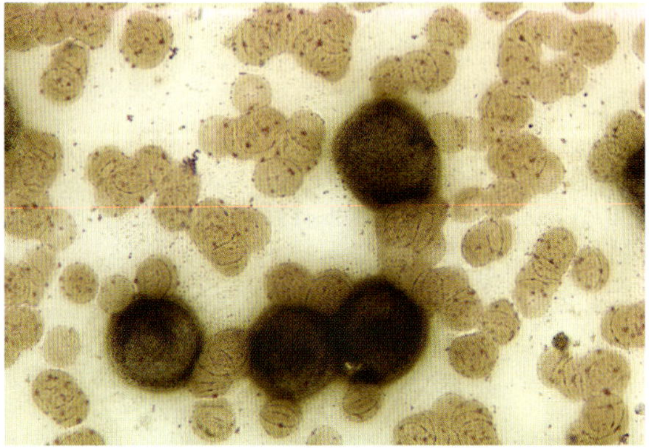

図ⅡB 7-14
非特異的エステラーゼ染色

臨床的特徴

- 患者は播種性血管内凝固（DIC）を呈することがある
- 肉腫ないし組織浸潤を有することがある

病理

- すべての年齢でみられるが，小児でより一般的である
- 小児の白血病の 9～12％，成人白血病の約 25％を占める

検査所見の特徴

白血球

- 増加ないし減少
- 芽球形態は一定しない
- アウエル小体は通常はない

赤血球

- 正球性正色素性貧血

血小板

- 減少

骨髄

- 単芽球と前単球が典型的には優勢である
- 単芽球は大きく，豊富で好塩基性が強い細胞質を有し，偽足形成がみられることがある
- 単芽球は細かいアズール顆粒や空胞を有することがある
- 単芽球は通常，繊細なクロマチンをもった円形の核を有する
- 前単球では細胞質の好塩基性は弱まるが，核はより不整である

細胞化学

- 非特異的エステラーゼ染色は強陽性である
- 単芽球はミエロペルオキシダーゼ陰性である

免疫表現型

- CD33，CD65，CD4，HLA-DR の強発現
- 単球系マーカーの CD14，CD11b，CD11c，CD64，CD36 が発現している

遺伝子

- t（9;11）（p22;q23）
- 染色体転座は *MLLT3-MLL* 融合遺伝子をうむ

◎診断概要

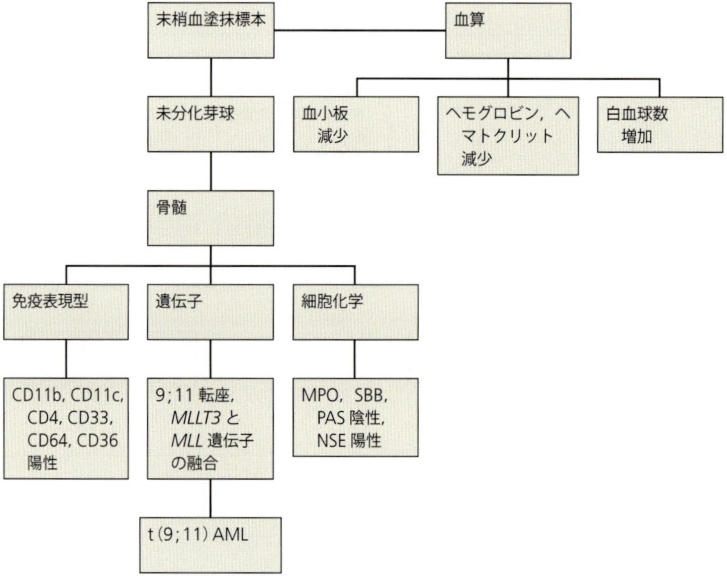
末梢血塗抹標本
血算
未分化芽球
血小板減少
ヘモグロビン，ヘマトクリット減少
白血球数増加
骨髄
免疫表現型
遺伝子
細胞化学
CD11b, CD11c, CD4, CD33, CD64, CD36 陽性
9;11 転座，MLLT3 と MLL 遺伝子の融合
MPO，SBB，PAS 陰性，NSE 陽性
t（9;11）AML

● t(6;9)(p23;q34)〔*DEK-NUP214*〕を有する AML

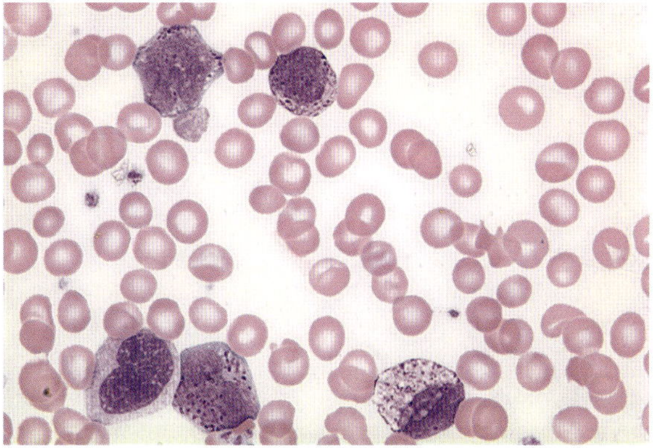

図ⅡB 7-15
末梢血塗抹標本

臨床的特徴

- 患者は汎血球減少を呈することがあるが，通常は貧血と血小板減少である

病理

- 小児にも，成人にもみられる
  - 前骨髄球性や巨核球性白血病以外のあらゆる AML のサブタイプと関連する。最も一般的なのは骨髄単球性白血病や分化型白血病である

検査所見の特徴

白血球

- 通常，白血球数は他の AML より少ない（約 12,000/μL）
- 好塩基球増加 2%超
- 顆粒球系異形成

赤血球

- 正球性正色素性貧血

血小板

- 減少

骨髄

- アウエル小体がみられることがある
- 顆粒球系および赤血球系の異形成
- 好塩基球増加 2%超

細胞化学

- ミエロペルオキシダーゼ反応は強い
- 単球系群があれば，非特異的エステラーゼ陽性である

免疫表現型

- CD13，CD33，CD38，HLA-DR をもつ非特異的骨髄系
- CD64 単球系マーカーをもつことがある

遺伝子

- t(6;9)(p23;q34)
- 染色体転座は *DEK* と *NUP214*（*CAN*）遺伝子の融合をうむ

◎診断概要

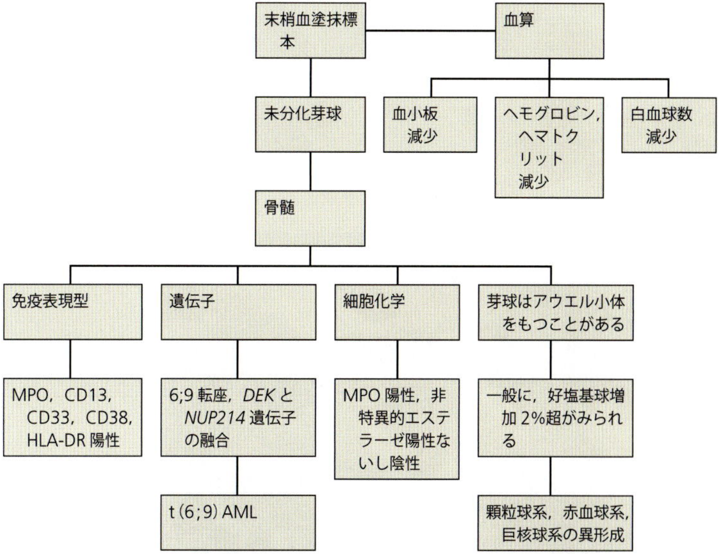
末梢血塗抹標本
血算
未分化芽球
血小板減少
ヘモグロビン，ヘマトクリット減少
白血球数減少
骨髄
免疫表現型
遺伝子
細胞化学
芽球はアウエル小体をもつことがある
MPO，CD13，CD33，CD38，HLA-DR 陽性
6;9 転座，DEK と NUP214 遺伝子の融合
MPO 陽性，非特異的エステラーゼ陽性ないし陰性
一般に，好塩基球増加 2%超がみられる
t(6;9) AML
顆粒球系，赤血球系，巨核球系の異形成

● inv(3)(q21;q26.2)またはt(3;3)(q21;q26.2)〔*RPN1-EVI1*〕を有するAML

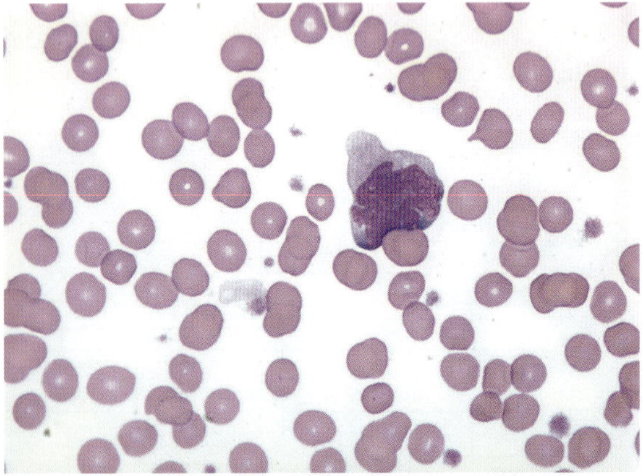

図ⅡB 7-16
末梢血塗抹標本

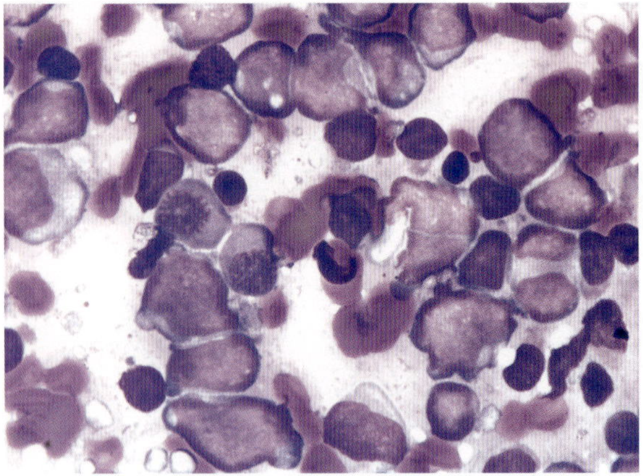

図ⅡB 7-17
骨髄塗抹標本

臨床的特徴

- 大部分の患者は貧血を呈し血小板数は正常である
- 一部の患者で血小板減少がみられることがある
- 肝脾腫を有する患者もいる

病理

- 骨髄異形成症候群（MDS）を有する患者に発症することがある

検査所見の特徴

白血球

- 偽ペルゲル-フェット異常を有する顆粒の少ない好中球

赤血球

- 正球性正色素性貧血

血小板

- 血小板数は正常か増加
- 巨大で顆粒が少ない

骨髄

- 巨核球は増加するが，非典型的ないし異形成
- 巨核球は小さく，単核ないし2分葉核のことがある
- 好塩基球，好酸球，肥満細胞は増加することがある
- 複数系統の異形成がみられる

細胞化学

- ミエロペルオキシダーゼおよびズダンブラックB陰性
- PAS陽性
- 非特異的エステラーゼ陽性（アセテート）

免疫表現型

- 芽球は通常，CD13，CD33，HLA-DR，CD34，CD38を発現する
- 巨核球マーカーCD41およびCD61を発現していることがある

遺伝子

- 3番染色体長腕のさまざまな異常がみられるが，inv(3)(q21;q26.2)が最も一般的である
- 癌遺伝子*EVI1*の過剰発現

◎診断概要

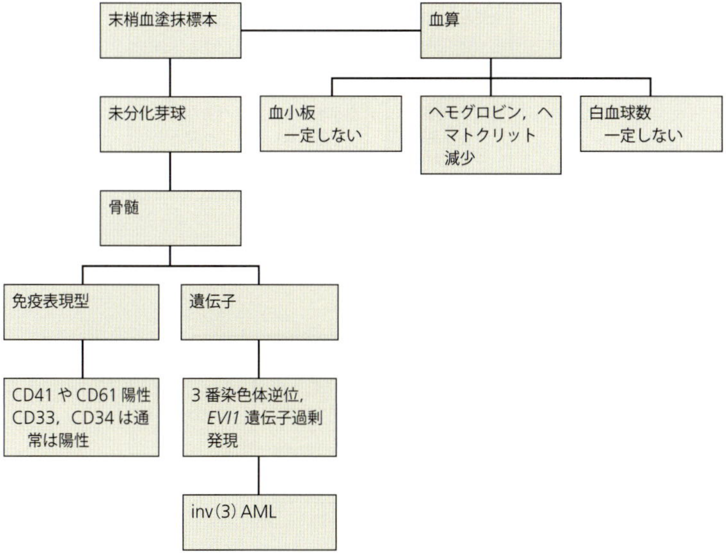
末梢血塗抹標本
血算
未分化芽球
血小板
一定しない
ヘモグロビン，ヘマトクリット
減少
白血球数
一定しない
骨髄
免疫表現型
遺伝子
CD41 や CD61 陽性
CD33，CD34 は通常は陽性
3 番染色体逆位，
EVI1 遺伝子過剰発現
inv(3) AML

● t(1;22)(p13;q13)〔*RBM15-MKL1*〕を有する AML(巨核芽球性)

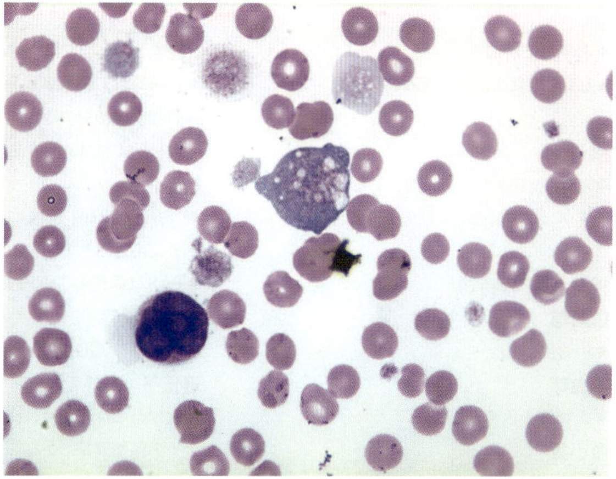

図ⅡB 7-18
末梢血塗抹標本

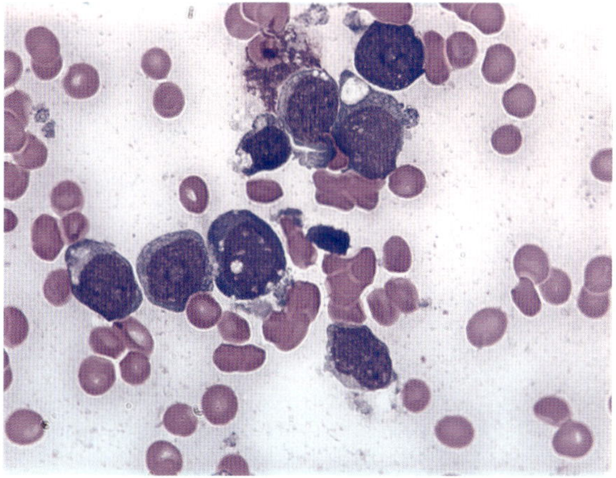

図ⅡB 7-19
骨髄塗抹標本

臨床的特徴

- 症例は通常，幼児や 3 歳未満の小児に限られる
- 著明な肝脾腫
- しばしば貧血と血小板減少を伴う

病理

- AML 症例の 1%未満を占める
- ダウン症候群のない幼児で一般的

検査所見の特徴

白血球

- 中等度増加

赤血球

- 正球性正色素性貧血

血小板

- 一定しない
- 変形しており不定型

骨髄

- 巨核芽球が小さいものから大きいものまで存在するが，通常は中等度から大きい
- 巨核球は，偽足形成を示す好塩基性で無顆粒の細胞質を有する
- 巨核球の核は不整ないしぎざぎざがある

細胞化学

- ズダンブラック B およびミエロペルオキシダーゼ反応は陰性である
- PAS は陽性のことがある

免疫表現型

- CD41 や CD61 発現

遺伝子

- 大部分の症例では，t(1;22)(p13;q13)が唯一の核型異常である
- *RBM15-MKL1* 融合遺伝子が生み出される

◎診断概要

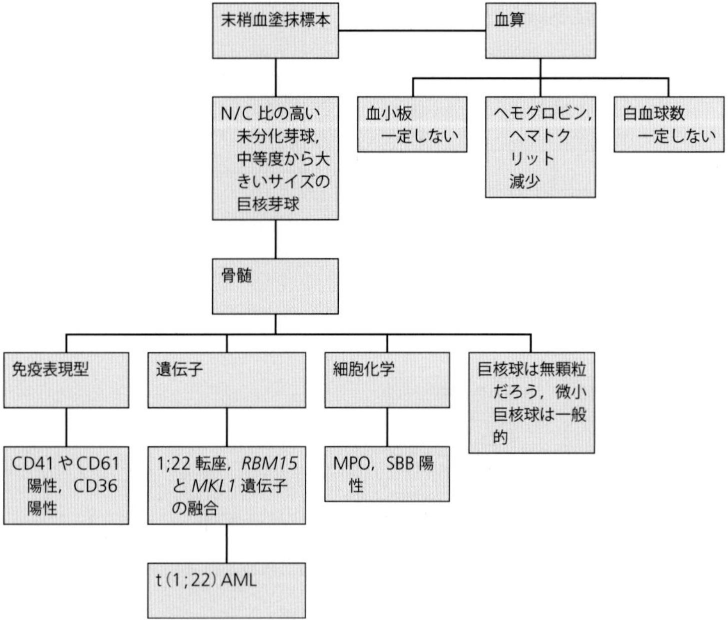

末梢血塗抹標本
血算
N/C 比の高い未分化芽球，中等度から大きいサイズの巨核芽球
血小板 一定しない
ヘモグロビン，ヘマトクリット 減少
白血球数 一定しない
骨髄
免疫表現型
遺伝子
細胞化学
巨核球は無顆粒だろう，微小巨核球は一般的
CD41 や CD61 陽性，CD36 陽性
1;22 転座，*RBM15* と *MKL1* 遺伝子の融合
MPO，SBB 陽性
t(1;22) AML

● *NPM1* 変異を有する AML

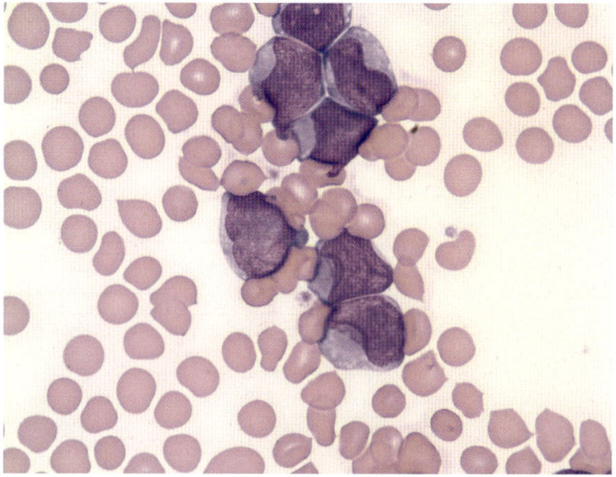

図 II B 7-20
末梢血塗抹標本

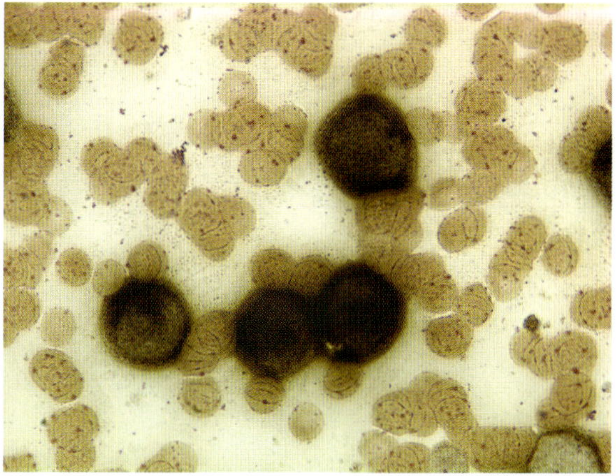

図 II B 7-21
非特異的エステラーゼ染色

臨床的特徴

- 患者は通常，骨髄異形成症候群（MDS）ないし骨髄増殖性腫瘍（MPN）の既往がない
- 貧血や血小板減少を呈するだろう
- 歯肉，リンパ節，皮膚に浸潤がみられることがある

病理

- 小児 AML 症例の 2〜8％，成人 AML 症例の 27〜35％を占める
- 80〜90％の急性単球性白血病は *NPM1* 変異を有する

検査所見の特徴

白血球

- 通常，白血球数は多い

赤血球

- 正球性正色素性貧血

血小板

- *NPM1* 変異のない他の AML より血小板数は多い

骨髄

- AML は分化型か未分化型で，赤白血病ないし巨核球性のこともあるが，一般的には単球性ないし骨髄単球性である

細胞化学

- 関係する細胞系統に特異的

免疫表現型

- CD13，CD33 を，また CD14，CD11b，CD68 を発現することもある（非特異的エステラーゼ染色）

遺伝子

- *NPM1* 変異
- 通常は正常核型である

◎診断概要

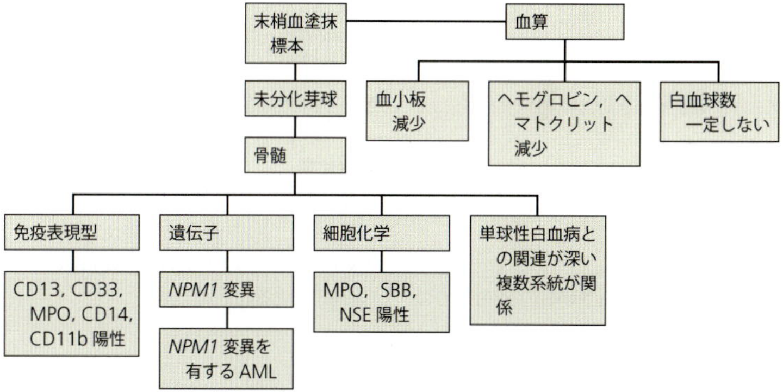
末梢血塗抹標本
血算
未分化芽球
血小板減少
ヘモグロビン，ヘマトクリット減少
白血球数一定しない
骨髄
免疫表現型
遺伝子
細胞化学
単球性白血病との関連が深い複数系統が関係
CD13, CD33, MPO, CD14, CD11b 陽性
NPM1 変異
MPO，SBB，NSE 陽性
NPM1 変異を有する AML

● *CEBPA* 変異を有する AML

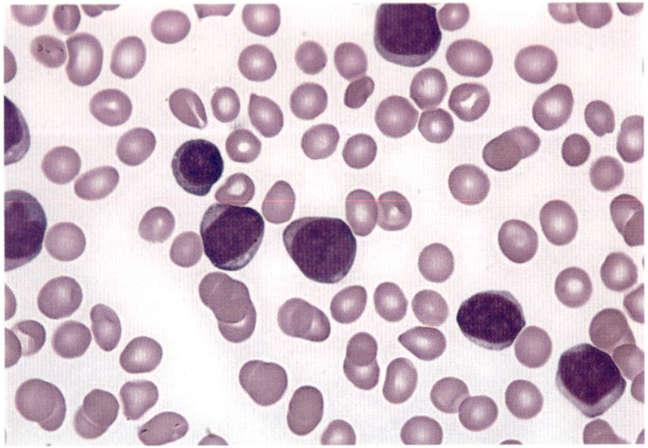

図 II B 7-22
末梢血塗抹標本

臨床的特徴

- 通常，新規に発症する

病理

- 新規発症 AML の 6～15％にみられる
- 正常核型 AML の 15～18％にみられる

検査所見の特徴

白血球

- 数は典型的には増加

赤血球

- 正球性正色素性貧血であるが，ヘモグロビン値は大部分の白血病より高い

血小板

- 血小板数は減少

骨髄

- 大部分は分化型ないし未分化型 AML と関連する
- 単球性ないし骨髄単球性の特徴を有する症例もある

細胞化学

- 骨髄芽球系細胞があればミエロペルオキシダーゼやズダンブラック B は陽性である
- 単球性群があるときは，非特異的エステラーゼ陽性である

免疫表現型

- 芽球は通常，CD13，CD33，CD65，CD11b，CD15 を 1 つ以上発現する
- 芽球の大部分は HLA-DR と CD34 を発現する

遺伝子

- *CEBPA* 変異
- 症例の約 70％が正常核型を有する

◎診断概要

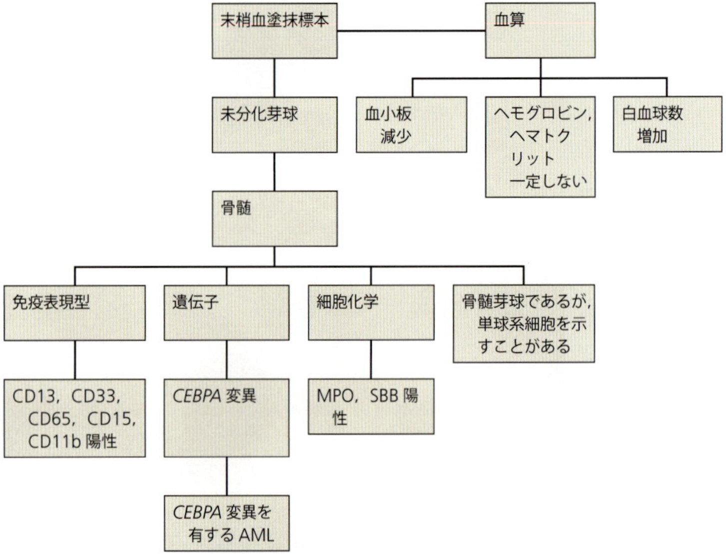
末梢血塗抹標本
血算
未分化芽球
血小板減少
ヘモグロビン，ヘマトクリット一定しない
白血球数増加
骨髄
免疫表現型
遺伝子
細胞化学
骨髄芽球であるが，単球系細胞を示すことがある
CD13，CD33，CD65，CD15，CD11b 陽性
CEBPA 変異
MPO，SBB 陽性
CEBPA 変異を有する AML

非特定型 AML

● 最小分化型 AML

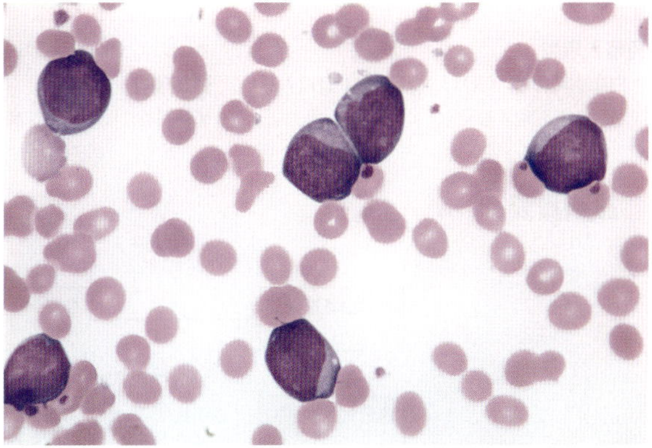

図ⅡB 7-23
末梢血塗抹標本

臨床的特徴

- 貧血による蒼白，疲労，虚弱
- 血小板減少による出血，紫斑，点状出血
- 適切な治療に反応しない感染症

病理

- AML の 5%未満を占める
- 患者は通常，幼児か高齢者

検査所見の特徴

白血球

- 患者の 50%で増加するが，正常ないし減少することもある
- 末梢血で優位な細胞は骨髄芽球である
- アウエル小体はない

赤血球

- 正球性正色素性貧血
- 有核赤血球がみられることがある

血小板

- 減少

骨髄

- 過形成
- 芽球は通常，散在する核クロマチンを有する中等度の大きさである
  - 1〜2 個の，円形ないしややギザギザのある核
  - 細胞質は，好塩基性の程度は一定せず無顆粒である

細胞化学

- ミエロペルオキシダーゼ，ズダンブラック B，ナフトール AS-D クロロアセテートエステラーゼ陰性
- αナフチルアセテートおよびブチレートエステラーゼ陰性

免疫表現型

- 大部分の症例で CD34，CD38，HLA-DR を発現する
- CD11b，CD15，CD14，CD64，CD65 は通常，陰性である
- B ないし T 細胞関連抗原は陰性

遺伝子

- 特異的な染色体異常は同定されていない

◎診断概要

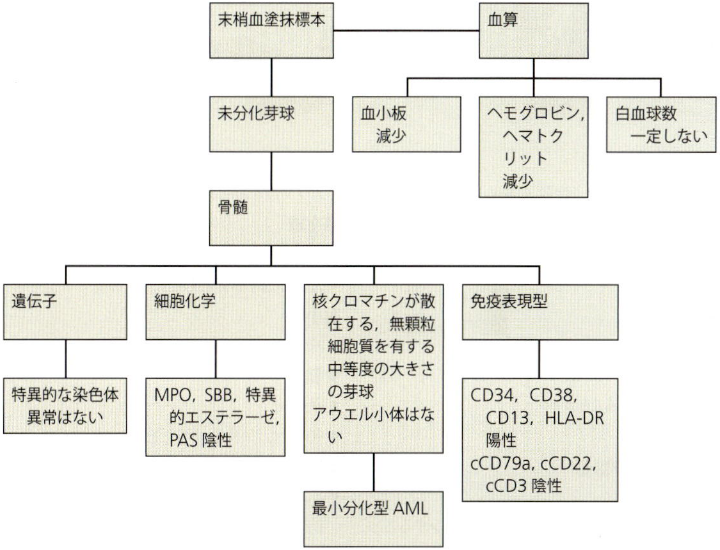

末梢血塗抹標本
血算
未分化芽球
血小板
減少
ヘモグロビン，
ヘマトク
リット
減少
白血球数
一定しない
骨髄
遺伝子
細胞化学
核クロマチンが散在する，無顆粒細胞質を有する中等度の大きさの芽球
アウエル小体はない
免疫表現型
特異的な染色体異常はない
MPO，SBB，特異的エステラーゼ，PAS 陰性
CD34，CD38，CD13，HLA-DR 陽性
cCD79a，cCD22，cCD3 陰性
最小分化型 AML

● 未分化型 AML

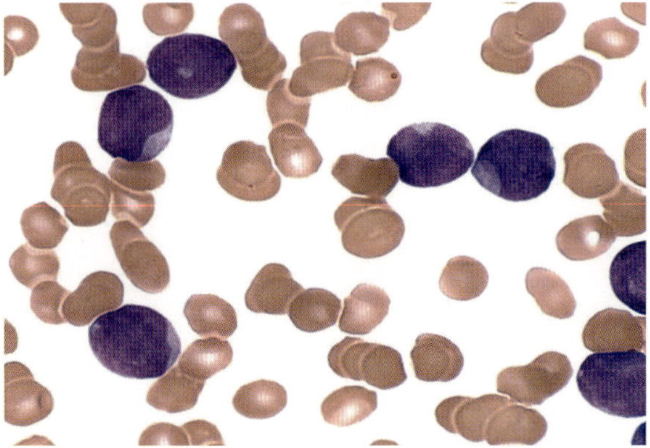

図ⅡB 7-24
末梢血塗抹標本

臨床的特徴

- 貧血による蒼白，疲労，虚弱
- 血小板減少による出血，紫斑，点状出血
- 適切な治療に反応しない感染症

病理

- AML 症例の 5～10％
- 大部分の患者は成人であるが，いずれの年齢でも発症することがある

検査所見の特徴

白血球

- 通常は増加するが，正常ないし減少することがある
- 末梢血で優勢な細胞は骨髄芽球である
- アウエル小体はまれである

赤血球

- 正球性正色素性貧血
- 有核赤血球がみられることがある

血小板

- 減少

骨髄

- 過形成
- 90％以上が骨髄芽球である

細胞化学

- ミエロペルオキシダーゼおよびズダンブラックBは陽性で，陽性率はさまざまであるが 3％以上である
- 非特異的エステラーゼは陰性である

免疫表現型

- 白血病細胞は，CD13，CD33，CD117 の 1 つ以上を発現する
- CD34 と HLA-DR は陽性のことがある
- CD15，CD65，CD14，CD64 は陰性である

遺伝子

- 特異的に関連する異常はない

◎診断概要

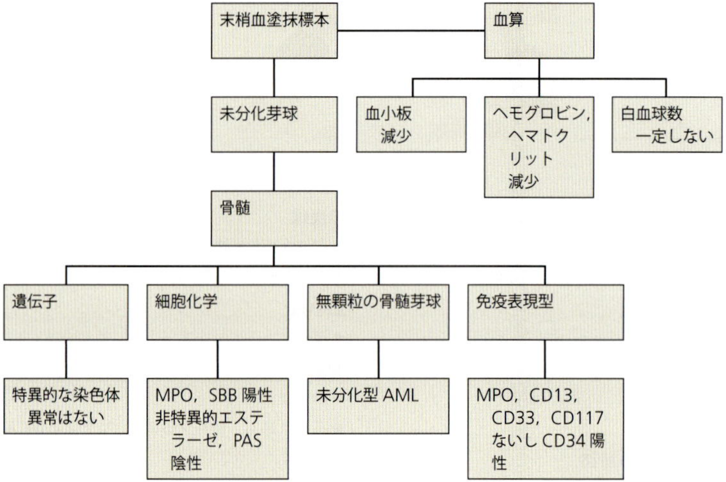

末梢血塗抹標本
血算
未分化芽球
血小板減少
ヘモグロビン，ヘマトクリット減少
白血球数一定しない
骨髄
遺伝子
細胞化学
無顆粒の骨髄芽球
免疫表現型
特異的な染色体異常はない
MPO，SBB 陽性
非特異的エステラーゼ，PAS 陰性
未分化型 AML
MPO，CD13，CD33，CD117 ないし CD34 陽性

● 分化型 AML

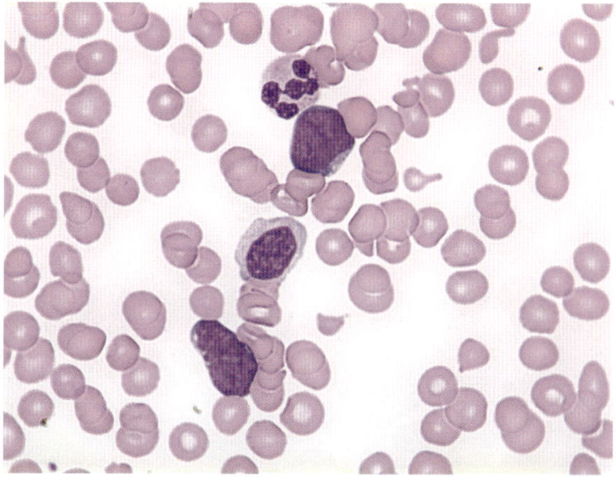

図ⅡB 7-25
末梢血塗抹標本

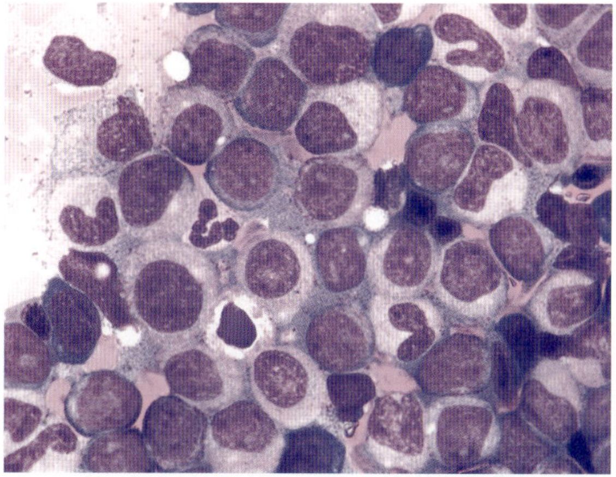

図ⅡB 7-26
骨髄塗抹標本

臨床的特徴

- 貧血による蒼白，疲労，虚弱
- 血小板減少による出血，紫斑，点状出血
- 適切な治療に反応しない感染症

病理

- AML 症例の約 10%を占める
- すべての年齢でみられるが，25 歳未満が約 20%で，60 歳を超えるのが約 40%である

検査所見の特徴

白血球

- 数は一定しない
- 末梢血に少なくとも 20%の芽球，および 10%以上の細胞が顆粒球系分化を示す
- 単球系は 20%未満である

赤血球

- 正球性正色素性貧血

血小板

- 通常は減少

骨髄

- 過形成
- 芽球の少なくとも 20%がアズール顆粒を有する，ないし有さない
- アウエル小体は一般的にみられる
- 前骨髄球およびそれ以降の分化した顆粒球が有核細胞の少なくとも 10%に存在する
- 3 系統の異形成はしばしばみられる
- 好酸球前駆細胞がみられることがあるが，形態上の異常はない
- 好塩基球ないし肥満細胞はやや増加することがある

細胞化学

- ミエロペルオキシダーゼおよびズダンブラック B 陽性
- 特異的エステラーゼ陽性

免疫表現型

- CD13，CD33，CD65，CD11b，CD15 の 1 つ以上が発現
- CD14 および CD64 は通常はない

遺伝子

- 特定の遺伝子異常との関連はない

◎診断概要

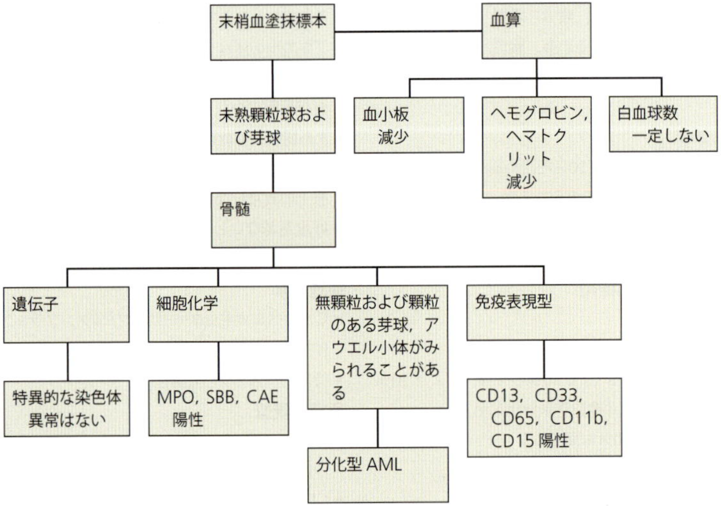

末梢血塗抹標本
血算
未熟顆粒球および芽球
血小板減少
ヘモグロビン，ヘマトクリット減少
白血球数一定しない
骨髄
遺伝子
細胞化学
無顆粒および顆粒のある芽球，アウエル小体がみられることがある
免疫表現型
特異的な染色体異常はない
MPO，SBB，CAE陽性
分化型 AML
CD13，CD33，CD65，CD11b，CD15 陽性

● 急性骨髄単球性白血病

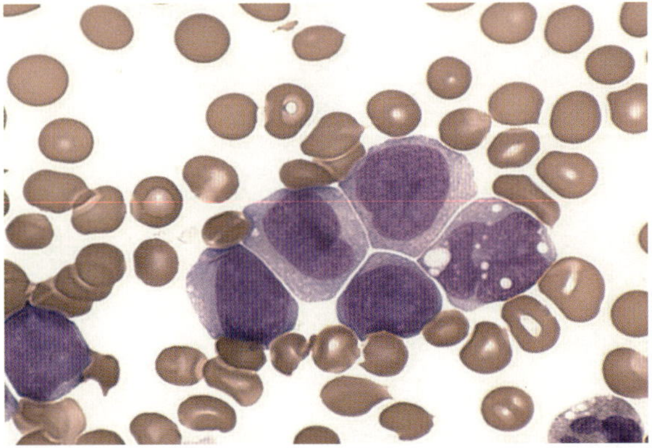

図 II B 7-27
末梢血塗抹標本

臨床的特徴

- 貧血による蒼白，疲労，虚弱
- 血小板減少による出血，紫斑，点状出血
- 適切な治療に反応しない感染症
- 骨圧痛，肝脾腫，リンパ節腫脹
- 骨髄外領域への白血病細胞浸潤
- 歯肉増殖がみられる症例もある

病理

- AML 症例の 5〜10%を占める
- すべての年齢層にみられるが，50 歳を超えた患者が一般的である
- 男女比は約 1.4：1

検査所見の特徴

白血球

- 通常，白血球数は増加する
- 骨髄球系と単球系の，両者への分化が起こる
- 増加した単球系細胞がみられる

赤血球

- 正球性正色素性貧血

血小板

- 一般に減少するが，正常のこともある

骨髄

- 少なくとも 20%の芽球（前単球を含む）
- 少なくとも 20%の好中球およびその前駆細胞
- 少なくとも 20%の単球およびその前駆細胞

細胞化学

- 骨髄芽球はミエロペルオキシダーゼ，ズダンブラックB，特異的エステラーゼ陽性で，非特異的エステラーゼ陰性である
- 単芽球はミエロペルオキシダーゼ陰性ないし弱陽性，ズダンブラックB陰性ないし細かい顆粒状である
- 非特異的エステラーゼ陽性である

免疫表現型

- 骨髄球系抗原 CD13，CD33 陽性
- 単球系マーカー CD14，CD11b，CD64，CD36 陽性

遺伝子

- 大部分の症例で，8 番染色体トリソミーの非特異的細胞遺伝学的異常がみられる

◎診断概要

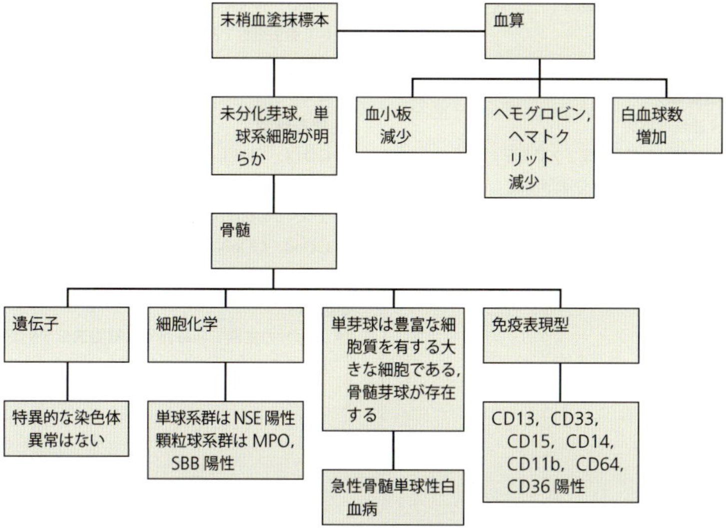

末梢血塗抹標本
血算
未分化芽球，単球系細胞が明らか
血小板減少
ヘモグロビン，ヘマトクリット減少
白血球数増加
骨髄
遺伝子
細胞化学
単芽球は豊富な細胞質を有する大きな細胞である，骨髄芽球が存在する
免疫表現型
特異的な染色体異常はない
単球系群は NSE 陽性
顆粒球系群は MPO，SBB 陽性
急性骨髄単球性白血病
CD13，CD33，CD15，CD14，CD11b，CD64，CD36 陽性

● 急性単芽球性白血病および急性単球性白血病

単芽球性

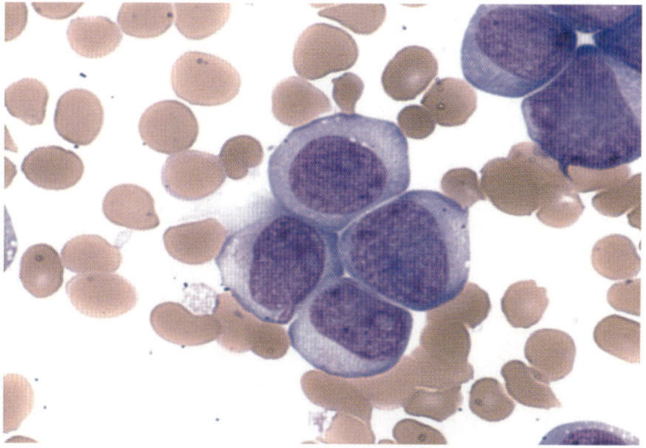

図ⅡB 7-28
末梢血塗抹標本

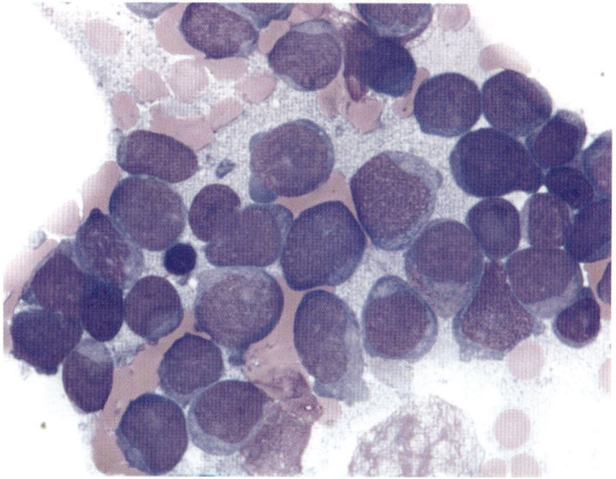

図ⅡB 7-29
骨髄塗抹標本

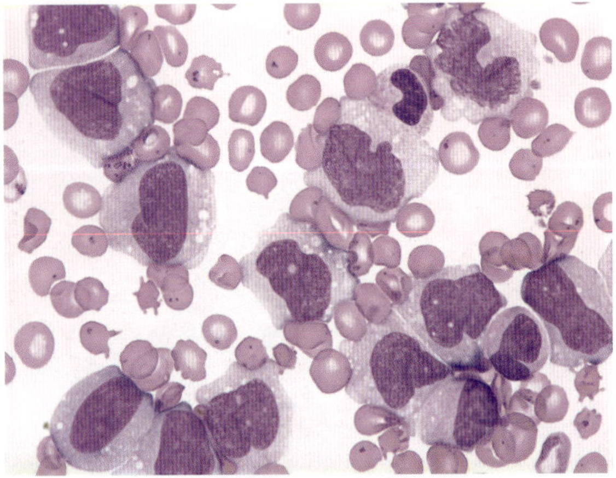

図ⅡB 7-30
末梢血塗抹標本

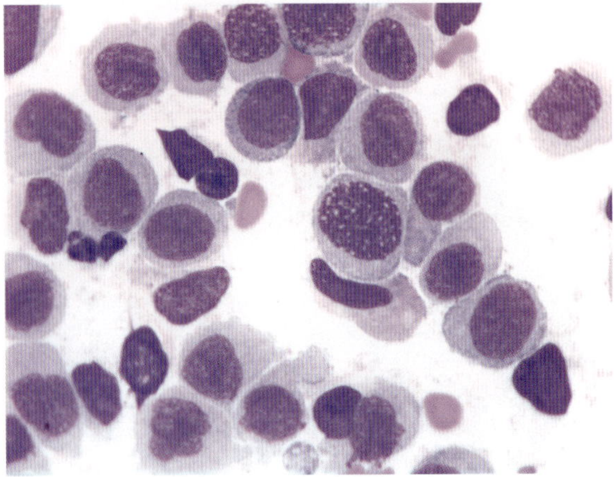

図ⅡB 7-31
骨髄塗抹標本

臨床的特徴

- 出血症状が最も一般的である
- 歯肉増殖
- 脾腫
- 感染症
- 髄外浸潤：リンパ節，肝臓，皮膚，脾臓，中枢神経系

病理

- AML 症例の 5%未満を占める
- 若年者により一般的

検査所見の特徴

白血球

- 通常は増加
- 芽球の形態はさまざまである
- 単芽球性では単芽球が優位
- 単球性では前単球が優位

赤血球

- 正球性正色素性貧血

血小板

- 減少

骨髄

- 過形成
- 細胞の 80%以上が単芽球，前単球，単球を含む単球系である
- 好中球系は 20%未満である
- 急性単芽球性白血病では，大部分の細胞が単芽球である
- 急性単球性白血病では，大部分の細胞が前単球である

細胞化学

- ミエロペルオキシダーゼは典型的には陰性ないし微弱陽性である
- 非特異的エステラーゼは典型的には陽性である

免疫表現型

- CD13，CD33，CD15，CD65 のさまざまな発現
- 少なくとも CD14，CD4，CD11b，CD11c，CD64，CD68，CD36，リゾチームのうち 2 つが陽性である

遺伝子

- 大部分の症例で非特異的な細胞遺伝学的異常がみられる

◎診断概要

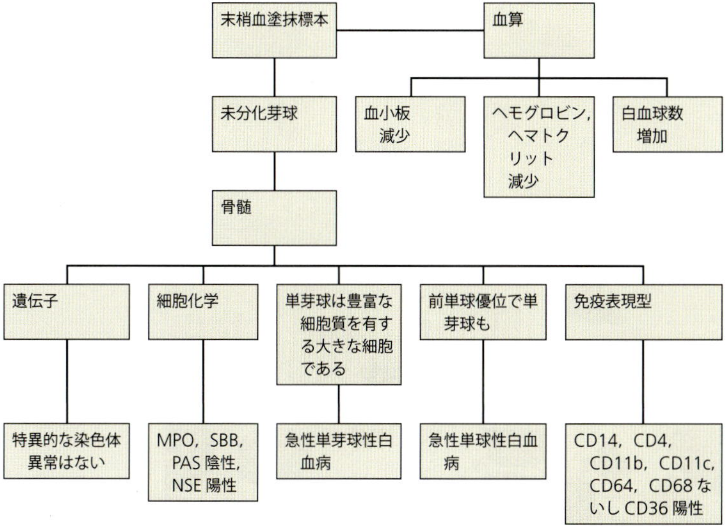

末梢血塗抹標本
血算
未分化芽球
血小板減少
ヘモグロビン，ヘマトクリット減少
白血球数増加
骨髄
遺伝子
細胞化学
単芽球は豊富な細胞質を有する大きな細胞である
前単球優位で単芽球も
免疫表現型
特異的な染色体異常はない
MPO，SBB，PAS 陰性，NSE 陽性
急性単芽球性白血病
急性単球性白血病
CD14，CD4，CD11b，CD11c，CD64，CD68 ないし CD36 陽性

● 急性赤白血病

赤白血病（赤芽球系/骨髄球系）

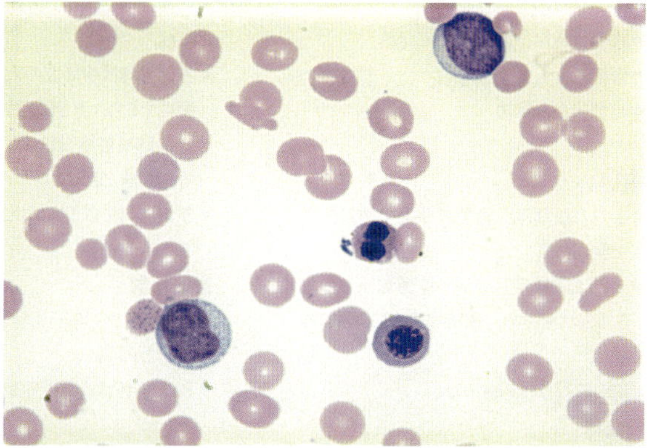

図ⅡB 7-32
末梢血塗抹標本

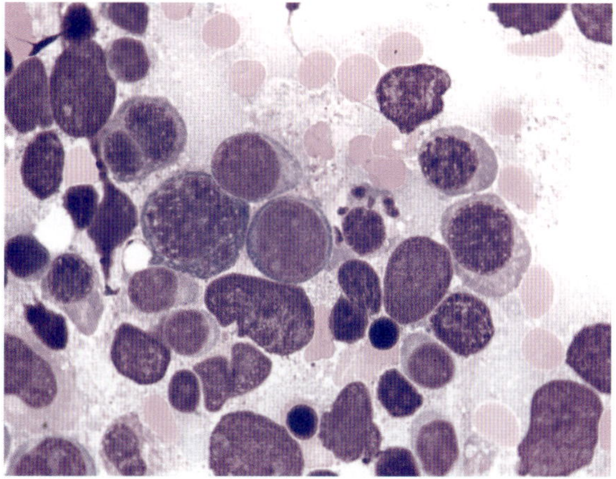

図ⅡB 7-33
骨髄塗抹標本

赤血病

臨床的特徴

- 虚弱，疲労，体重減少，発熱
- 肝脾腫
- 点状出血，紫斑

病理

- 2つの亜群は，骨髄球系群の数にもとづいて分類される
- 赤白血病（赤芽球系/骨髄球系）はAMLの5%未満を占め，通常は成人にみられる

検査所見の特徴

白血球

- 一定しない

赤血球

- 正球性正色素性貧血から大球性正色素性貧血まで
- 大小不同症および奇形赤血球症
- 好塩基性斑点
- 有核赤血球

血小板

- 一定しない

骨髄

- 過形成
- 赤血球前駆細胞のすべての分化段階がみられることがある
- 巨赤芽球様核や，2分葉ないし多分葉核の異形成
- 骨髄芽球は中等度の大きさで，少数の細胞質顆粒をもち，ときにアウエル小体がみられる
- 赤芽球系細胞50%以上，および非赤芽球系骨髄芽球20%以上
- 顆粒球異形成および巨核球異形成は一般的である

細胞化学

- プルシアンブルー染色で環状鉄芽球がみられることがある
- PAS染色は赤血球前駆細胞に陽性のことがある
- ミエロペルオキシダーゼおよびズダンブラックBは骨髄芽球に陽性である

免疫表現型

- 赤血球前駆細胞は，抗ヘモグロビンAおよび抗グリコフォリンと反応する
- 骨髄球系群は，CD13，CD33，CD117を1つ以上発現するだろう
- CD34およびHLA-DRが陽性のことがある

遺伝子

- 特異的な染色体異常は報告されていない
- 5番染色体モノソミー，5q欠失，7番染色体モノソミー，7q欠失，8番染色体トリソミーといったさまざまな構造異常が明らかになっている

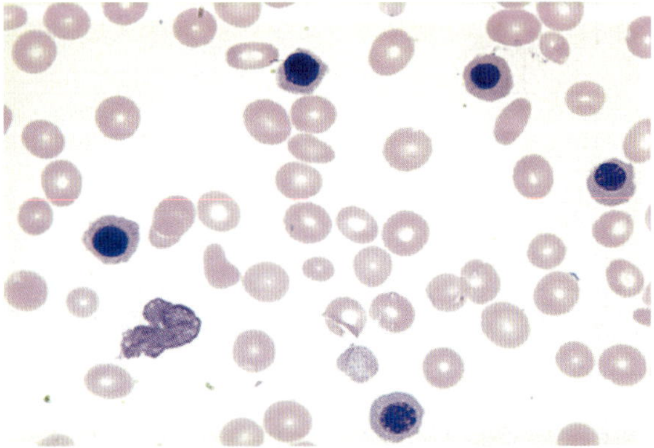

図ⅡB 7-34
末梢血塗抹標本

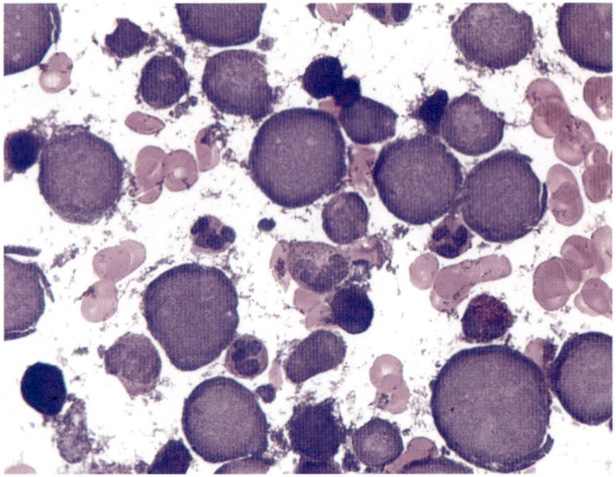

図ⅡB 7-35
骨髄塗抹標本

臨床的特徴

- 虚弱，疲労，体重減少，発熱
- 肝脾腫
- 点状出血，紫斑

病理

- 赤血病は非常にまれで，どの年齢でもみられる

検査所見の特徴

白血球

- 数は一定しない

赤血球

- 正球性正色素性貧血から大球性正色素性貧血まで
- 大小不同症および奇形赤血球症
- 好塩基性斑点
- 有核赤血球

血小板

- 一定しない

骨髄

- 円形の核，繊細なクロマチン，1 個以上の核小体を有する中型から大型の赤芽球が存在
- 細胞質は強い好塩基性である
- 赤芽球系前駆細胞 80％以上

細胞化学

- ミエロペルオキシダーゼおよびズダンブラック B 陰性
- PAS，α ナフチルアセテートエステラーゼ，酸ホスファターゼ陽性

免疫表現型

- 赤血球前駆細胞は，抗ヘモグロビン A および抗グリコフォリンと反応する
- HLA-DR および CD34 は陰性である

遺伝子

- 特異的な染色体異常は報告されていない
- 5 番染色体モノソミー，5q 欠失，7 番染色体モノソミー，7q 欠失，8 番染色体トリソミーといったさまざまな構造異常が明らかになっている

◎診断概要

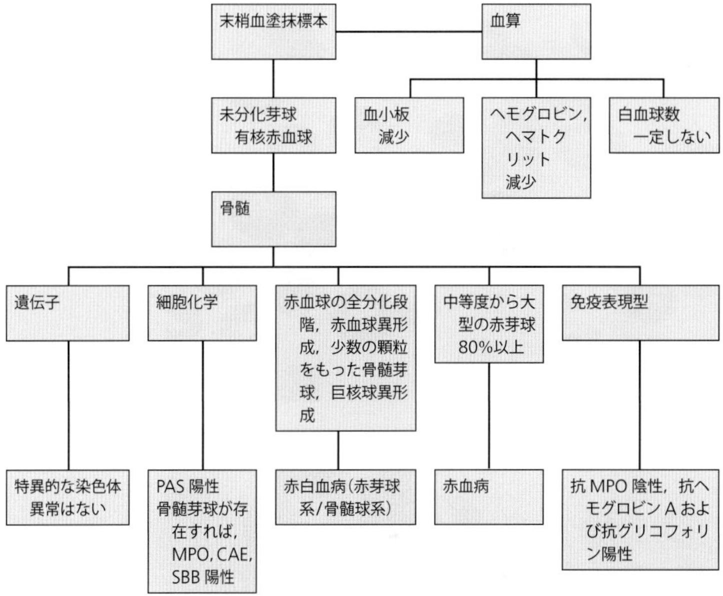
末梢血塗抹標本
血算
未分化芽球
有核赤血球
血小板
減少
ヘモグロビン，
ヘマトク
リット
減少
白血球数
一定しない
骨髄
遺伝子
細胞化学
赤血球の全分化段階，赤血球異形成，少数の顆粒をもった骨髄芽球，巨核球異形成
中等度から大型の赤芽球
80％以上
免疫表現型
特異的な染色体異常はない
PAS 陽性
骨髄芽球が存在すれば，MPO，CAE，SBB 陽性
赤白血病(赤芽球系/骨髄球系)
赤血病
抗 MPO 陰性，抗ヘモグロビン A および抗グリコフォリン陽性

● 急性巨核芽球性白血病

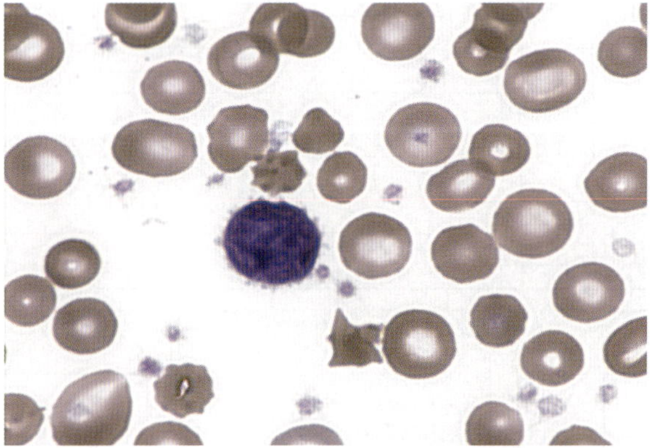

図ⅡB 7-36
末梢血塗抹標本

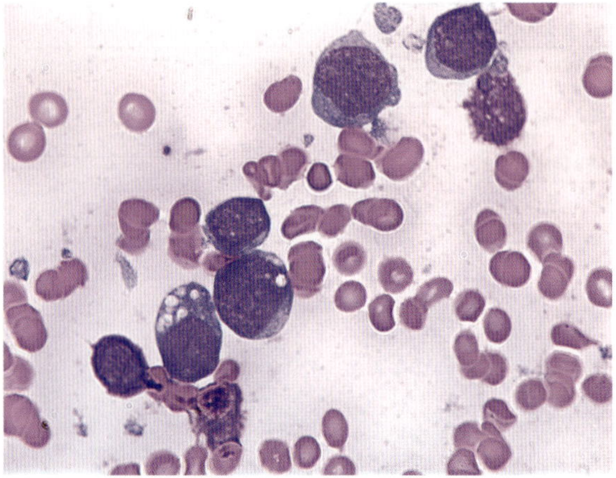

図ⅡB 7-37
骨髄塗抹標本

臨床的特徴

- 貧血による蒼白，疲労，虚弱
- 血小板減少による出血，紫斑，点状出血
- 適切な治療に反応しない感染症

病理

- AML の 5%未満を占める
- 成人にも小児にもみられる

検査所見の特徴

白血球

- 一定しないが，通常は減少

赤血球

- 正球性正色素性貧血

血小板

- 数は一定せず，正常ないし増加することもある
- 変形しており不定型

骨髄

- 巨核芽球は非常に多形性である
- レチクリン線維の増加で，dry tap（無効穿刺）となることがある
- 20%以上の芽球があり，その 50%以上が巨核球系である

細胞化学

- ミエロペルオキシダーゼおよびズダンブラック B 陰性
- PAS 陽性
- 非特異的エステラーゼ（アセテート）陽性
- 非特異的エステラーゼ（ブチレート）陰性

免疫表現型

- CD41 ないし CD61 が 1 つ以上発現する

遺伝子

- 関連する特異的な染色体異常はない

◎診断概要

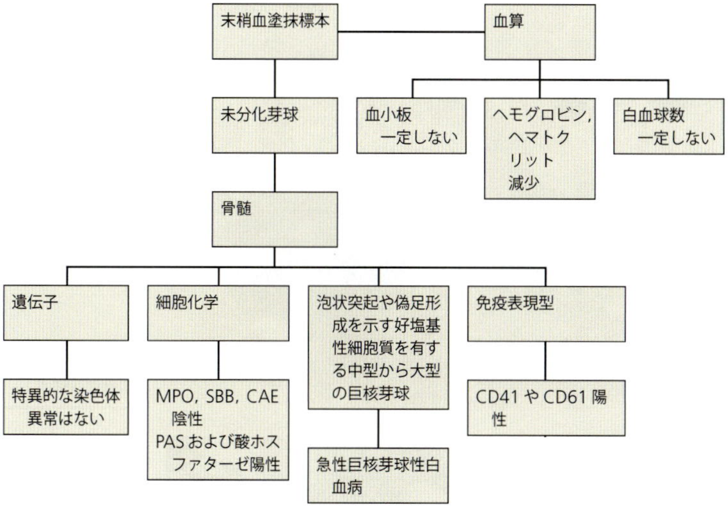

末梢血塗抹標本
血算
未分化芽球
血小板 一定しない
ヘモグロビン，ヘマトクリット 減少
白血球数 一定しない
骨髄
遺伝子
細胞化学
泡状突起や偽足形成を示す好塩基性細胞質を有する中型から大型の巨核芽球
免疫表現型
特異的な染色体異常はない
MPO，SBB，CAE 陰性
PAS および酸ホスファターゼ陽性
急性巨核芽球性白血病
CD41 や CD61 陽性

● 急性好塩基球性白血病

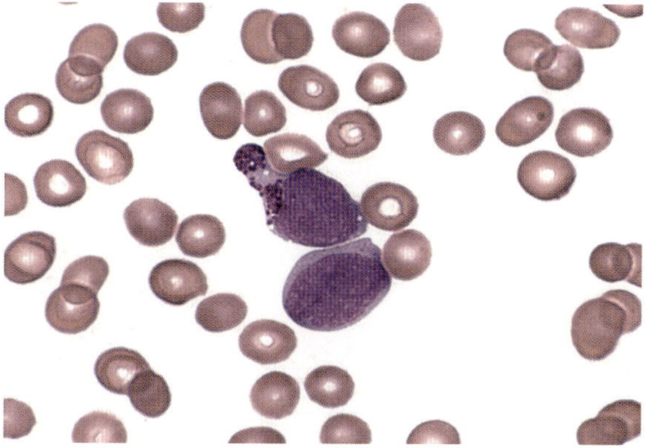

図ⅡB 7-38
末梢血塗抹標本

臨床的特徴

- 虚弱，疲労，発熱，喘鳴，蕁麻疹，下痢，皮膚掻痒，肝脾腫

病理

- 非常にまれ
- 好塩基球顆粒の放出は，ショックないし重篤な播種性血管内凝固を引き起こすことがある

検査所見の特徴

白血球

- 正常から増加
- 好塩基球増加
- 肥満細胞に似た異常好塩基球

赤血球

- 正球性正色素性貧血

血小板

- 減少

骨髄

- 未熟型を含む好塩基球増加

細胞化学

- ミエロペルオキシダーゼおよびズダンブラックB 陰性
- トルイジンブルー陽性

免疫表現型

- CD13 や CD33 陽性
- CD123，CD203c，CD11b は通常は陽性

遺伝子

- 特異的な染色体異常はない

◎診断概要

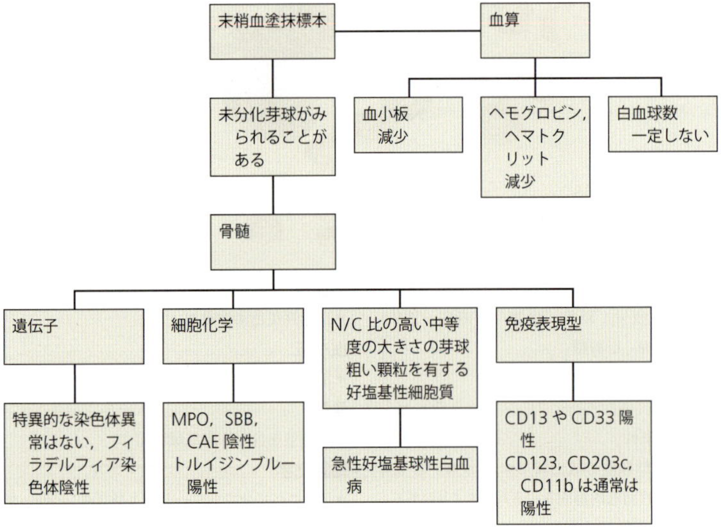
末梢血塗抹標本
血算
未分化芽球がみられることがある
血小板減少
ヘモグロビン，ヘマトクリット減少
白血球数一定しない
骨髄
遺伝子
細胞化学
N/C 比の高い中等度の大きさの芽球粗い顆粒を有する好塩基性細胞質
免疫表現型
特異的な染色体異常はない，フィラデルフィア染色体陰性
MPO，SBB，CAE 陰性
トルイジンブルー陽性
急性好塩基球性白血病
CD13 や CD33 陽性
CD123，CD203c，CD11b は通常は陽性

● 骨髄線維症を伴う急性汎骨髄症（APMF）

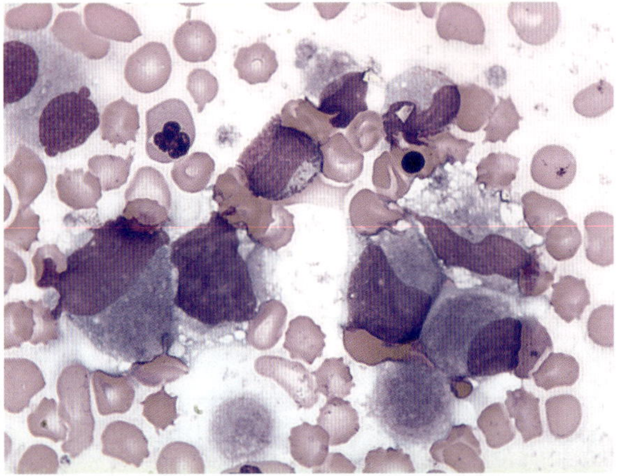

図ⅡB 7-39
末梢血塗抹標本

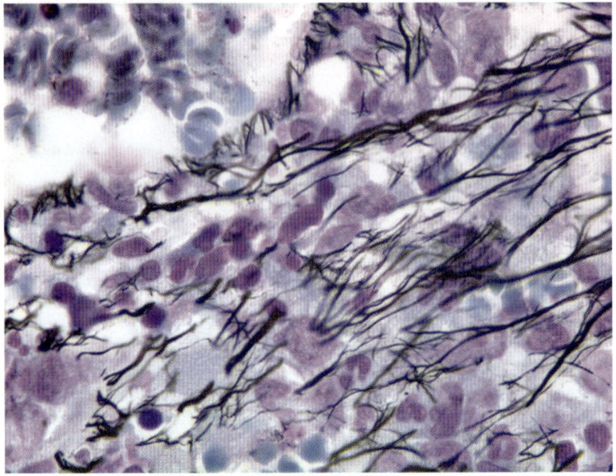

図ⅡB 7-40
レチクリン染色

臨床的特徴
- 虚弱，疲労，発熱，骨痛
- 急速進行性

病理
- AML のまれな病型
- 汎血球減少は常にみられる

検査所見の特徴
白血球
- 白血球数は減少

赤血球
- 正球性正色素性貧血

血小板
- 血小板数は減少
- 形態異常がみられる

骨髄
- 過形成
- 線維性基質の増加により骨髄穿刺で吸引できなくなる
- 赤血球系，顆粒球系，巨核球系前駆細胞の増加
- 巨核球は典型的には異形成がみられる

細胞化学
- ミエロペルオキシダーゼ陰性

免疫表現型
- 芽球は通常は CD34 陽性で，CD13，CD33，CD117 の 1 つ以上が陽性

遺伝子
- 通常，5 番染色体や 7 番染色体と関連する異常

◎診断概要

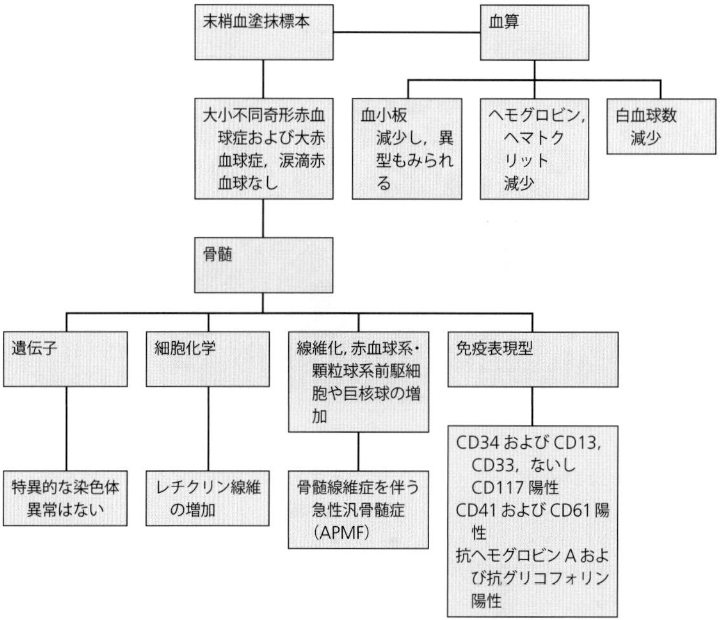
末梢血塗抹標本
血算
大小不同奇形赤血球症および大赤血球症，涙滴赤血球なし
血小板減少し，異型もみられる
ヘモグロビン，ヘマトクリット減少
白血球数減少
骨髄
遺伝子
細胞化学
線維化, 赤血球系・顆粒球系前駆細胞や巨核球の増加
免疫表現型
特異的な染色体異常はない
レチクリン線維の増加
骨髄線維症を伴う急性汎骨髄症（APMF）
CD34 および CD13，CD33，ないし CD117 陽性
CD41 および CD61 陽性
抗ヘモグロビン A および抗グリコフォリン陽性

ダウン症候群関連骨髄増殖性疾患

● ダウン症候群関連白血病

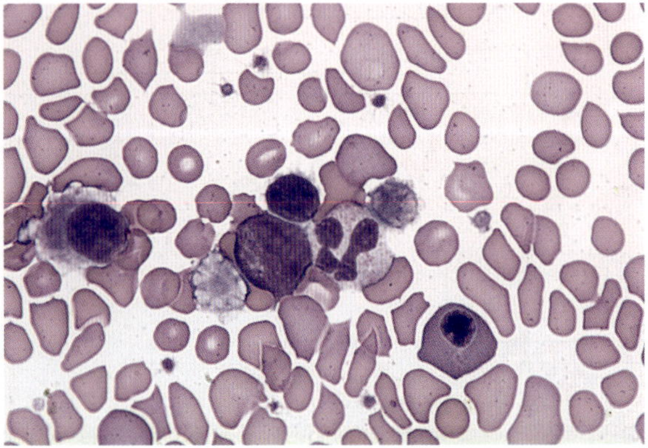

図ⅡB 7-41
末梢血塗抹標本

臨床的特徴

- 血小板減少による合併症

病理

- ダウン症候群の小児は急性白血病発症率が50倍増加する
- ダウン症候群の小児の1～2％はAMLを発症し，その大部分は5歳未満である

検査所見の特徴

白血球

- 芽球がみられるだろう

赤血球

- 大球性貧血
- 大小不同奇形赤血球症
- 赤血球前駆細胞がみられることがある

血小板

- 血小板数は減少
- 巨大血小板がみられることがある

骨髄

- 芽球はやや不整から円形の核を有する
- 細胞質は好塩基性で，泡状突起が通常はみられる
- 赤血球前駆細胞に巨赤芽球や異形成がみられることがある
- 顆粒球異形成もみられることがある
- 巨核球系は異形成が著しい

免疫表現型

- 芽球は CD117，CD13，CD33，CD7，CD4，CD42，TPO-R，IL-3R，CD36，CD41，CD61，CD71 陽性である

遺伝子

- 21トリソミーおよび *GATA1* 遺伝子の体細胞変異

◎診断概要

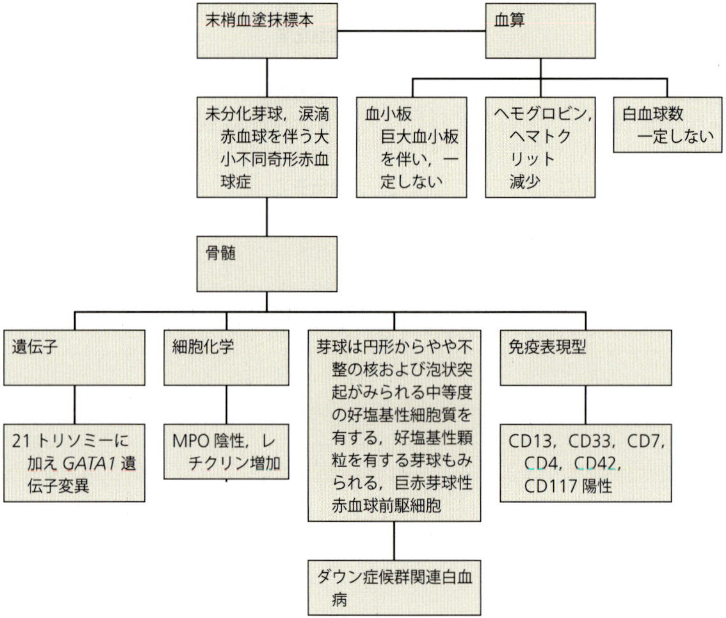
末梢血塗抹標本
血算
未分化芽球，涙滴赤血球を伴う大小不同奇形赤血球症
血小板 巨大血小板を伴い，一定しない
ヘモグロビン，ヘマトクリット 減少
白血球数 一定しない
骨髄
遺伝子
細胞化学
芽球は円形からやや不整の核および泡状突起がみられる中等度の好塩基性細胞質を有する，好塩基性顆粒を有する芽球もみられる，巨赤芽球性赤血球前駆細胞
免疫表現型
21トリソミーに加え GATA1 遺伝子変異
MPO陰性，レチクリン増加
CD13，CD33，CD7，CD4，CD42，CD117 陽性
ダウン症候群関連白血病

B リンパ芽球性白血病/リンパ腫（非特定型）

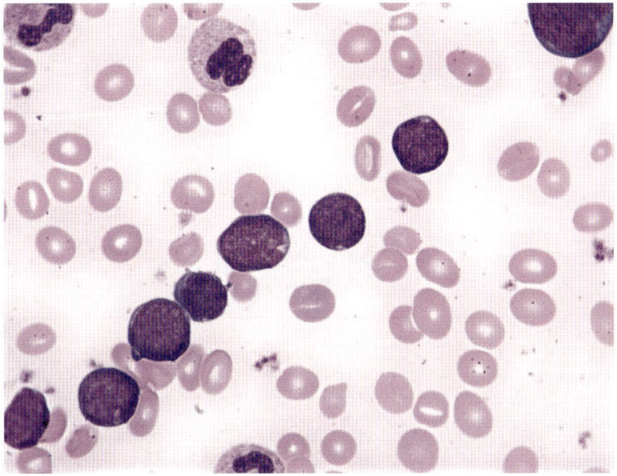

図ⅡB 8-1
末梢血塗抹標本

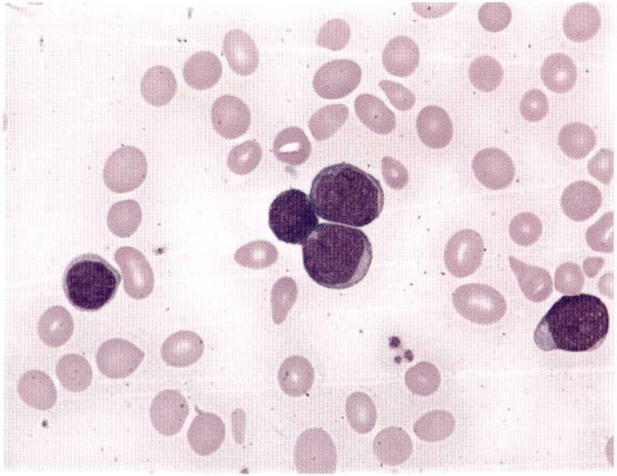

図ⅡB 8-2
末梢血塗抹標本

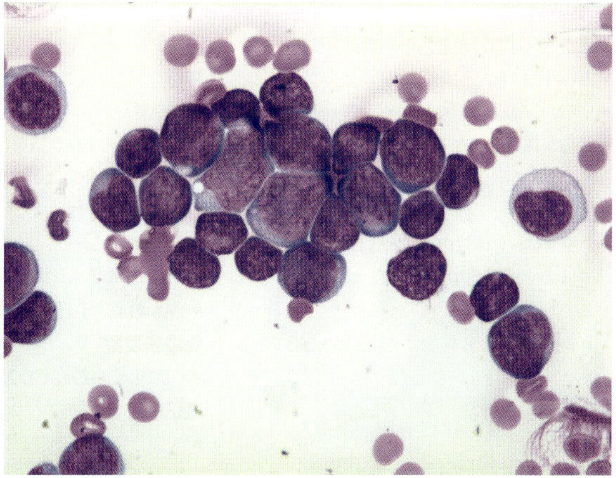

図ⅡB 8-3
骨髄塗抹標本

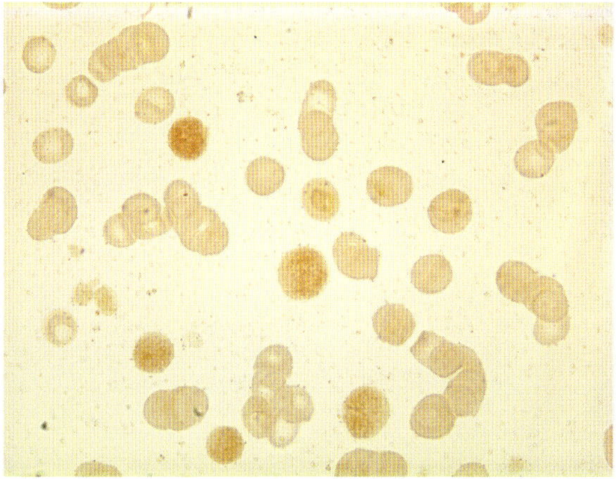

図ⅡB 8-4
末端デオキシヌクレオチド転移酵素（TdT）染色

臨床的特徴

- 患者には通常，貧血，血小板減少や感染症がみられる
- リンパ節腫脹，肝腫大，脾腫が一般的
- 骨痛が顕著な特徴である

病理

- 急性リンパ芽球性白血病（ALL）はおもに 6 歳未満の小児の疾患であるが，成人にもみられる
  - 80～85％は B 細胞性 ALL（B-ALL）である

検査所見の特徴

白血球

- 減少，正常，増加のことがある

赤血球

- 正球性正色素性貧血

血小板

- 減少

骨髄

- 細胞質が乏しい小型から中型の芽球から，N/C 比が低く不整な核を有する大きな芽球まで
- 核のクロマチンは中等度に散在ないし凝縮しており，核小体はめだたない

細胞化学

- ミエロペルオキシダーゼ陰性
- PAS および TdT 陽性

免疫表現型

- CD19，CD79a，CD22 および核 TdT 陽性

遺伝子

- 大部分の症例で免疫グロブリン重鎖遺伝子の D-J 間の再構成がみられる

◎診断概要

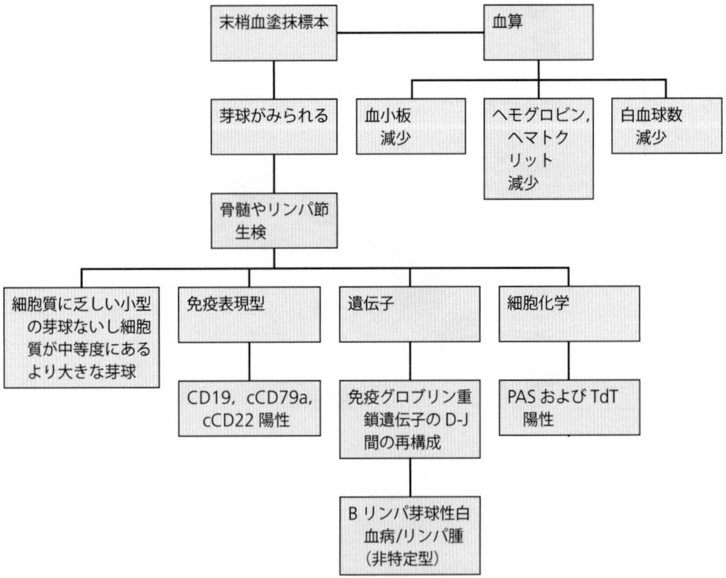
末梢血塗抹標本
血算
芽球がみられる
血小板 減少
ヘモグロビン，ヘマトクリット 減少
白血球数 減少
骨髄やリンパ節生検
細胞質に乏しい小型の芽球ないし細胞質が中等度にあるより大きな芽球
免疫表現型
遺伝子
細胞化学
CD19，cCD79a，cCD22 陽性
免疫グロブリン重鎖遺伝子の D-J 間の再構成
PAS および TdT 陽性
B リンパ芽球性白血病/リンパ腫（非特定型）

T リンパ芽球性白血病/リンパ腫

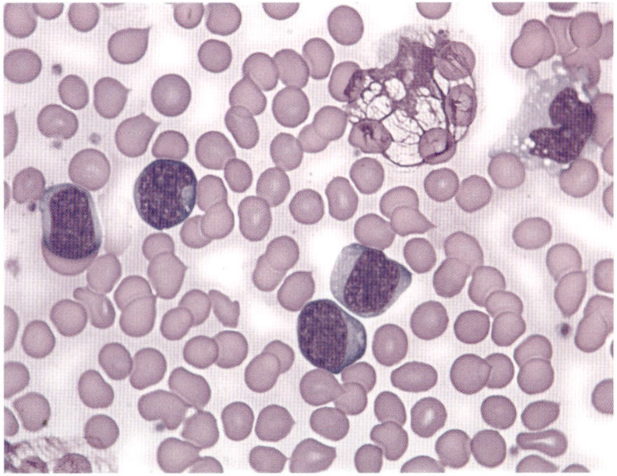

図ⅡB 8-5
末梢血塗抹標本

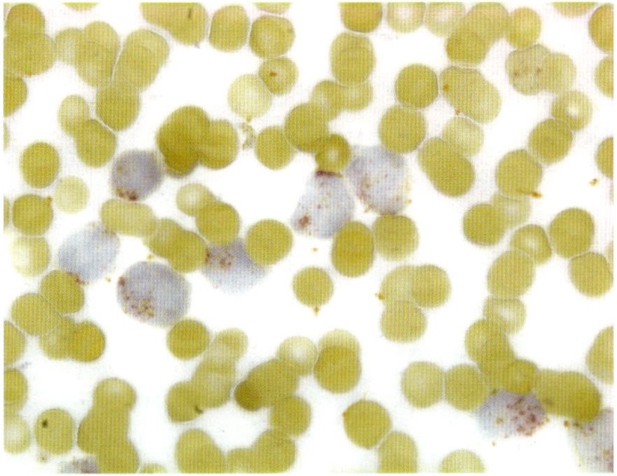

図ⅡB 8-6
酸ホスファターゼ染色

臨床的特徴

- 白血球数は増加しており，縦隔腫瘍がみられることがある

病理

- T 細胞系リンパ芽球の腫瘍
- 小児 ALL の約 15%を占める
- 小児より思春期から若年成人がより一般的である

検査所見の特徴

白血球

- 通常，白血球数は増加する

赤血球

- 正球性正色素性貧血

血小板

- 減少

骨髄

- N/C 比が高く，細胞質が乏しく，通常は不整な核輪郭を有する中等度の大きさの芽球
- 核クロマチンは中等度に散在ないし凝縮しており，核小体はめだたない
- リンパ芽球は B-ALL/リンパ芽球性リンパ種（LBL）のリンパ芽球と見分けがつかない
- B-ALL/LBL よりも有系分裂像の数は多い

細胞化学

- 限局性の酸ホスファターゼ活性を示す

免疫表現型

- 通常は TdT 陽性で，CD1a，CD2，CD3，CD4，CD5，CD7，CD8 を発現することがある
- CD7 と cCD3 の陽性率が最も高い

遺伝子

- 大部分の症例が T 細胞受容体（TCR）遺伝子再構成を示す
- 症例の約 20%が免疫グロブリン重鎖遺伝子の再構成も示す
- 症例の 50〜70%が，14q11.2 の TCR α/δ 遺伝子，7q35 の TCR β 遺伝子，7p14-15 の TCR γ 遺伝子に関連する核型異常を有する

◎診断概要

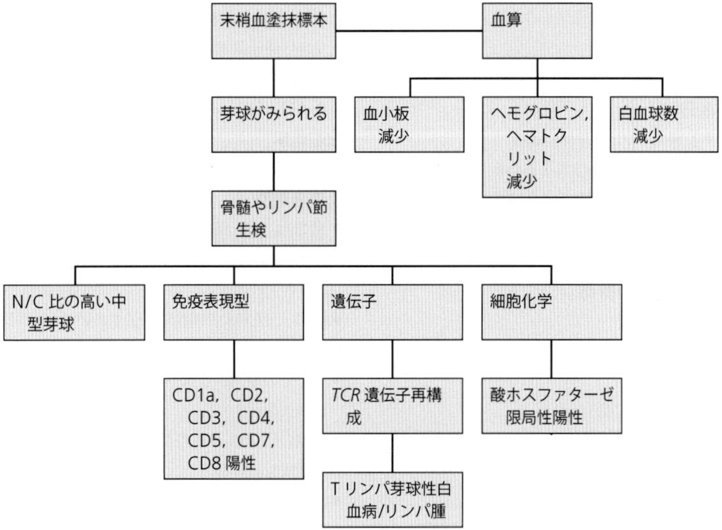

末梢血塗抹標本
血算
芽球がみられる
血小板減少
ヘモグロビン，ヘマトクリット減少
白血球数減少
骨髄やリンパ節生検
N/C 比の高い中型芽球
免疫表現型
遺伝子
細胞化学
CD1a，CD2，CD3，CD4，CD5，CD7，CD8 陽性
TCR 遺伝子再構成
酸ホスファターゼ限局性陽性
T リンパ芽球性白血病/リンパ腫

慢性リンパ性白血病/小リンパ球性リンパ腫

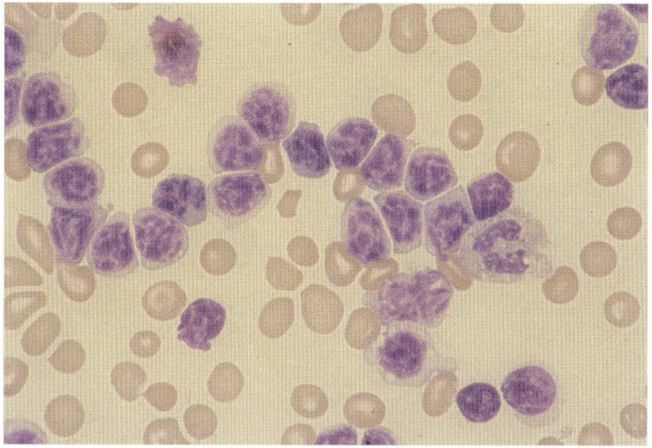

図ⅡB 9-1
末梢血塗抹標本

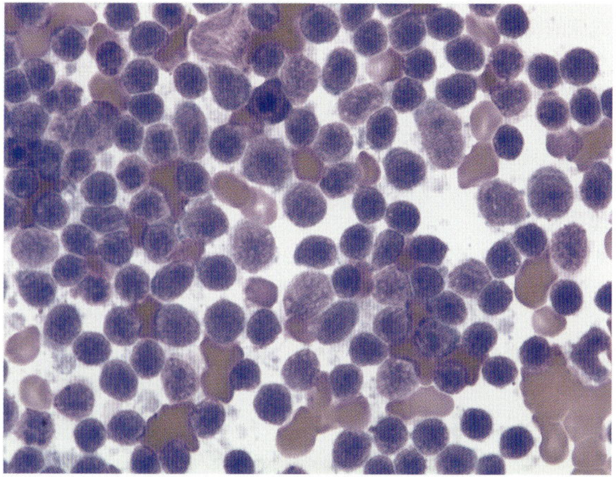

図ⅡB 9-2
骨髄塗抹標本

臨床的特徴

- 50 歳代以上に最も多く，白血病の約 30％を占める
- 表在リンパ節腫脹は一般的である
- 疾患の進行とともに，肝脾腫が増悪する
- 感染症がしばしばみられる
- 温式抗体による自己免疫性溶血性貧血がみられることがある
- 無症状の患者もいる

病理

- B リンパ球の増殖と集積
- 低密度の表面免疫グロブリン（sIg）を有する B 細胞の単クローン性群
- 慢性リンパ性白血病症例の約 3.5％で，より進行性で悪性度の高い大細胞リンパ腫細胞に形質転換する

検査所見の特徴

白血球

- 2 万～20 万/μL まで増加
- リンパ球絶対数増加 5,000/μL 超
- 核が過剰に成熟した典型的な小リンパ球
- 細胞が崩壊し核影だけとなった破損細胞（smudge cell）がみられる
- 前リンパ球は 2％未満。前リンパ球の増加は病期が進行していることを示唆する
- リヒター症候群ではより大きな細胞がみられることがある

赤血球

- 正球性正色素性貧血

血小板

- 正常
- 疾患の進行に伴い，しばしば減少

骨髄

- リンパ球に置き換わっている
- 前リンパ球 2％未満

免疫表現型

- CD5，CD19，CD23，CD79a 陽性
- CD20 および sIg は弱陽性

遺伝子

- 染色体異常にはつぎのものがある
  - 13q 欠失（最も多い）
  - 12 番染色体トリソミー，17p 欠失，11q 欠失

◎診断概要

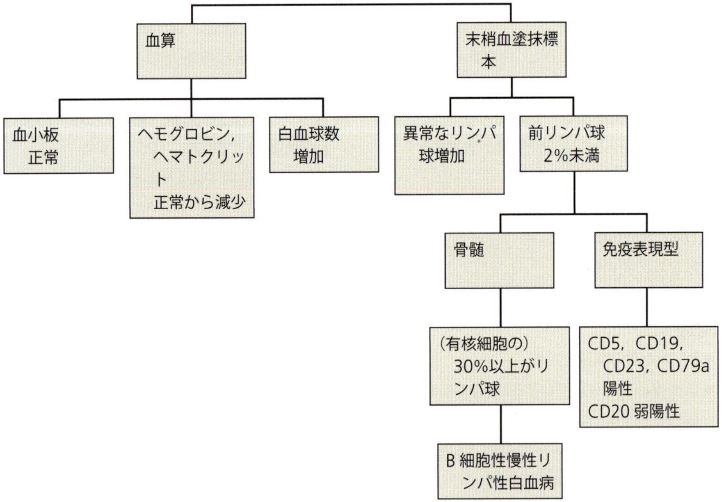

血算
末梢血塗抹標本
血小板 正常
ヘモグロビン，ヘマトクリット 正常から減少
白血球数 増加
異常なリンパ球増加
前リンパ球 2%未満
骨髄
免疫表現型
（有核細胞の）30%以上がリンパ球
CD5，CD19，CD23，CD79a 陽性 CD20 弱陽性
B 細胞性慢性リンパ性白血病

B 細胞性前リンパ球性白血病

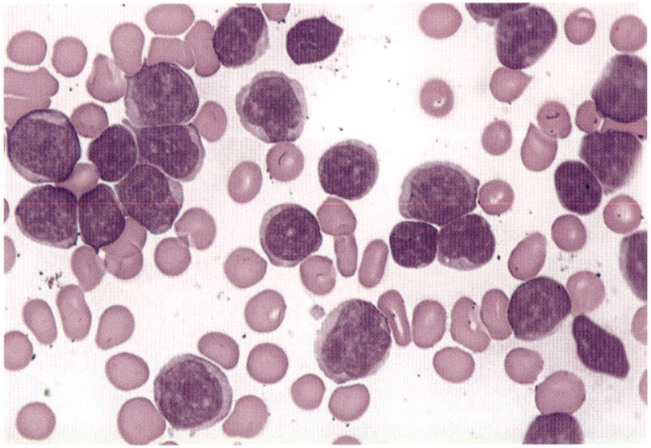

図ⅡB 9-3
末梢血塗抹標本

臨床的特徴

- 虚弱，疲労，体重減少，発熱，ときに腹痛といった全身症状がみられる
- リンパ節腫脹はないか，あってもわずか
- 著明な脾腫，肝腫大，骨髄浸潤

病理

- 成熟 B リンパ球疾患（T 細胞症例は約 2%）
- 発症年齢の中央値は 60 歳代で，男性優位

検査所見の特徴

白血球

- 典型的には＞10 万/μL 超
- 前リンパ球が（末梢血リンパ球の）55%を超える
- 大きな小胞状の核小体，凝縮した核クロマチンを有し，N/C 比は低い

赤血球

- 正球性正色素性貧血

血小板

- 減少

骨髄

- 末梢血と同じ型の前リンパ球がみられる

免疫表現型

- CD19，CD20，CD22，CD79a，CD79b，FMC7，sIg 陽性
- 症例の 1/3 未満で CD5，CD23 陽性

遺伝子

- 免疫グロブリン重鎖遺伝子および軽鎖遺伝子の再構成がみられる
- 慢性リンパ性白血病より sIg の発現は強い
- t(11;14)，17p 欠失，13q14 欠失などの染色体異常

◎診断概要

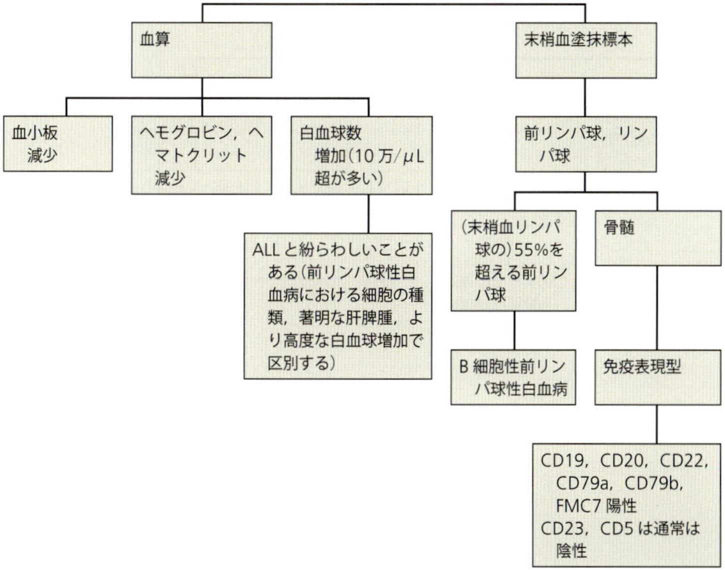

血算
末梢血塗抹標本
血小板 減少
ヘモグロビン，ヘマトクリット 減少
白血球数 増加(10 万/μL 超が多い)
前リンパ球，リンパ球
ALL と紛らわしいことがある(前リンパ球性白血病における細胞の種類，著明な肝脾腫，より高度な白血球増加で区別する)
(末梢血リンパ球の)55%を超える前リンパ球
骨髄
B 細胞性前リンパ球性白血病
免疫表現型
CD19，CD20，CD22，CD79a，CD79b，FMC7 陽性
CD23，CD5 は通常は陰性

ヘアリーセル(有毛細胞)白血病

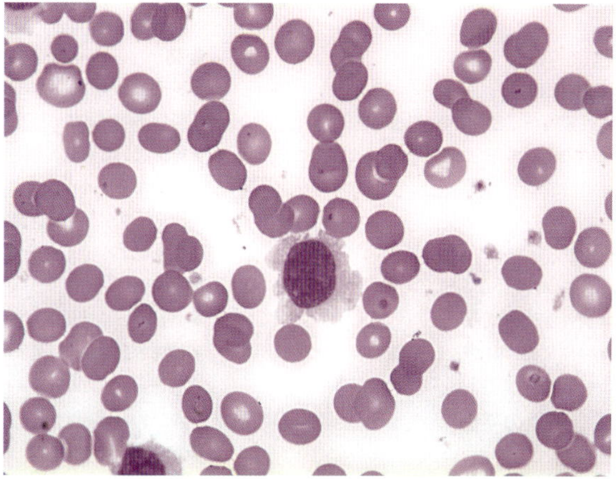

図 II B 9-4
末梢血塗抹標本

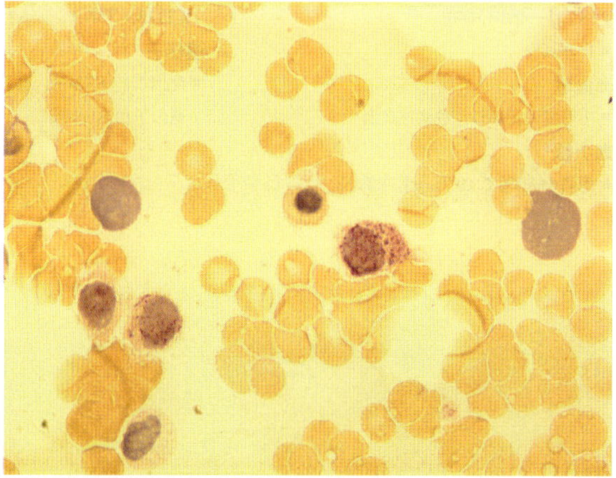

図 II B 9-5
酒石酸抵抗性酸ホスファターゼ(TRAP)染色

臨床的特徴

- 虚弱と疲労
- 打撲傷ができやすく，出血傾向
- 感染症の再発を繰り返す
- 肝脾腫

病理

- B 細胞疾患
- 男性優位(5：1)
- 発症年齢の中央値は 50 歳代

検査所見の特徴

白血球

- 通常は減少
- ヘアリーセルの存在
- 単球減少

赤血球

- 中等度の正球性正色素性貧血

血小板

- 患者の 50%で 10 万/μL 未満

骨髄

- レチクリン線維の増加により，半分超の症例で吸引不能である
- 卵形ないし豆状の核を有する小型から中型のリンパ球
- 淡く青みがかった細胞質は豊富で，毛髪状の突起を有する

細胞化学

- 酒石酸抵抗性酸ホスファターゼ陽性
- 特異的エステラーゼ(ナフトール AS-D クロロアセテートエステラーゼ)およびミエロペルオキシダーゼ陰性

免疫表現型

- CD103，CD20，CD19，CD22，CD11c，CD25，アネキシン A1 陽性

遺伝子

- 症例の約 85%で，体細胞超変異のある *VH* 遺伝子がみられる

◎診断概要

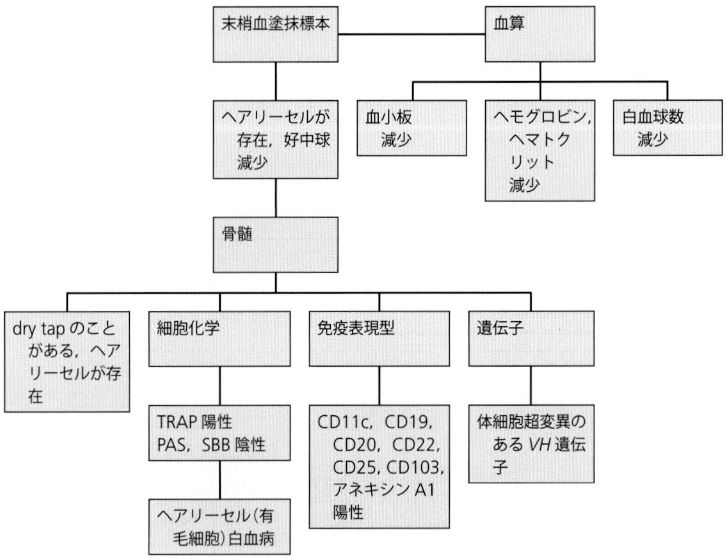
末梢血塗抹標本
血算
ヘアリーセルが存在，好中球減少
血小板減少
ヘモグロビン，ヘマトクリット減少
白血球数減少
骨髄
dry tap のことがある，ヘアリーセルが存在
細胞化学
免疫表現型
遺伝子
TRAP 陽性
PAS，SBB 陰性
CD11c，CD19，CD20，CD22，CD25，CD103，アネキシン A1 陽性
体細胞超変異のある VH 遺伝子
ヘアリーセル(有毛細胞)白血病

形質細胞腫瘍

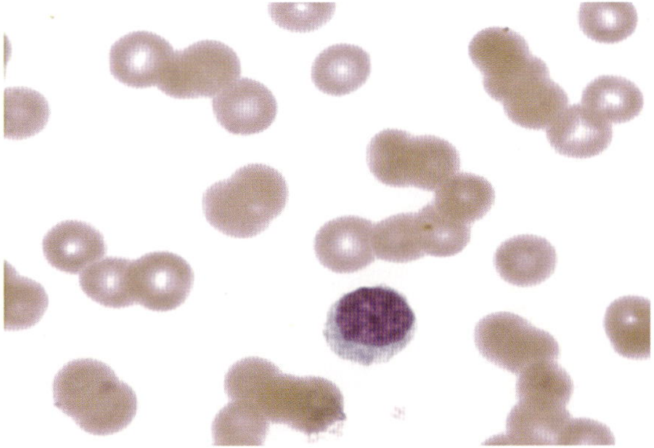

図ⅡB 9-6
末梢血塗抹標本

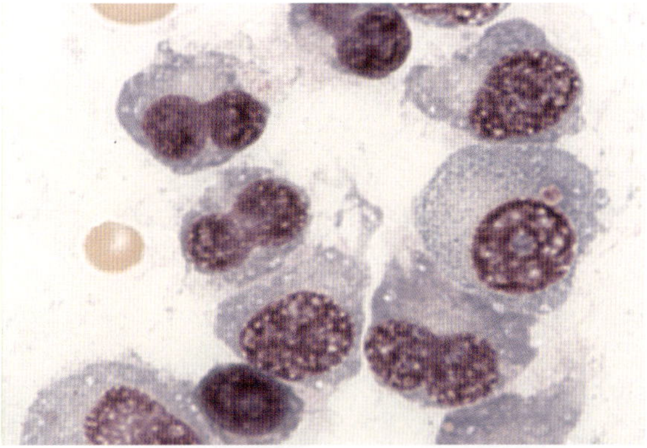

図ⅡB 9-7
骨髄塗抹標本

臨床的特徴

- 疲労および全身性疼痛
- 溶骨性病変による骨痛
- 神経学的異常
- 感染症および腎不全

病理

- 発症年齢の中央値は約 65 歳
- 形質細胞クローンの悪性増殖
- 形質細胞は完全ないし不完全な単クローン性免疫グロブリンを分泌する
- 尿中へのベンスジョーンズ蛋白の分泌の遷延により，しばしば腎不全となる
- 感染症や出血症状が出現しやすくなる

検査所見の特徴

白血球

- 通常は，白血球数は正常
- 形質細胞がみられることがある

赤血球

- 正球性正色素性貧血
- 連銭形成
- 赤血球沈降速度増加

血小板

- 正常から減少
- 機能異常

骨髄

- 形質細胞増加 10％超。通常は 30％を超える
- 骨髄腫細胞がみられる
- 核は単一で，偏在する
- 繊細で散在するクロマチンの中に核小体がみられることがある
- さまざまな型の封入体がみられることがある

免疫表現型

- CD38，CD56，CD79a，CD138 陽性

遺伝子

- 免疫グロブリン重鎖可変領域遺伝子（*IGHV*）の体細胞超変異が高率
- 免疫グロブリン重鎖および軽鎖のクローン性再構成がみられる

◎診断概要

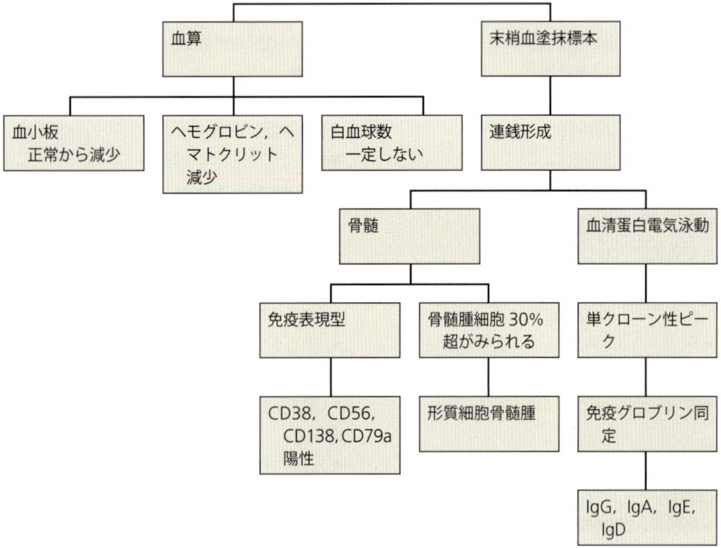
血算
末梢血塗抹標本
血小板 正常から減少
ヘモグロビン，ヘマトクリット 減少
白血球数 一定しない
連銭形成
骨髄
血清蛋白電気泳動
免疫表現型
骨髄腫細胞 30% 超がみられる
単クローン性ピーク
CD38，CD56，CD138, CD79a 陽性
形質細胞骨髄腫
免疫グロブリン同定
IgG，IgA，IgE，IgD

形質細胞性白血病

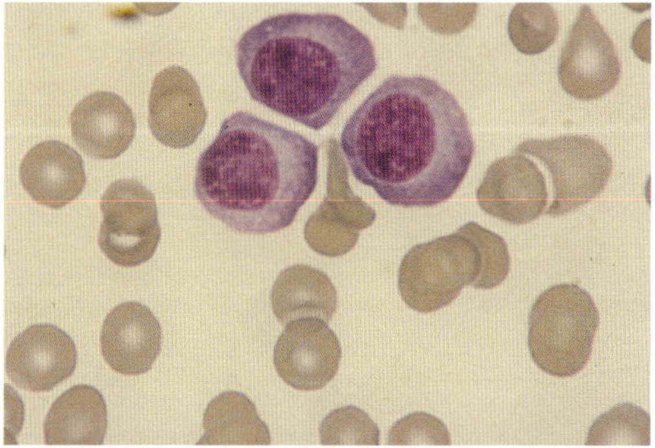

図ⅡB 9-8
末梢血塗抹標本

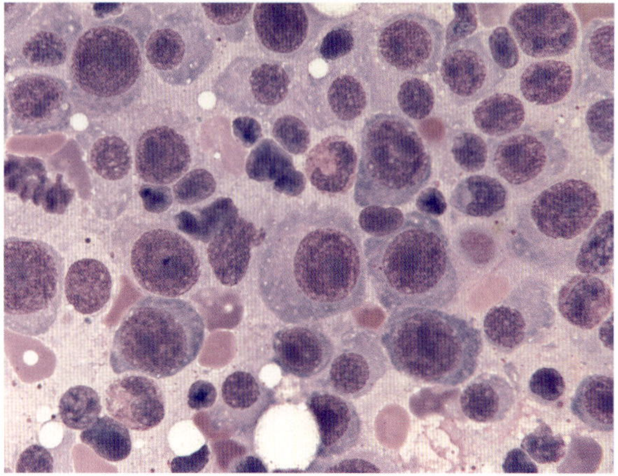

図ⅡB 9-9
骨髄塗抹標本

臨床的特徴

- 肝脾腫
- リンパ節腫脹
- 溶骨性病変がしばしばみられる
- 重症貧血

病理

- 原発性形質細胞性白血病では，診断時，末梢血中に骨髄腫細胞がみられる
- 二次性形質細胞性白血病とは進行期の骨髄腫（白血期）で，終末期の現象として症例の 1～5%でみられる

検査所見の特徴

白血球

- 末梢血中の形質細胞が 2,000/μL ないし 20%を超える
- 白血球増加

赤血球

- 重症の正球性正色素性貧血
- 連銭形成

血小板

- 減少

骨髄

- びまん性形質細胞浸潤は一定しないが，90%にもおよぶことがある
- 形質細胞は十分に分化している
- 2 分葉核形質細胞がみられることがある

免疫表現型

- CD38，CD138，CD79a 陽性

遺伝子

- 免疫グロブリン重鎖可変領域遺伝子（*IGHV*）の体細胞超変異が高率
- 免疫グロブリン重鎖および軽鎖のクローン性再構成がみられる

◎診断概要

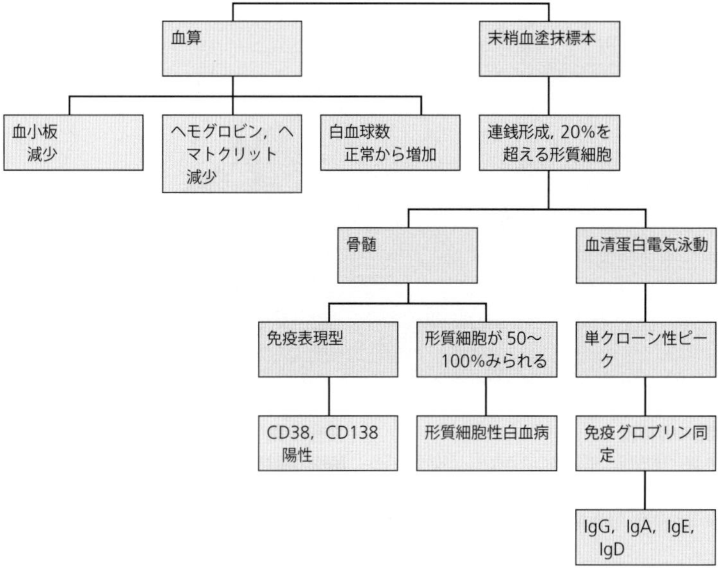
血算
末梢血塗抹標本
血小板 減少
ヘモグロビン，ヘマトクリット 減少
白血球数 正常から増加
連銭形成，20%を超える形質細胞
骨髄
血清蛋白電気泳動
免疫表現型
形質細胞が 50～100%みられる
単クローン性ピーク
CD38，CD138 陽性
形質細胞性白血病
免疫グロブリン同定
IgG，IgA，IgE，IgD

節外性粘膜関連濾胞辺縁帯リンパ腫（MALT リンパ腫）

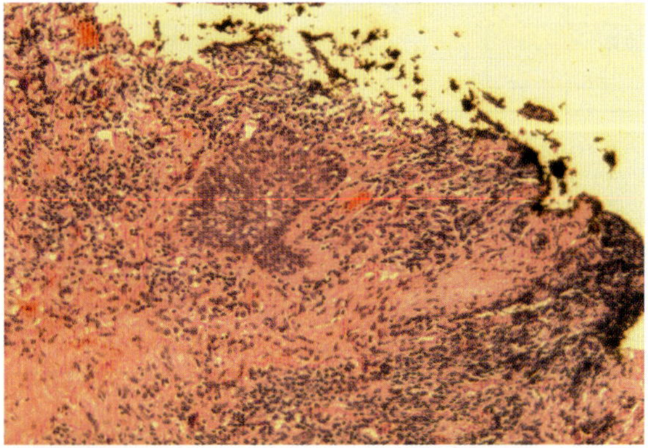

図ⅡB 9-10
組織切片

臨床的特徴

- 胃，唾液腺，甲状腺のようなリンパ節外に発症する
- 骨髄浸潤が少数例でみられる

病理

- 悪性細胞はリンパ濾胞辺縁帯に位置する B 細胞に由来する
- 緩徐な経過をたどる傾向があり，長期間にわたって局在している
- 胃粘膜関連リンパ組織は，ヘリコバクターピロリ感染と関連することがある
- 女性優位

検査所見の特徴

細胞の種類

- さまざまな大きさのリンパ球
- 胚中心細胞様細胞
- 単球様 B 細胞

免疫表現型

- CD20，CD79a，bcl-2，sIg，陽性。細胞内免疫グロブリン（cIg）が陽性のこともある
- CD5，CD10，CD23 陰性

遺伝子

- 癌遺伝子が関与することがある
- 染色体異常 t（11；18）と関連する

◎診断概要

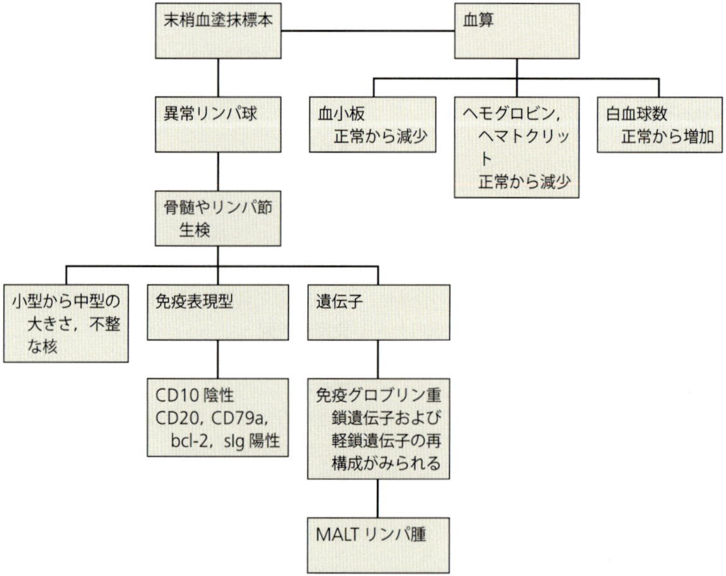

末梢血塗抹標本
血算
異常リンパ球
血小板 正常から減少
ヘモグロビン，ヘマトクリット 正常から減少
白血球数 正常から増加
骨髄やリンパ節生検
小型から中型の大きさ，不整な核
免疫表現型
遺伝子
CD10 陰性 CD20，CD79a，bcl-2，sIg 陽性
免疫グロブリン重鎖遺伝子および軽鎖遺伝子の再構成がみられる
MALT リンパ腫

濾胞性リンパ腫

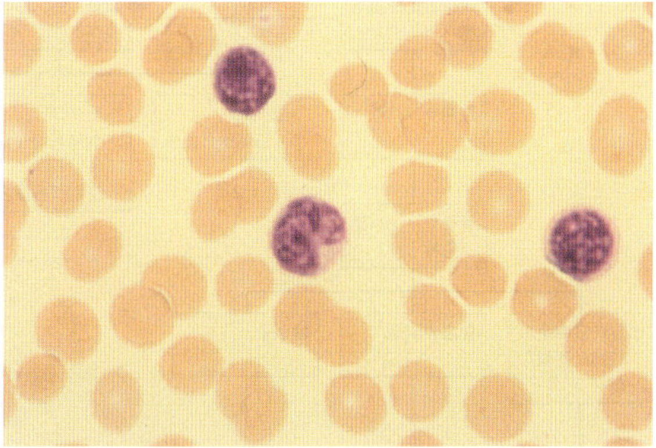

図ⅡB 9-11
末梢血塗抹標本
（小さな濾胞性リンパ腫細胞）

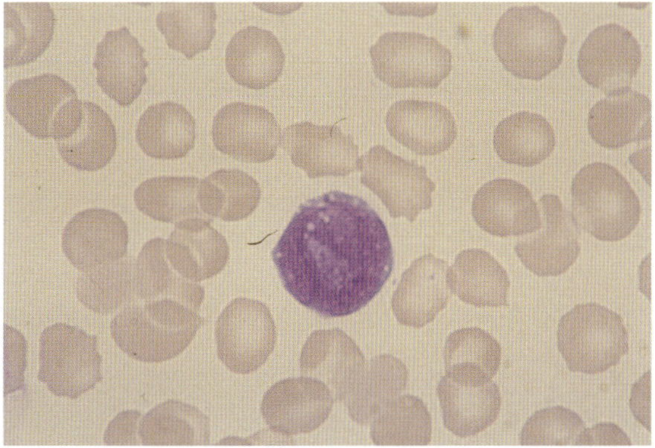

図ⅡB 9-12
末梢血塗抹標本
（大きな濾胞性リンパ腫細胞）

臨床的特徴

- リンパ節腫脹
- 脾腫

病理

- 通常は中高年者に発症する
- 濾胞構造から発生する
- 緩徐な経過

検査所見の特徴

細胞の種類

- 濾胞内腫瘍由来細胞にもとづく
- 小型の切れこみのある濾胞中心細胞（胚中心細胞）
  - 細胞質が乏しい
- 大型濾胞中心細胞（胚中心芽細胞）
  - 好塩基性細胞質
- 濾胞状

免疫表現型

- bcl-2，CD10，CD20，sIg 陽性
- CD23 ＋/－
- CD5 陰性

◎診断概要

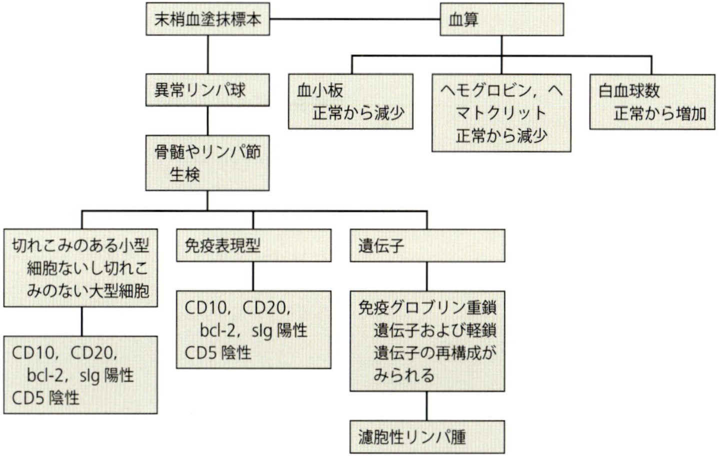
末梢血塗抹標本
血算
異常リンパ球
血小板 正常から減少
ヘモグロビン，ヘマトクリット 正常から減少
白血球数 正常から増加
骨髄やリンパ節生検
切れこみのある小型細胞ないし切れこみのない大型細胞
免疫表現型
遺伝子
CD10，CD20，bcl-2，sIg 陽性 CD5 陰性
CD10，CD20，bcl-2，sIg 陽性 CD5 陰性
免疫グロブリン重鎖遺伝子および軽鎖遺伝子の再構成がみられる
濾胞性リンパ腫

マントル細胞リンパ腫

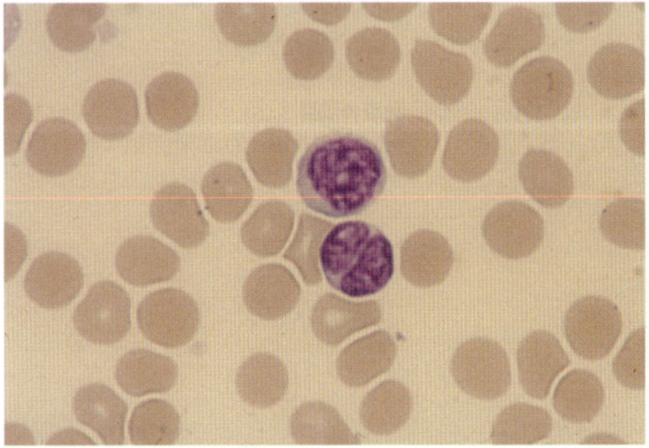

図ⅡB 9-13
末梢血塗抹標本

臨床的特徴

- リンパ節腫脹

病理

- リンパ節の一次および二次リンパ濾胞のマントル細胞から発生する
- 中等度進行性

検査所見の特徴

細胞の種類

- 小型から中型の細胞
- 不整な核
- 乏しい細胞質

免疫表現型

- CD19，CD20，CD22 リンパ球抗原陽性
- CD43，サイクリン D1，sIg，CD5，bcl-2 陽性
- cIg，CD10，CD23 陰性

遺伝子

- t（11;14）や *bcl-1* 遺伝子再構成といった染色体異常
- 癌遺伝子が関与することがある

◎診断概要

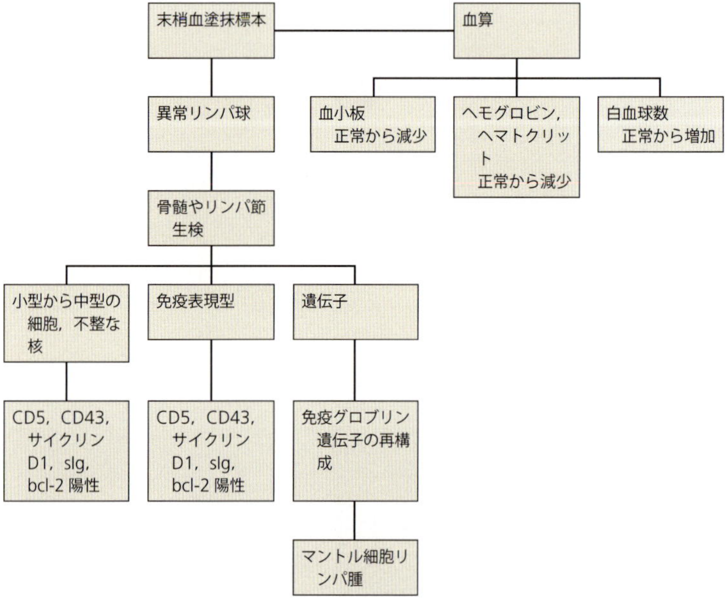

末梢血塗抹標本
血算
異常リンパ球
血小板 正常から減少
ヘモグロビン，ヘマトクリット 正常から減少
白血球数 正常から増加
骨髄やリンパ節生検
小型から中型の細胞，不整な核
免疫表現型
遺伝子
CD5，CD43，サイクリン D1，sIg，bcl-2 陽性
CD5，CD43，サイクリン D1，sIg，bcl-2 陽性
免疫グロブリン遺伝子の再構成
マントル細胞リンパ腫

びまん性大細胞型 B 細胞性リンパ腫（非特定型）

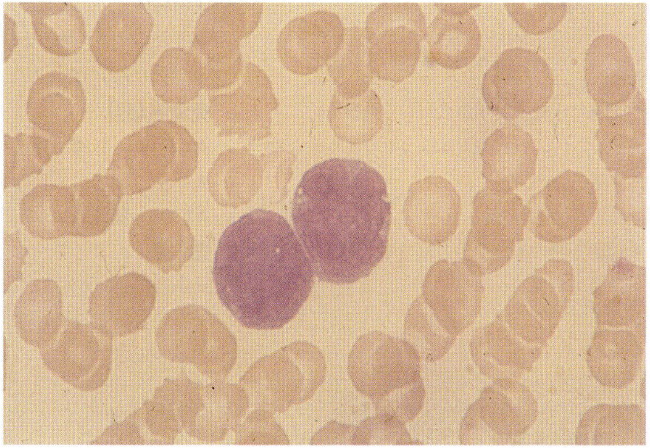

図ⅡB 9-14
末梢血塗抹標本

臨床的特徴

- リンパ節腫脹
- 肝脾腫

病理

- ウイルス感染症と関連することがある
- 急速に増大する腫瘍
- 通常は高齢者に発症する

検査所見の特徴

細胞の種類

- 細胞質量が一定しない大型の多様なリンパ球のびまん性増殖

免疫表現型

- CD19，CD20，CD43 陽性
- CD19，bcl-2 ＋/－

遺伝子

- 染色体異常がみられることがある
- 癌遺伝子が関与することがある

◎診断概要

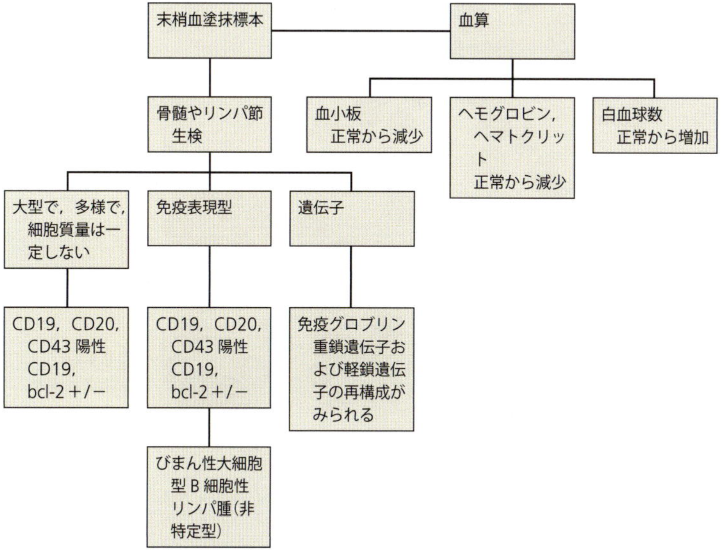
末梢血塗抹標本
血算
骨髄やリンパ節生検
血小板 正常から減少
ヘモグロビン，ヘマトクリット 正常から減少
白血球数 正常から増加
大型で，多様で，細胞質量は一定しない
免疫表現型
遺伝子
CD19，CD20，CD43 陽性 CD19，bcl-2＋/－
CD19，CD20，CD43 陽性 CD19，bcl-2＋/－
免疫グロブリン重鎖遺伝子および軽鎖遺伝子の再構成がみられる
びまん性大細胞型 B 細胞性リンパ腫（非特定型）

バーキットリンパ腫

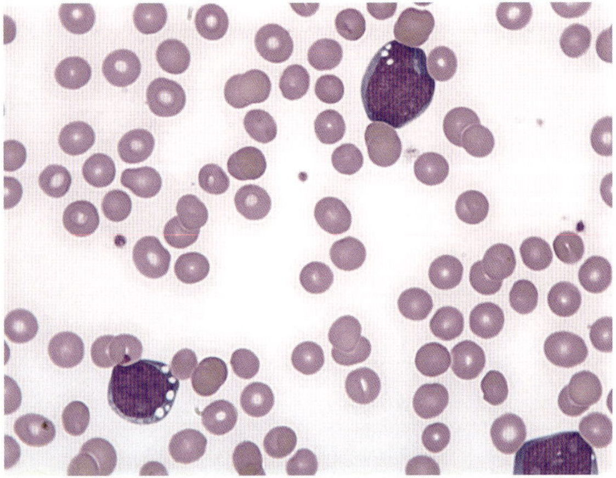

図ⅡB 9-15
末梢血塗抹標本

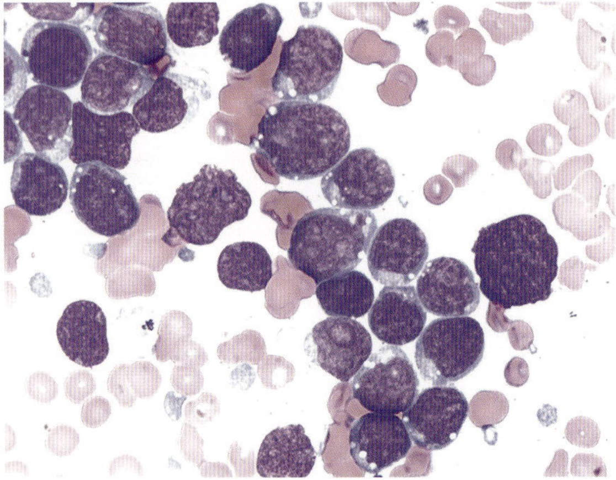

図ⅡB 9-16
骨髄塗抹標本

臨床的特徴

- リンパ節腫脹。節外浸潤がみられることがある
- 急速に増大する腫瘤が，特に顎骨にみられることがある

病理

- 通常は小児や若年成人にみられる
- EB ウイルスや HIV のようなウイルスが関与することがある
- びまん性リンパ腫
- 起源不明の未分化 B リンパ球
- 急速進行性

検査所見の特徴

細胞の種類

- 単一形の中型細胞
- 円形核
- はっきりとした核小体が 2～5 個存在する
- 空胞のある中等度好塩基性細胞質

免疫表現型

- CD19，CD20，CD22 が発現している
- sIgM，CD10，CD43，bcl-6 陽性
- CD5，CD23，bcl-2 陰性

遺伝子

- 癌遺伝子が関与することがある
- *IgH*，*IgL* 遺伝子の再構成
- t（8；14）

◎診断概要

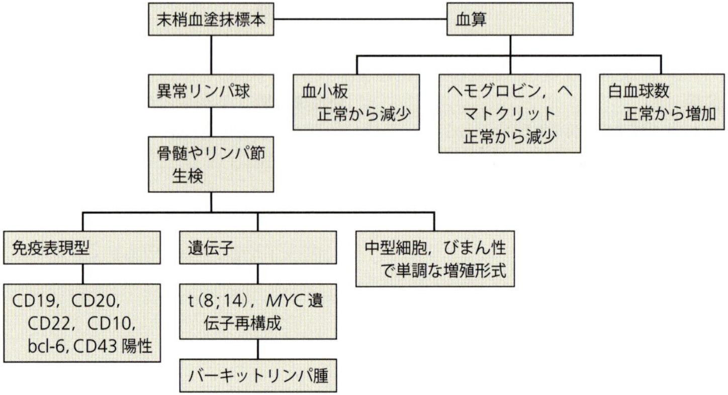
末梢血塗抹標本
血算
異常リンパ球
血小板 正常から減少
ヘモグロビン，ヘマトクリット 正常から減少
白血球数 正常から増加
骨髄やリンパ節生検
免疫表現型
遺伝子
中型細胞，びまん性で単調な増殖形式
CD19，CD20，CD22，CD10，bcl-6, CD43 陽性
t（8；14），MYC 遺伝子再構成
バーキットリンパ腫

T 細胞大顆粒リンパ球性白血病

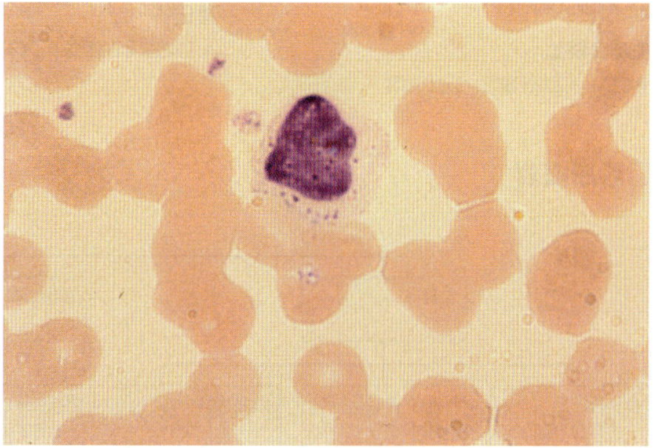

図ⅡB 10-1
末梢血塗抹標本

臨床的特徴

- 無症状の患者もいる
- 感染症の再発を繰り返す
- 関節リウマチ
- 脾腫

病理

- クローン性疾患は，T 細胞大顆粒リンパ球性白血病(T-LGL)および NK 細胞大顆粒リンパ球性白血病(NK-LGL)の，2 つの大顆粒リンパ系のどちらからか発症する
- プログラム細胞死の欠陥
- ウイルス感染症が最初の刺激となることがある

検査所見の特徴

白血球

- 好中球減少の持続
- 4,000〜1 万/μL の範囲のリンパ球増加
- 大顆粒リンパ球の存在

赤血球

- 大球性貧血がみられることがある

血小板

- 正常から減少

骨髄

免疫表現型

- CD3 および CD8 陽性

遺伝子

- *TRG*@遺伝子再構成がみられる
- 特異的な核型異常はない

◎診断概要

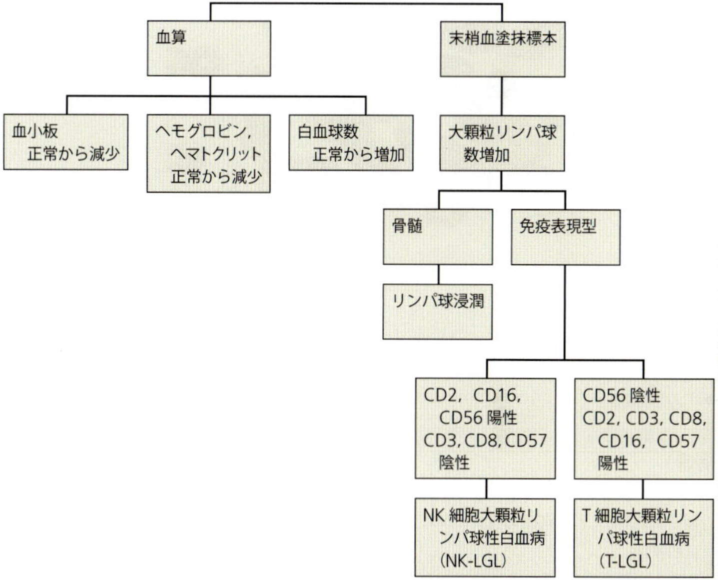
血算
末梢血塗抹標本
血小板
正常から減少
ヘモグロビン，
ヘマトクリット
正常から減少
白血球数
正常から増加
大顆粒リンパ球
数増加
骨髄
免疫表現型
リンパ球浸潤
CD2，CD16，
CD56 陽性
CD3, CD8, CD57
陰性
CD56 陰性
CD2, CD3, CD8,
CD16，CD57
陽性
NK 細胞大顆粒リンパ球性白血病
(NK-LGL)
T 細胞大顆粒リンパ球性白血病
(T-LGL)

成人T細胞白血病/リンパ腫

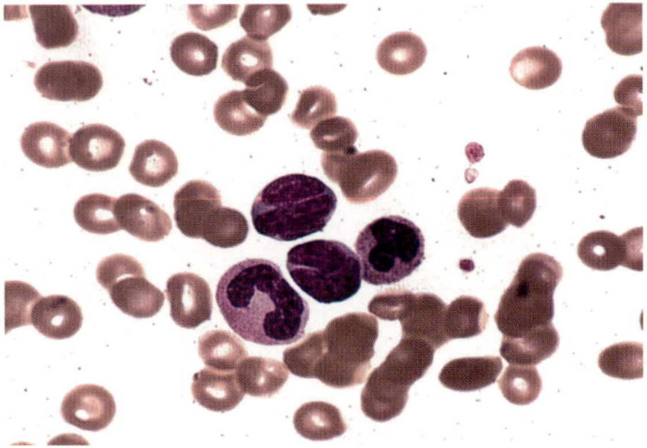

図ⅡB 10-2
末梢血塗抹標本

臨床的特徴

- 急速に病状が悪化する
- 皮膚病変
- 肝脾腫
- リンパ節腫脹

病理

- ウイルスが原因として同定されている唯一の慢性白血病（ヒトT細胞向性ウイルス1型：HTLV-1）
- 細胞へのウイルス侵入が細胞増殖を引き起こす

検査所見の特徴

白血球

- 末梢血にはわずかな異常細胞しかみられないことがある
- 細胞には深く嵌入して多分葉化した，切れこみが著明な核がみられる
- 細胞の大きさとN/C比は，正常なリンパ球より大きい

赤血球

- 正球性正色素性貧血

血小板

- 正常から減少

骨髄

- 腫瘍細胞浸潤があり，骨再構築と線維化の所見がみられる

免疫表現型

- CD4，CD25陽性。TdT陰性

遺伝子

- T細胞受容体遺伝子（*TCR*）再構成

◎診断概要

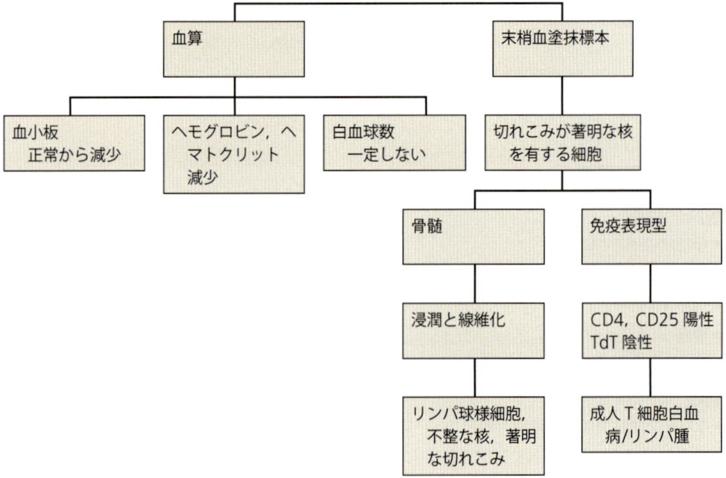

血算
末梢血塗抹標本
血小板 正常から減少
ヘモグロビン，ヘマトクリット 減少
白血球数 一定しない
切れこみが著明な核を有する細胞
骨髄
免疫表現型
浸潤と線維化
CD4，CD25陽性 TdT陰性
リンパ球様細胞，不整な核，著明な切れこみ
成人T細胞白血病/リンパ腫

セザリー症候群

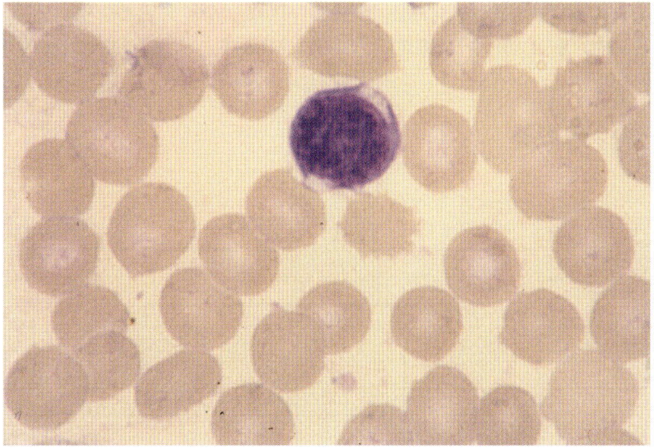

図ⅡB 10-3
末梢血塗抹標本

臨床的特徴

- 全身性紅皮症
- 瘙痒症
- 感染症

病理

- 男性により多くみられる（2：1）まれな悪性腫瘍
- 発症年齢の中央値は 55 歳である
- 皮膚 T 細胞リンパ腫の全身性進行期
- T 細胞の悪性増殖
- 進行が速い疾患

検査所見の特徴

白血球

- 血中の切れこみが著明なリンパ球様細胞

赤血球

- 正球性正色素性貧血がみられることがある

血小板

- 正常から減少

骨髄

- 好酸球増加
- 単球増加
- 形質細胞増加
- まれにセザリー細胞の浸潤

細胞化学

- 酸ホスファターゼ限局性陽性
- ミエロペルオキシダーゼ，アルカリホスファターゼ，特異的エステラーゼ（クロロアセテートエステラーゼ）陰性

免疫表現型

- CD2，CD3，CD4，CD5，TCR β陽性
- CD7，CD8 陰性

遺伝子

- T 細胞受容体遺伝子のクローン性再構成がみられる
- 数および構造上の変化を有する複合的核型異常が一般的である

◎診断概要

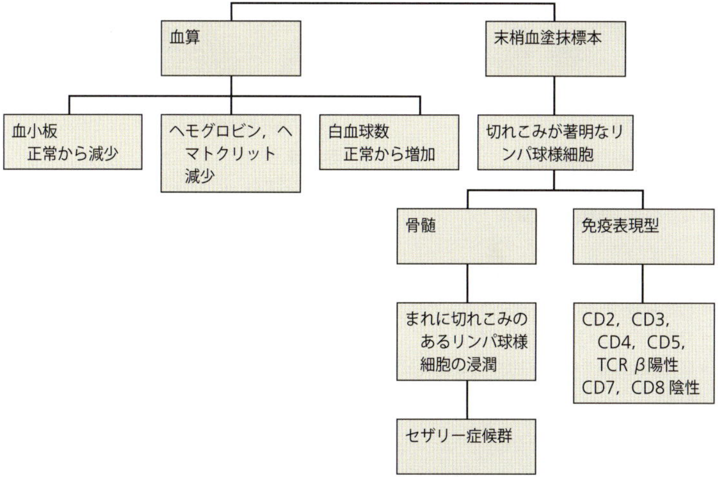
血算
末梢血塗抹標本
血小板 正常から減少
ヘモグロビン，ヘマトクリット 減少
白血球数 正常から増加
切れこみが著明なリンパ球様細胞
骨髄
免疫表現型
まれに切れこみのあるリンパ球様細胞の浸潤
CD2，CD3，CD4，CD5，TCR β陽性 CD7，CD8 陰性
セザリー症候群

古典的ホジキンリンパ腫

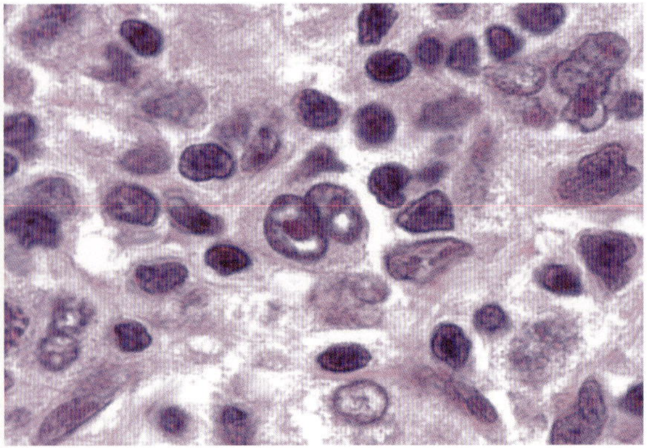

図ⅡB 11-1
リンパ節生検

臨床的特徴

- 無痛性リンパ節腫脹
- 咳と胸部不快感
- 夜間盗汗，発熱，体重減少

病理

- 女性より男性に多い
- 発症のピークはおおむね 20 歳代
- 悪性細胞はおそらく濾胞胚中心 B 細胞起源である

検査所見の特徴

白血球

- 一定しない。症例の約 25％で上昇がみられる
- 軽度の好酸球増加がみられることがある

赤血球

- 貧血はまれ

血小板

- 血小板減少はまれ

骨髄

- ステージングに必要
- 骨髄浸潤は重症を示す徴候である

免疫表現型

- CD20，CD30，CD15 陽性で最も有用なマーカーである

リンパ節生検

- 大きな無傷のリンパ節では，リード-ステルンベルグ細胞の存在が検査される
- 大きな好酸性封入体様核小体をもつ巨細胞。厚く，はっきりと同定できる核膜。淡明に染まるクロマチン
- 古典的細胞は 2 核の鏡面像核を有する

◎診断概要

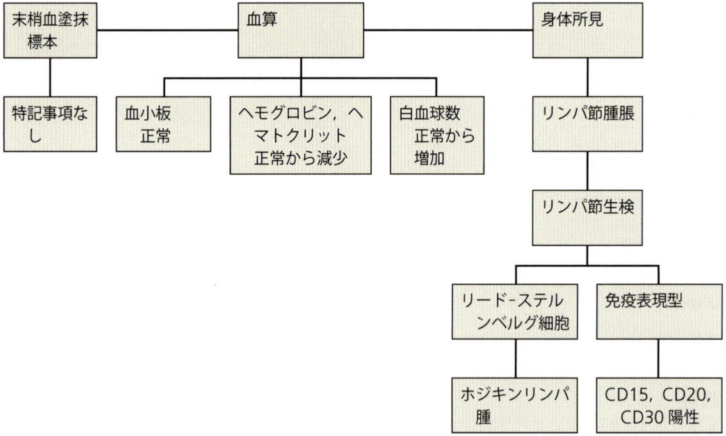
末梢血塗抹標本
血算
身体所見
特記事項なし
血小板
正常
ヘモグロビン，ヘマトクリット
正常から減少
白血球数
正常から増加
リンパ節腫脹
リンパ節生検
リード-ステルンベルグ細胞
免疫表現型
ホジキンリンパ腫
CD15，CD20，CD30 陽性

血小板減少

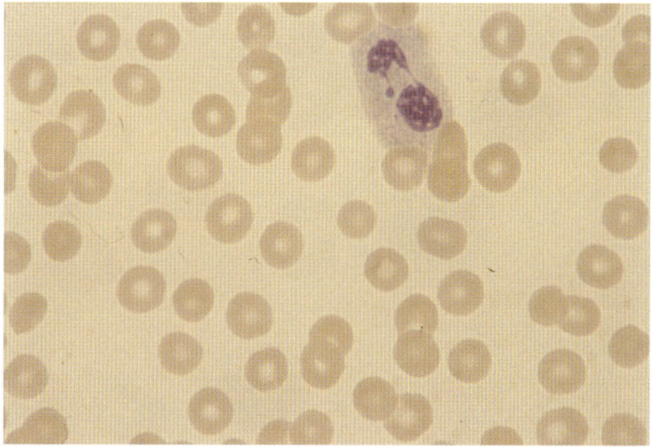

図ⅡC 1-1
末梢血塗抹標本

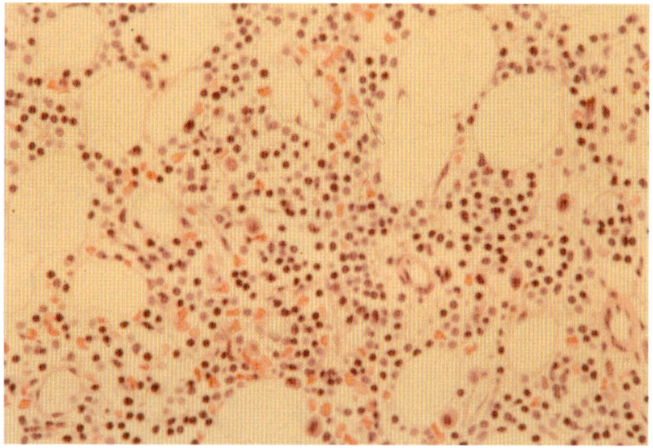

図ⅡC 1-2
骨髄生検

臨床的特徴

- 点状出血および紫斑
- 軽度から中等度の粘膜出血
- 歯肉出血

病理

- 巨核球産生減少
  - 先天性
  - 後天性
    - 骨髄障害
    - 骨髄浸潤
- 無効造血
  - 先天性
    - メイ-ヘグリン異常
    - ウィスコット-アルドリッチ症候群
  - 後天性
    - ビタミン B_{12} ないし葉酸欠乏
- 分布の異常（抑留）ないし希釈
  - 脾機能亢進症
  - 大量輸血
- 破壊の増加
  - 非免疫性
    - 消費
    - 播種性血管内凝固（DIC），血栓性血小板減少性紫斑病（TTP），溶血性尿毒症症候群（HUS），血管炎
  - 免疫性
    - 特発性血小板減少性紫斑病（ITP）
      - 急性
      - 慢性

検査所見の特徴

白血球

- 病因によって変動する

赤血球

- 病因によって変動する

血小板

- 減少

骨髄

- 巨核球増加，正常，ないし減少

◎診断概要

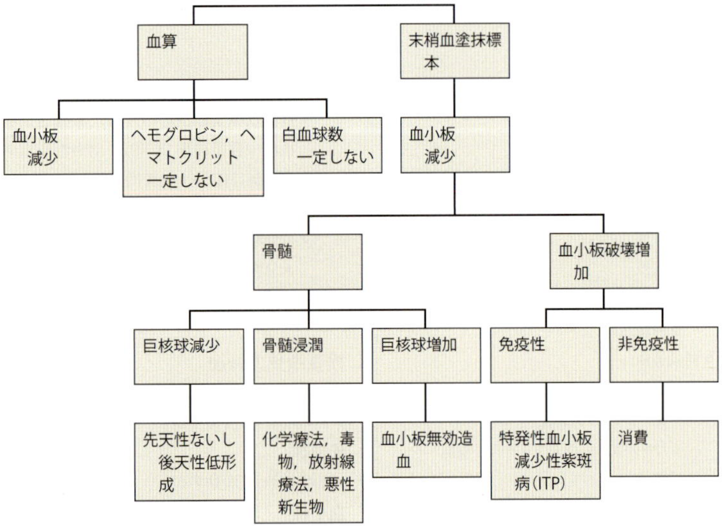
血算
末梢血塗抹標本
血小板減少
ヘモグロビン，ヘマトクリット一定しない
白血球数一定しない
血小板減少
骨髄
血小板破壊増加
巨核球減少
骨髄浸潤
巨核球増加
免疫性
非免疫性
先天性ないし後天性低形成
化学療法，毒物，放射線療法，悪性新生物
血小板無効造血
特発性血小板減少性紫斑病（ITP）
消費

血小板増加

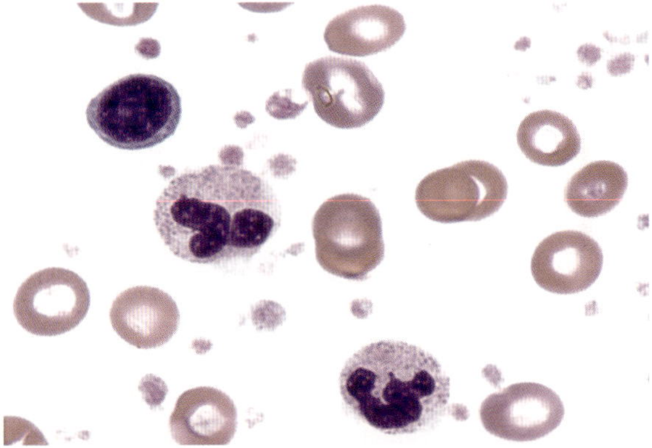

図ⅡC 1-3
末梢血塗抹標本

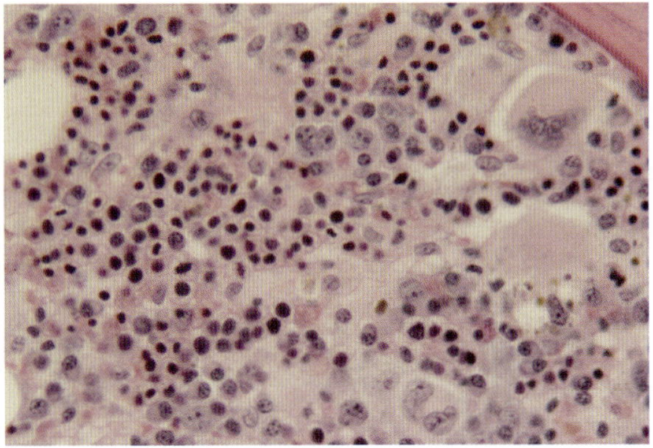

図ⅡC 1-4
骨髄生検

臨床的特徴

- 反応性の血小板増加は通常，無症候性
- 自律性の血小板増加は出血や血栓症を伴うことがある

病理

- 二次性反応性血小板増加はつぎの病態と関連する
  - 急性出血
  - 慢性炎症性疾患
  - 溶血性貧血
  - 重症鉄欠乏
- 本態性ないし一次性血小板増加はつぎの病態と関連する
  - 本態性血小板血症
  - 他の骨髄増殖性疾患

検査所見の特徴

白血球

- 病因によって変動する

赤血球

- 病因によって変動する

血小板

二次性血小板増加

- 血小板は増加
- 巨核球は増加
- 平均血小板容積(MPV)は減少ないし増加

一次性ないし本態性血小板血症

- 血小板は著明に増加
- 巨核球は増加
- 平均血小板容積は増加する(慢性骨髄性白血病，慢性特発性骨髄線維症)
- 平均血小板容積は正常(本態性血小板血症，真性多血症)

◎診断概要

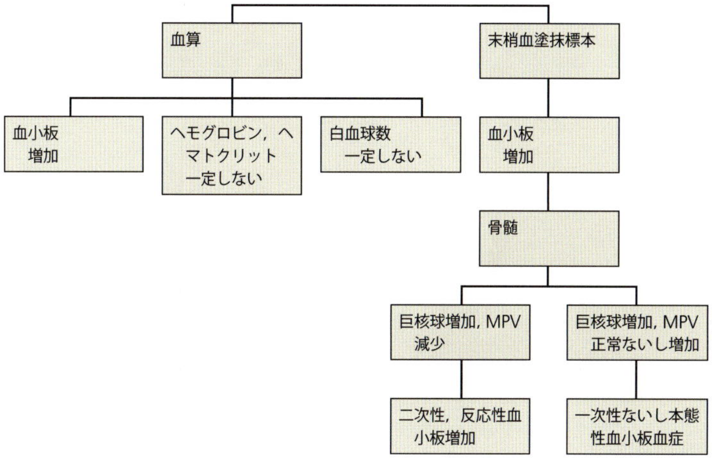
血算
末梢血塗抹標本
血小板
増加
ヘモグロビン，ヘマトクリット
一定しない
白血球数
一定しない
血小板
増加
骨髄
巨核球増加，MPV
減少
巨核球増加，MPV
正常ないし増加
二次性，反応性血小板増加
一次性ないし本態性血小板血症

バベシア症

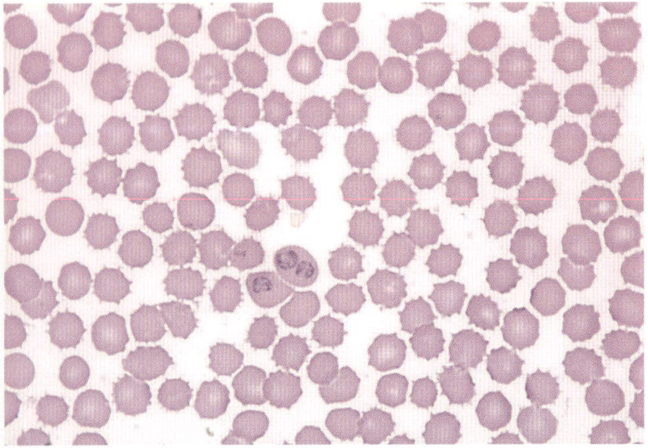

図ⅡC 2-1
末梢血塗抹標本

臨床的特徴

- 数カ月，数年にわたって無症状のことがある
- 倦怠感，発熱，悪寒，疲労，筋肉痛，関節痛
- 黄疸を伴う肝脾腫
- 致死例も報告されている

病理

- 齧歯類がおもな保虫宿主であるが，畜牛や犬からヒトへのバベシア感染も報告されている
- バベシアは野生動物や家畜のおもな病原体で，19 世紀末には米国の畜産業に壊滅的な打撃を与えた
- ヒト感染はまだまれであり，ライム病に似た流行性を示すが，広がりは比較的少ない
- マダニの刺傷により感染するが，経胎盤性で，輸血によっても感染することがある

検査所見の特徴

白血球

- 軽度の好中球減少

赤血球

- 軽度から重度の溶血性貧血

血小板

- 血小板減少が起こることがある
- バベシア原虫が血液塗抹標本でみられる
- 赤血球内に環状ないし多形性の寄生虫（ピロプラズマ）
- 赤血球外寄生もみられる
- マラリアと異なり，色素はない

◎診断概要

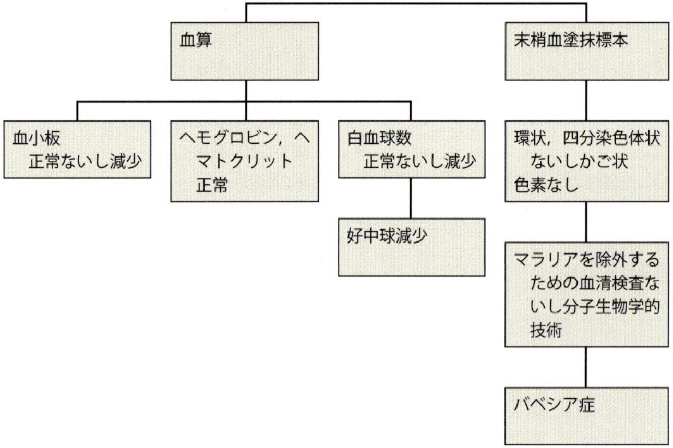

血算
末梢血塗抹標本
血小板 正常ないし減少
ヘモグロビン，ヘマトクリット 正常
白血球数 正常ないし減少
好中球減少
環状，四分染色体状ないしかご状 色素なし
マラリアを除外するための血清検査ないし分子生物学的技術
バベシア症

ボレリア症（ライム病）

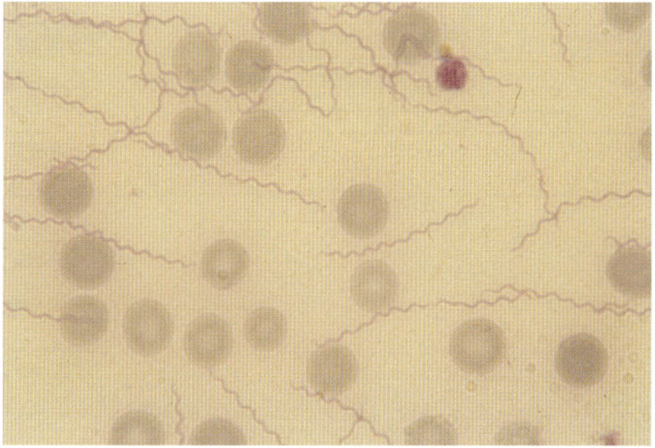

図ⅡC 2-2
末梢血塗抹標本

臨床的特徴

- 高熱，悪寒戦慄，譫妄，頭痛，筋肉痛
- 徴候の周期は，寄生虫の拡散と一致する
- 骨痛および関節痛
- 圧痛のある肝脾腫
- 黄疸

病理

- 数種のボレリアスピロヘータ
- ダニ刺傷を通って，ないしすり傷にダニ由来物質が混入して体内に入る

検査所見の特徴

白血球

- 白血球増加
- 好中球増加

赤血球

- 特記事項なし

血小板

- 特記事項なし

発熱エピソードの間，血液中にスピロヘータが存在

- 細い，波状の，はっきりとしたらせん状の生物
- 赤血球の間に存在する

◎診断概要

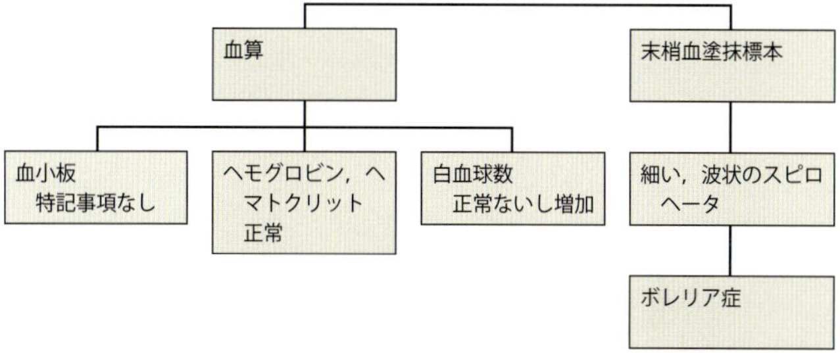
血算
末梢血塗抹標本
血小板
特記事項なし
ヘモグロビン，ヘマトクリット
正常
白血球数
正常ないし増加
細い，波状のスピロヘータ
ボレリア症

カンジダ症

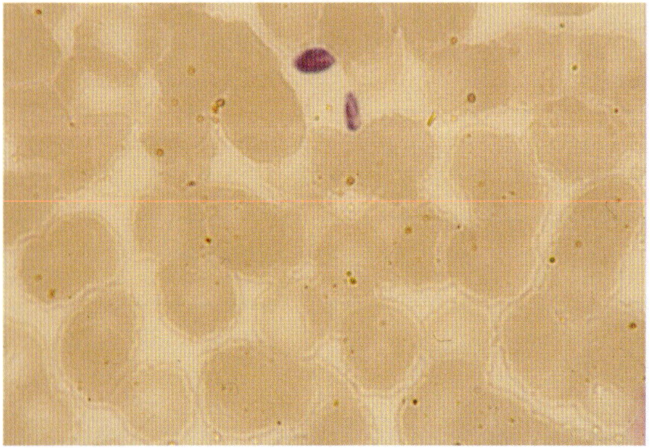

図ⅡC 2-3
末梢血塗抹標本

臨床的特徴

- 嚥下困難，咳，瘙痒，灼熱感
- 分泌物は原発感染部位による
- 発熱，悪寒，頭痛
- ショック，腎機能障害，播種性血管内凝固を起こすことがある

病理

- 常在菌であるカンジダ種
- *Candida albicans* が最も一般的な原因菌である
- 免疫不全患者には感染症のリスクがある
- 広域抗生剤やコルチコステロイド治療を受けた患者にはリスクがある

検査所見の特徴

白血球

- 白血球増加

赤血球

- 重症例では貧血となる

血小板

- 血小板減少がみられることがある

仮性ないし真性菌糸をもつ出芽酵母が血中にみられることがある

◎診断概要

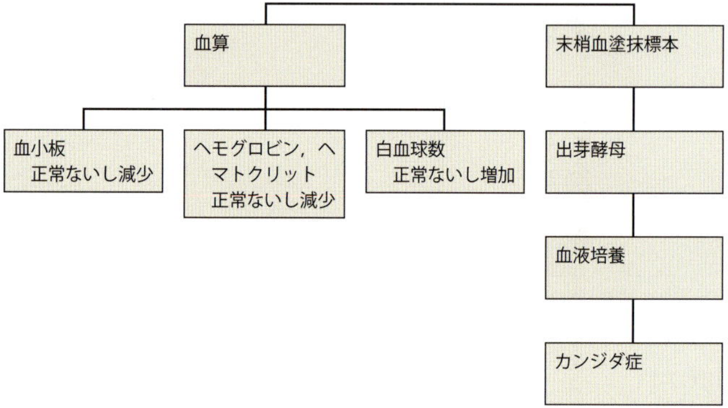
血算
末梢血塗抹標本
血小板
正常ないし減少
ヘモグロビン，ヘマトクリット
正常ないし減少
白血球数
正常ないし増加
出芽酵母
血液培養
カンジダ症

糸状虫(フィラリア)症

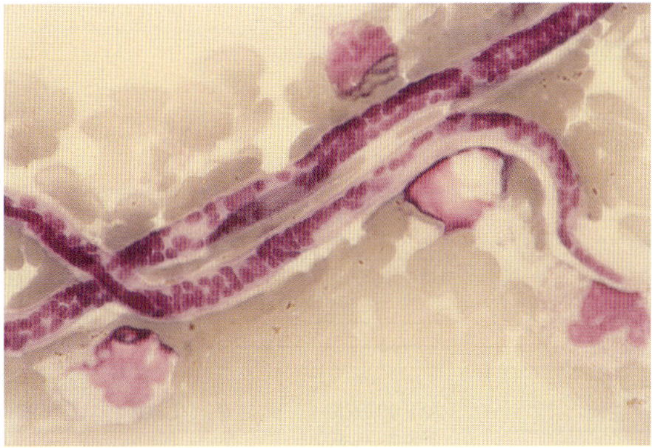

図ⅡC 2-4
末梢血塗抹標本

臨床的特徴

- 幼虫を産出する組織寄生線虫が，血液，皮膚，漿液中にみられる
- 無症状のことがある
- リンパ管破壊ないし乳糜尿に至るようなリンパ節炎
- 微熱
- 斑状丘疹状皮疹
- 蕁麻疹

病理

- バンクロフト糸状虫，マレー糸状虫，チモール糸状虫，ロア糸状虫が原因で発症と考えられる
- 蚊ないしアブによって媒介される。吸血時に感染幼虫が刺創からヒト体内に入り，リンパ管へ移動する
- リンパ管で成虫となる
- 妊娠中のメスは血液中を循環するミクロフィラリア(幼虫)を産出する
- バンクロフト糸状虫症は，アフリカ，アジア，太平洋，米国の熱帯地域にみられる
- マレー糸状虫症は，南アジアおよび東南アジアにみられる
- ロア糸状虫症は西アフリカおよびアフリカ中部の熱帯雨林地帯と，スーダンの赤道州に限られる

検査所見の特徴

白血球

- 正常ないし増加
- 好酸球増加がみられることがある

赤血球

- 特記事項なし

血小板

- 特記事項なし

血中ミクロフィラリアは厚層塗抹標本でみられることがある

- ミクロフィラリアの形態によって種の同定ができるだろう

◎診断概要

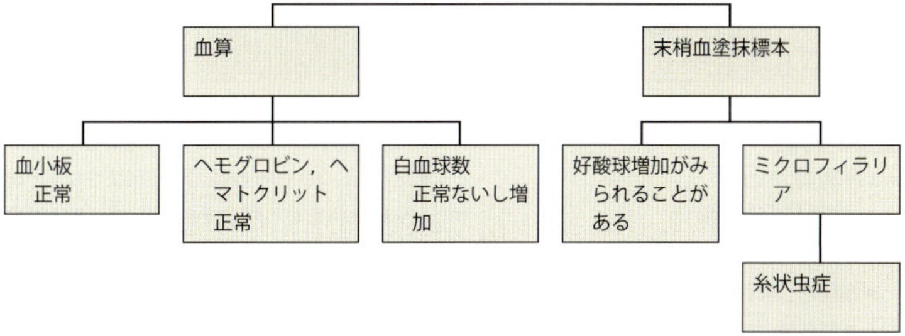

血算
末梢血塗抹標本
血小板 正常
ヘモグロビン，ヘマトクリット 正常
白血球数 正常ないし増加
好酸球増加がみられることがある
ミクロフィラリア
糸状虫症

ヒストプラズマ症

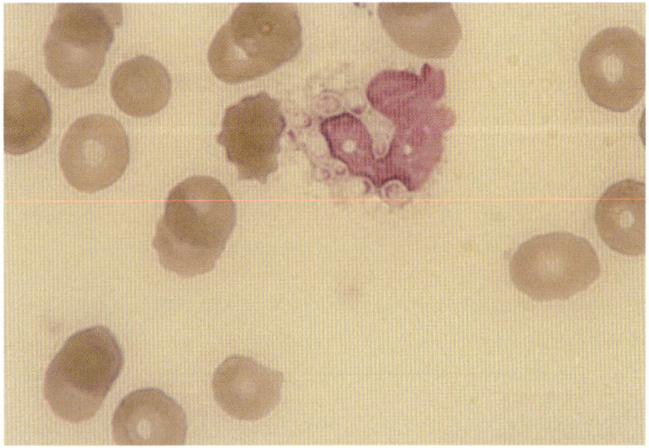

図ⅡC 2-5
末梢血塗抹標本

臨床的特徴

- 3 段階にわかれる
  - 感染初期(急性期)
    - 無症状ないし発熱，咳，倦怠感
  - 播種期(進行期)
    - 肝脾腫，リンパ節腫脹，ないし胃腸潰瘍形成，疲労，虚弱，倦怠感
  - 空洞形成期(慢性期)
    - 肺病変，咳の悪化，呼吸困難，肺機能低下

病理

- 感染は世界中でみられる。米国ではオハイオ川，ミシシッピ川流域である
- *Histoplasma capsulatum* が原因真菌である
- 鳥ないしコウモリの糞によって汚染された土壌や塵に含まれる胞子を吸い込むことで曝露する

検査所見の特徴

白血球

- 正常ないし増加

赤血球

- 重症例では貧血となる

血小板

- 特記事項なし

小さな卵形酵母体が，末梢血，骨髄，ないしバフィーコート（白血球層）塗抹標本上のマクロファージないし単球にみられることがある

◎診断概要

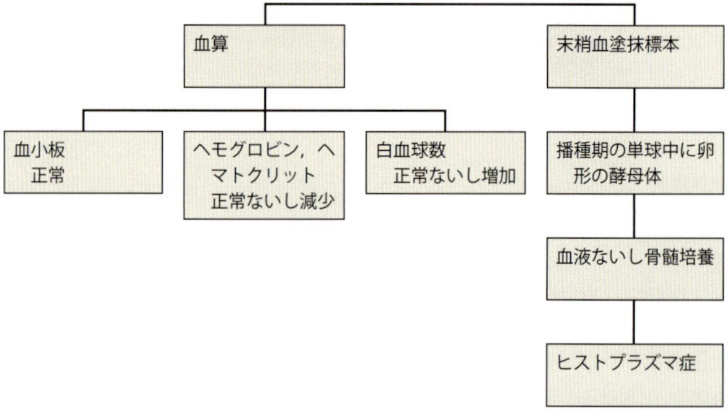
血算
末梢血塗抹標本
血小板 正常
ヘモグロビン，ヘマトクリット 正常ないし減少
白血球数 正常ないし増加
播種期の単球中に卵形の酵母体
血液ないし骨髄培養
ヒストプラズマ症

リーシュマニア症

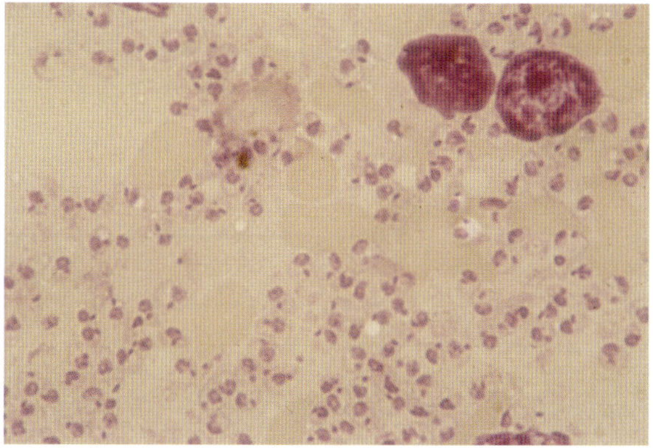

図ⅡC 2-6
脾生検

臨床的特徴

- 3 つの病型が存在する
  - 内臓リーシュマニア症（カラアザール，ダムダム熱）
    - 不定期の発熱，肝脾腫，るいそう
  - 皮膚リーシュマニア症（東洋瘤腫）
    - 刺咬部がくっきりと明らかな皮膚病変
    - 多発性皮疹はまれで治癒に数カ月かかる
  - 粘膜皮膚リーシュマニア症（エスプンディア）
    - 初発の皮膚潰瘍が鼻咽頭組織に転移し，鼻，口蓋，顎などの大きな粘膜欠損を生じることがある

病理

- 犬，齧歯類，他の保虫宿主から動物原性感染する血液や組織の鞭毛虫

内臓リーシュマニア症

- 世界中の熱帯および温帯地域の一部に存在する
- ドノバンリーシュマニア群が原因となる
- サシチョウバエの刺傷によって伝染する
- 原虫は皮膚からリンパ節，脾臓，肝臓，骨髄に播種する
- 原虫はマクロファージ細胞内に寄生する
- 無治療だと致死率が高い

皮膚リーシュマニア症

- 南欧，アジア，アフリカ，中東，メキシコ，中米および南米でみられる
- 大形リーシュマニア，熱帯リーシュマニア，メキシコリーシュマニア，ブラジルリーシュマニアが原因原虫である
- 治療によく反応するわけではないが，ひとたび潰瘍が治癒すると，永久免疫が得られる

皮膚粘膜リーシュマニア症

- ブラジルリーシュマニアがおもな原因原虫である
- 原虫は鼻咽頭マクロファージ内で増殖する
- 大きな変形をきたすためひどく恐れられている
- リーシュマニア症は，どれも治療が難しい

検査所見の特徴

白血球

- 慢性型では白血球減少が起こることがある

赤血球

- 慢性型では貧血が進行することがある

血小板

- 慢性型では血小板減少が進行することがある

マクロファージを含む染色標本の細胞内で無鞭毛型がみられることがある（例：骨髄，脾穿刺液）

- 皮膚病変でみつけるのはより困難である

◎診断概要

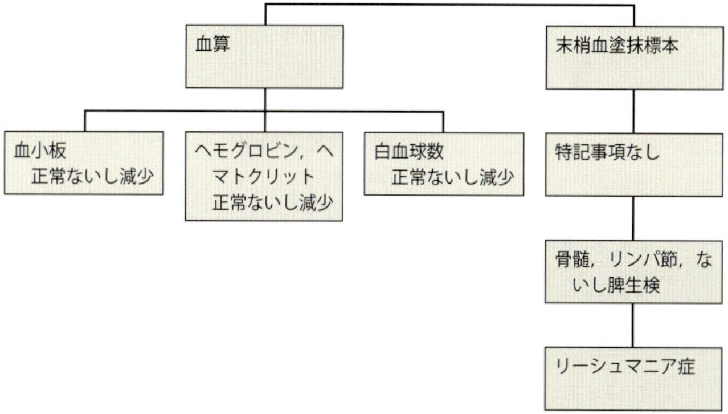
血算
末梢血塗抹標本
血小板 正常ないし減少
ヘモグロビン，ヘマトクリット 正常ないし減少
白血球数 正常ないし減少
特記事項なし
骨髄，リンパ節，ないし脾生検
リーシュマニア症

マラリア

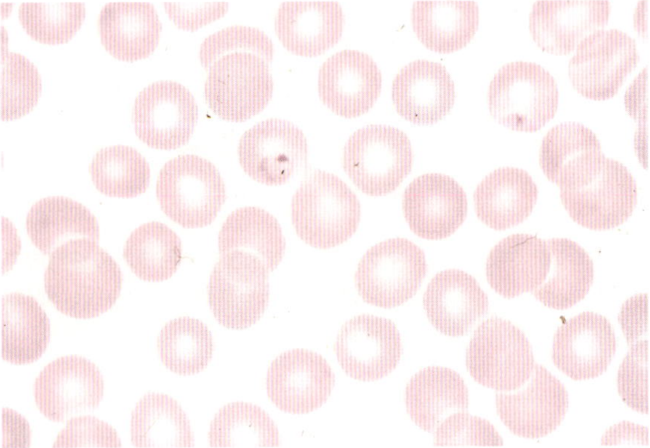

図ⅡC 2-7
末梢血塗抹標本

臨床的特徴
- 倦怠感，悪寒，発熱
- かすかな脈，頭痛，嘔気
- 貧血
- 黄疸
- 下痢
- 肝脾腫

病理
- マラリアは世界で 2 番目に重要な疾患である（1 年に 5 億人が罹患し，1〜3 百万人が死亡する）
- アフリカ，南アジア，南東アジア，中米，南米北部の風土病である
- 熱帯熱マラリア原虫，三日熱マラリア原虫，卵形マラリア原虫，四日熱マラリア原虫が原因となる
- 夜間吸血性であるハマダラカ属の蚊のメスによって伝染する

検査所見の特徴
白血球
- 特記事項なし

赤血球
- 溶血性貧血

血小板
- 特記事項なし

マラリア原虫は末梢血薄層および厚層塗抹標本でみられることがある
- 種の同定は，輪状体期の形態でなされる

現在では新しい血清学的検査が利用できるようになりつつある

◎診断概要

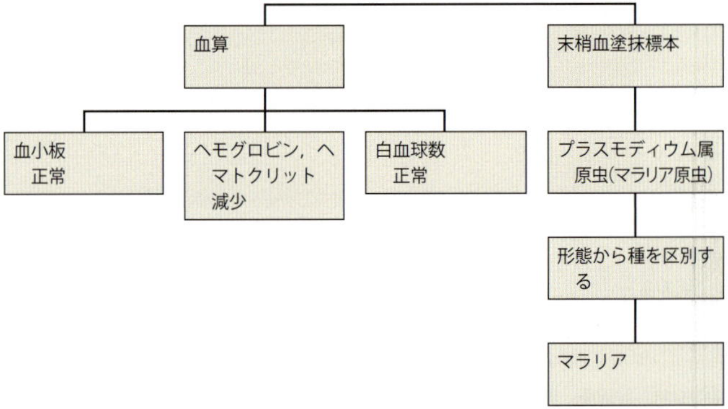
血算
末梢血塗抹標本
血小板 正常
ヘモグロビン，ヘマトクリット 減少
白血球数 正常
プラスモディウム属原虫(マラリア原虫)
形態から種を区別する
マラリア

トキソプラズマ症

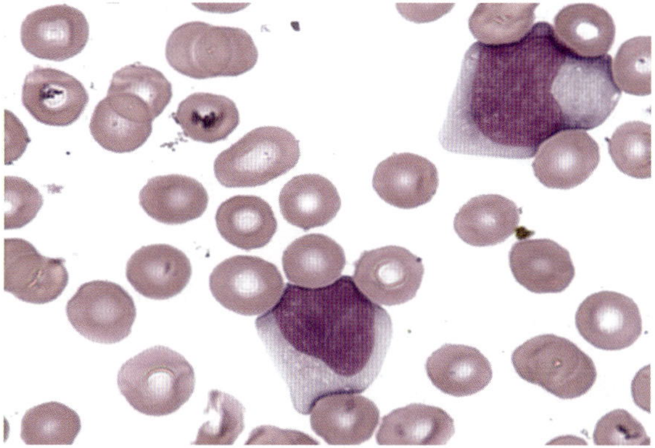

図ⅡC 2-8
末梢血塗抹標本

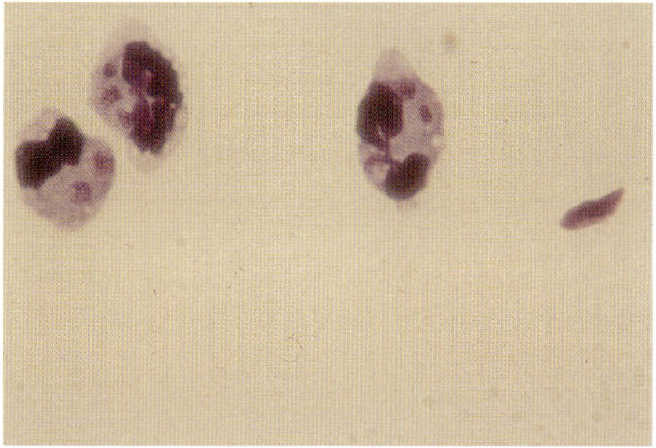

図ⅡC 2-9
リンパ節捺印標本

臨床的特徴

- 通常は無症状
- 健康上のリスクにさらされているのはおもに感染女性の新生児で，エイズ患者の重要な死因でもある
- リンパ節腫脹および肝脾腫
- 倦怠感，発熱，筋肉痛，咽頭炎を起こすことがある
- 重症型では，肺臓炎（間質性肺炎），心筋炎，髄膜脳炎，高熱，悪寒

病理

- 免疫不全患者には重症型感染症のリスクがある
- 鳥類や哺乳類に広く寄生する原虫類であるトキソプラズマが原因となる
- ネコ糞便由来のオーシストの取り込みが，最も一般的な口腔感染経路である
- 十分に加熱調理されている肉でも感染性であることがある
- 経胎盤性に伝染する可能性がある

検査所見の特徴

白血球

- リンパ球増加
- 異型リンパ球

赤血球

- 特記事項なし

血小板

- 特記事項なし

急増虫体の集団が組織切片ないし捺印塗抹標本でみられることがある

- 骨髄中の白血球やマクロファージ内に原虫がみられることがある

◎診断概要

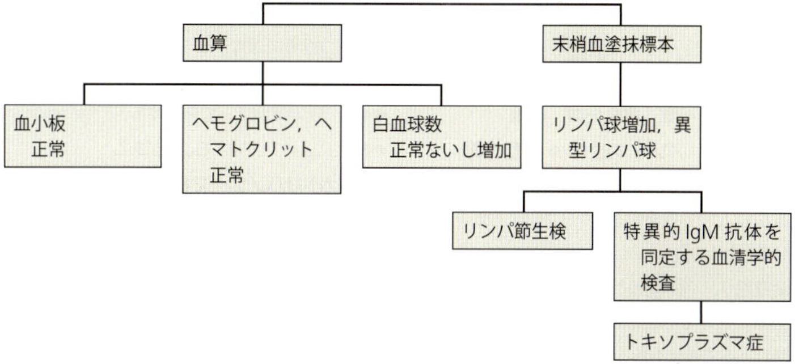
血算
末梢血塗抹標本
血小板 正常
ヘモグロビン，ヘマトクリット 正常
白血球数 正常ないし増加
リンパ球増加，異型リンパ球
リンパ節生検
特異的 IgM 抗体を同定する血清学的検査
トキソプラズマ症

トリパノソーマ症

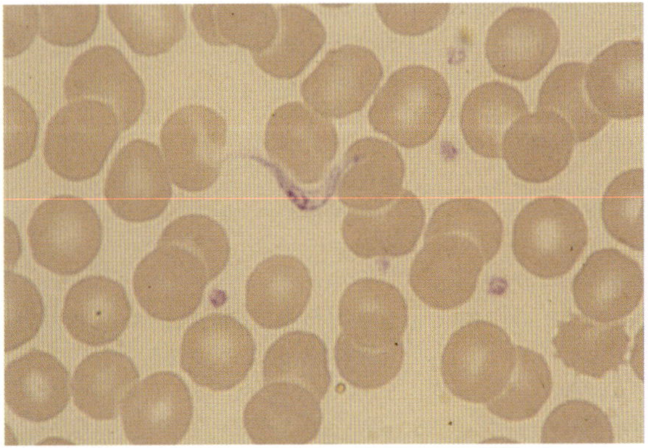

図ⅡC 2-10
末梢血塗抹標本

臨床的特徴

アフリカトリパノソーマ症（アフリカ睡眠病）

- 丘疹が出現し，自然消失する
- 発熱，頭痛，浮腫状の腫脹，紅色皮疹
- リンパ節腫脹
- 中枢神経系関連症状として，頭痛，性格の変化，傾眠，振戦，運動失調，昏睡

アメリカトリパノソーマ症（シャーガス病）

- 感染初期では通常は無症状
- 原虫侵入部で皮膚硬結がみられることがある
- 発熱と倦怠感
- 全身性リンパ節腫脹と肝脾腫
- 南米における心疾患のおもな原因で，慢性心筋症が起こる例もある

病理

アフリカトリパノソーマ症

- 西アフリカおよびアフリカ中部ではガンビアトリパノソーマが原因となる
- 東アフリカではローデシアトリパノソーマが原因となる
- ツェツェバエによって伝染する
- 輸血によって伝染することがある

アメリカトリパノソーマ症

- クルーズトリパノソーマが原因となる
- サシガメによって伝染する
- 感染サシガメは，吸血時に原虫を含む糞便を残す
- 原虫は刺傷を通って体内に入り，侵入部でマクロファージに入り込む
- 最終的には単核食細胞系の他の細胞に到達する
- 初期の障害は心臓，食道，結腸の神経伝導系に生じる
- 輸血によって伝染することがある

検査所見の特徴

白血球

- 特記事項なし

赤血球

- 特記事項なし

血小板

- 特記事項なし

原虫は急性感染期の末梢血薄層および厚層塗抹標本でみられることがある

◎診断概要

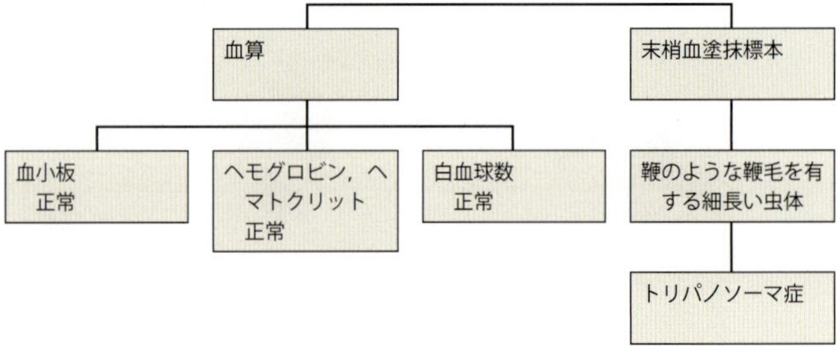
血算
末梢血塗抹標本
血小板 正常
ヘモグロビン，ヘマトクリット 正常
白血球数 正常
鞭のような鞭毛を有する細長い虫体
トリパノソーマ症

ゴーシェ病

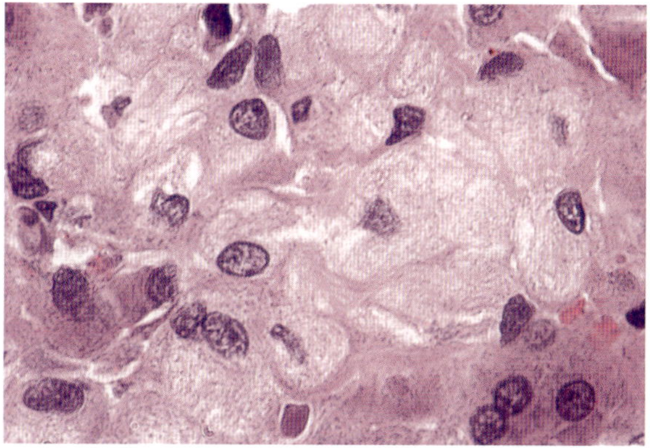

図ⅡC 3-1
骨髄塗抹標本

臨床的特徴

- 脾腫
- 肝腫大
- 骨破壊
- 露出部皮膚の色素沈着
- 紫斑および異常出血

病理

- 最もよくみられる蓄積症
- 常染色体劣性遺伝
- βグルコセレブロシダーゼ欠損
- リンパ組織，脾臓，肝臓，骨髄のマクロファージにグルコセレブロシドの蓄積

検査所見の特徴

白血球

- 白血球減少（2,000～3,000/μL）
- 相対的リンパ球増加

赤血球

- 正球性正色素性貧血

血小板

- 中等度の血小板減少（5 万～10 万/μL）

骨髄

- 骨髄，脾臓，肝臓にゴーシェ細胞が存在
  - 細胞は大きく，小線維状に淡く染まる脂質で充満し粗大に凝集した細胞質と，比較的小さい偏在する核を有する

◎診断概要

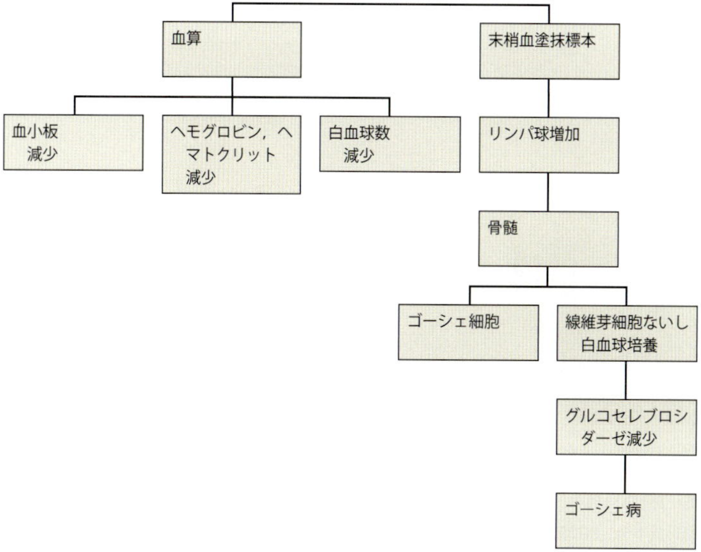
血算
末梢血塗抹標本
血小板
減少
ヘモグロビン，ヘ
マトクリット
減少
白血球数
減少
リンパ球増加
骨髄
ゴーシェ細胞
線維芽細胞ないし
白血球培養
グルコセレブロシ
ダーゼ減少
ゴーシェ病

ムコ多糖症

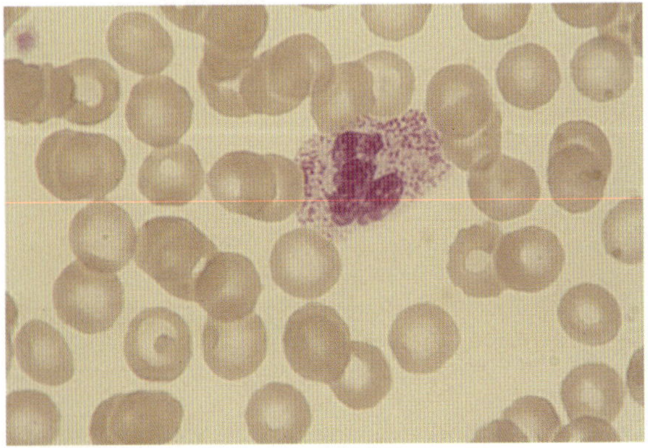

図ⅡC 3-2
末梢血塗抹標本

臨床的特徴

- 低い鼻と厚い唇といった粗な顔貌
- 骨形成不全，関節運動制限を含む骨格異常
- 小人症
- 神経学的所見
    - 精神運動遅滞
    - 難聴
    - 運動失調
    - 精神障害
- 蓄積するムコ多糖の型により重症度は変動する
- 肝脾腫

病理

- 酵素欠損による遺伝性疾患群
- 体組織へのムコ多糖類の過剰な蓄積
    - 動脈
    - 骨格
    - 眼
    - 関節
    - 皮膚
    - 肝臓
    - 骨髄
    - 中枢神経系
- X 連鎖性のハンター症候群を除いて，常染色体劣性遺伝
- 欠損する酵素に応じて異なる症候群が起こる
    - ハーラー症候群
    - ハンター症候群
    - サンフィリッポ症候群
    - モルキオ症候群（アルダー‐レイリー封入体はみられない）
    - マロトー‐ラミー症候群
    - スライ症候群

検査所見の特徴

白血球

- 好中球，好酸球，好塩基球内にアルダー‐レイリー小体が存在
- この封入体はときにリンパ球や単球にもみられることがある

赤血球

- 特記事項なし

血小板

- 異常に大きい

◎診断概要

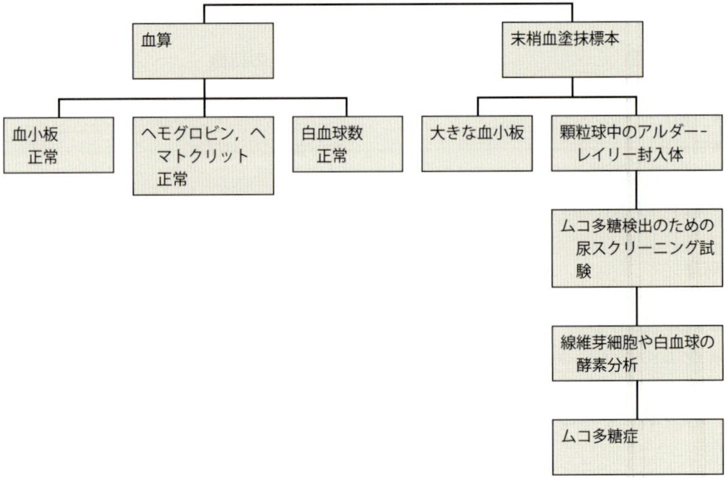

血算
末梢血塗抹標本
血小板
正常
ヘモグロビン，ヘマトクリット
正常
白血球数
正常
大きな血小板
顆粒球中のアルダー‐レイリー封入体
ムコ多糖検出のための尿スクリーニング試験
線維芽細胞や白血球の酵素分析
ムコ多糖症

ニーマン-ピック病

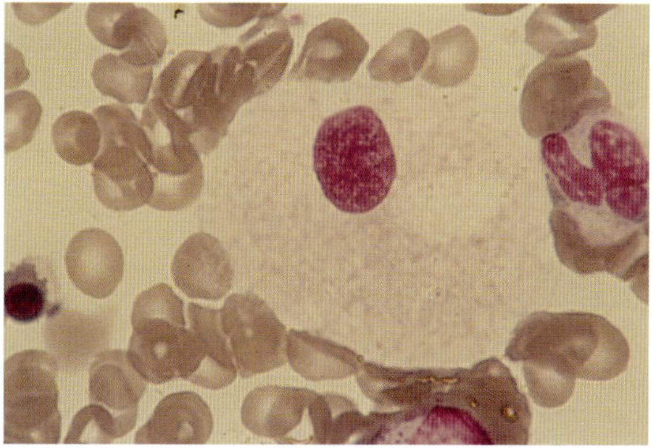

図ⅡC 3-3
骨髄塗抹標本

臨床的特徴

- 脾腫
- 肝腫大
- 重症発育不全
- 約1/3の症例で，網膜斑にチェリーレッドスポットがみられる
- 女児により多くみられる

病理

- 常染色体劣性遺伝
- スフィンゴミエリナーゼ欠損
- リンパ組織内のマクロファージにスフィンゴミエリンが蓄積

検査所見の特徴

白血球

- 白血球減少がみられることがある
- 単球やリンパ球に特徴的な空胞がみられることがある

赤血球

- 軽度貧血

血小板

- 軽度の血小板減少

骨髄

- 骨髄やその他の組織でニーマン-ピック細胞がみられる
  - これらの細胞には，スフィンゴミエリンが充満している

◎診断概要

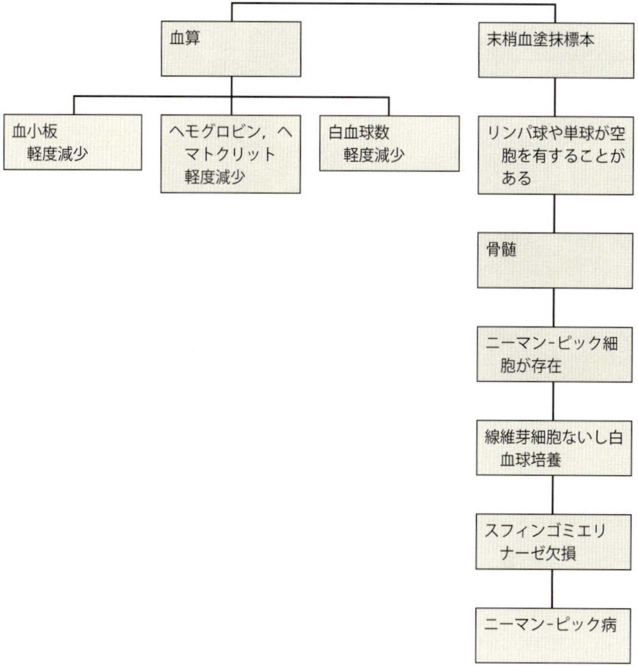

血算
末梢血塗抹標本
血小板 軽度減少
ヘモグロビン，ヘマトクリット 軽度減少
白血球数 軽度減少
リンパ球や単球が空胞を有することがある
骨髄
ニーマン-ピック細胞が存在
線維芽細胞ないし白血球培養
スフィンゴミエリナーゼ欠損
ニーマン-ピック病

シーブルー組織球症

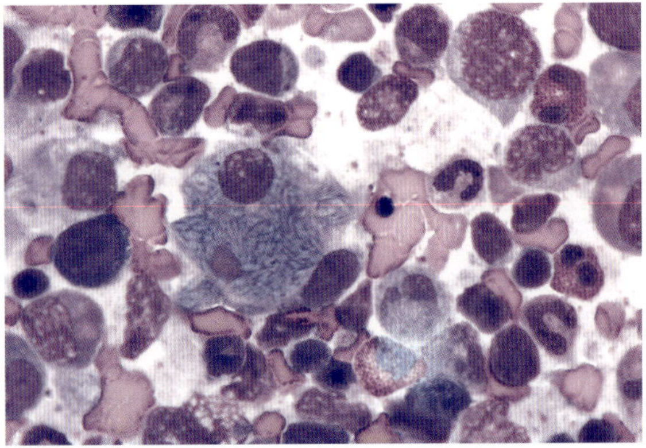

図ⅡC 3-4
骨髄塗抹標本

臨床的特徴

- 脾腫
- 肝腫大
- 約 1/2 の症例に紫斑がみられる
- ときに神経障害

病理

- マクロファージが細胞質に青色ないし青緑色の顆粒を有する家族性異常
- 特異的な酵素欠損はない
- 疾患の経過は，通常は良性である
- 後天性型は多くの病態と関連する

検査所見の特徴

白血球

- 特記事項なし

赤血球

- 特記事項なし

血小板

- 正常ないし減少

骨髄

- シーブルー組織球は骨髄や脾臓にみられる
  - 大きな細胞
  - 核は偏在する
  - 細胞質は青色ないし青緑色の顆粒を有する

◎診断概要

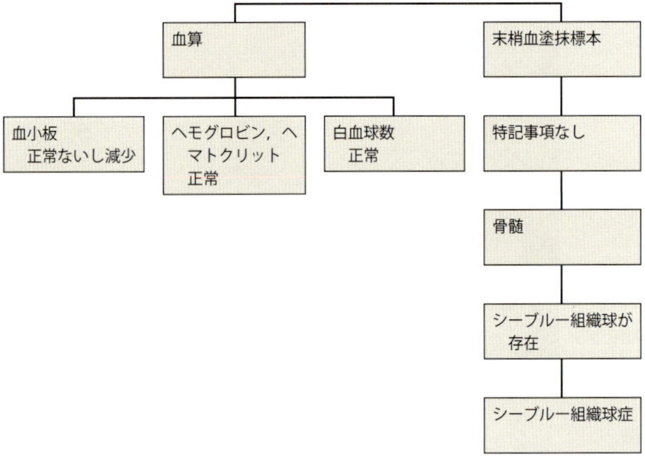

血算
末梢血塗抹標本
血小板
正常ないし減少
ヘモグロビン，ヘマトクリット
正常
白血球数
正常
特記事項なし
骨髄
シーブルー組織球が存在
シーブルー組織球症

索　引

【欧文】

【和文】

【あ】

【い】

【か】

【き】

【く】

【け】

アンダーソン血液学アトラス　定価：本体 4,400 円＋税

2014 年 11 月 1 日発行　第 1 版第 1 刷©

著　者　シャウナ C. アンダーソン ヤング
　　　　ケイラ B. ポールセン

訳　者　小山　高敏（こやま たかとし）

発行者　株式会社メディカル・サイエンス・インターナショナル
　　　　代表取締役　若松　博
　　　　東京都文京区本郷 1-28-36
　　　　郵便番号 113-0033　電話(03)5804-6050

印刷：日本制作センター／ブックデザイン：GRID CO., LTD.

ISBN 978-4-89592-789-5 C3047